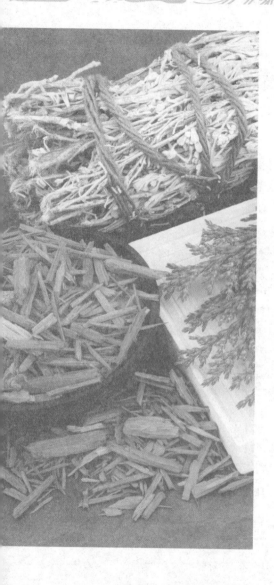

刘 莹 ◎ 编著

家庭养生
验方精选

U0395677

上海科学普及出版社

图书在版编目（CIP）数据

家庭养生验方精选 / 刘莹编著. -- 上海：上海科学
普及出版社, 2018

ISBN 978-7-5427-7026-4

Ⅰ. ①家… Ⅱ. ①刘… Ⅲ. ①养生(中医) - 验方
Ⅳ. ①R212②R289.5

中国版本图书馆CIP数据核字(2017)第210401号

家庭养生验方精选

责任编辑　胡伟

上海科学普及出版社出版发行

（上海中山北路832号　邮政编码 200070）

http://www.pspsh.com

各地新华书店经销　定州市新华印刷有限公司印刷

开本 710×1000　1/16　印张 20　字数 275 000

2018年2月第1版　2018年2月第1次印刷

ISBN 978-7-5427-7026-4　定价：36.80元

[前言]
[CONTENTS]

中医源远流长，博大精深，很多验方经久不衰，它是我国人民长期同疾病作斗争的经验总结，是人类健康的宝贵财富。为了弘扬中医，使验方继续造福人类，我们广泛收集具有较好疗效的验方成书，奉献给广大读者朋友，希能能为人们祛病防病添一把力。

本书从家庭养生的角度出发，内容共分为五章。第一章讲述了家庭常见病所需的验方精选；第二章讲述了老年疾病所需的验方精选；第三章讲述了男性疾病所需的验方精选；第四章讲述了妇科疾病所需的验方精选；第五章讲述了儿科疾病所需的验方精选。我们针对每种疾病都做了详细的介绍，并为疾病的治疗精选有效的验方。每条验方都包含有原材料、制用法、功效主治和验证举例。本书所汇集的验方，都具有取材容易、药源广泛、使用方便、省时节约等特点，基本上可满足不同读者的需要，可以很容易在其中查到相关疾病的知识，家庭生活中如何预防和治疗。

本书在编写过程中参考和引用了部分中医药杂志及相关部分资料，也得到了很多医药界朋友的大力支持，还有很多读者不遗余力献方，使得内容得以更加丰富。在此谨向广大朋友致以衷心的感谢。

本书资料翔实，内容实用，阐述简明，适于基层医务人员、医学生、中医药爱好者和慢性疑难杂病患者阅读参考。

编者

【目录】

第一章 小病不求人，寻找验方治根本

第一节 便秘............002

1. 黄芪银花汤 002

2. 柴胡槐花汤 003

3. 麻仁桑仁粥 003

4. 五仁粥 003

5. 桃仁蜜 003

第二节 腹泻............ 004

1. 大蒜贴脐 004

2. 党参白术汤 004

3. 加减葛根芩连汤 004

4. 霍香正气散加减 005

5. 虚寒泄泻汤 005

6. 石榴果皮贴 005

7. 红糖酒 005

第三节 胃痛............ 006

1. 半夏泻心汤 006

2. 百合理中汤 006

3. 胃痛方 007

4. 川吴煎剂 007

5. 土豆粥 007

第四节 胃炎............ 008

1. 马齿苋蒲公英汤 008

2. 车前散 008

3. 蜂蜜马铃薯汁 008

4. 柴胡枳实汤 009

5. 甘草半夏汤 009

6. 黄连陈皮汤 009

第五节 胃及十二指肠溃疡 010

1. 党参黄芪汤 010

2. 三粉汤 010

3. 白芍延胡索汤 011

4. 土豆蜂蜜汁 011

5. 姜醋木瓜汤 011

6. 蜜枣白芨粥 011

第六节 胆囊炎............012

1. 蒲公英山楂汤 012

2. 利湿消肿汤 013

3. 栝楼薤白汤 013

4. 金钱草柴胡饮 013

5. 白术白芍汤 014

6. 黄连党参饮 014

7. 甘草茯苓汤 014

第七节 感冒............015

1. 复方柴胡汤 015

[目录]
[CONTENTS]

2. 萝卜甘蔗汤 ……………… 016

3. 解热合剂 ……………… 016

4. 葱白生姜粥 ……………… 016

5. 外治感冒良方 ……………… 017

6. 五神汤 ……………… 017

第八节 咳嗽 ……………… 017

1. 麻杏石甘汤 ……………… 018

2. 甘草蜜醋饮 ……………… 018

3. 丝瓜络饮 ……………… 018

4. 一点红饮 ……………… 018

5. 百合枇杷饮 ……………… 019

6. 止嗽散加减 ……………… 019

7. 红松枇杷糖浆 ……………… 019

8. 银耳冰糖羹 ……………… 019

第九节 哮喘 ……………… 020

1. 补骨脂麻黄汤 ……………… 020

2. 麻黄射干汤 ……………… 020

3. 核桃川贝母酒 ……………… 021

4. 小青龙汤 ……………… 021

5. 麻黄杏地汤 ……………… 021

第十节 支气管炎 ……………… 022

1. 清肺益气汤 ……………… 022

2. 桔梗止咳汤 ……………… 022

3. 平喘止咳散 ……………… 023

4. 马蹄猪肺汤 ……………… 023

5. 茄根红糖汤 ……………… 023

第十一节 下肢静脉曲张 ………… 024

1. 血府逐瘀汤加减 ……………… 024

2. 黄芪当归汤 ……………… 024

3. 当归赤芍汤 ……………… 025

4. 苏木川椒熏洗汤 ……………… 025

5. 红花水 ……………… 025

第十二节 头痛 ……………… 026

1. 二白汤 ……………… 026

2. 当归汤 ……………… 026

3. 天麻白芍汤 ……………… 027

4. 菊花龙井茶 ……………… 027

5. 鲤鱼头方 ……………… 027

6. 蝉蜕菊花汤 ……………… 027

7. 全蝎蜈蚣散 ……………… 027

第十三节 偏头痛 ……………… 028

1. 荆芥鸡蛋方 ……………… 028

2. 牛蒡子散 ……………… 028

3. 柴胡疏肝散加减 ……………… 028

4. 枸杞子熟地黄汤 ……………… 029

5. 归芪二胡饮 ……………… 029

6. 川芎羌活散 ……………… 029

第十四节 失眠 ……………… 030

1. 酸枣仁粳米粥 ……………… 030

2. 绿茶酸枣仁饮 ……………… 030

3. 半夏橘皮汤 ……………… 030

4. 丹皮栀子汤 ……………… 031

【目录】

5. 导眠汤 031

6. 生地黄二参饮 031

7. 核桃芝麻丸 031

8. 冰糖湘莲 032

9. 糖渍龙眼 032

第十五节 神经衰弱 032

1. 莲子百合汤 033

2. 宁神安心汤 033

3. 枣根丹参汤 033

4. 陈皮半夏饮 033

5. 百麦安神饮 034

6. 参叶五味子汤 034

7. 桂圆酒 034

第十六节 三叉神经痛 035

1. 二生南星敷 035

2. 葵盘汤 035

3. 白芷香附汤 036

4. 二白二黄汤 036

5. 二生龙饼 036

6. 芎归五味饮 036

7. 川芎三虫饮 037

8. 马钱子没药膏 037

9. 生地黄玄参汤 037

第十七节 癫痫 038

1. 石菖蒲钩藤汤 038

2. 红白血砂散 038

3. 甘松附子饮 039

4. 人参羚羊角汤 039

5. 甘草小麦饮 039

第十八节 眩晕 040

1. 川芎龙牡汤 040

2. 大建中汤 040

3. 清肝醒目汤 040

4. 党参半夏天麻饮 041

5. 神夏汤 041

6. 龙牡泽泻汤 041

7. 半夏磁石汤 041

8. 白果龙眼汤 042

第十九节 甲状腺肿大 042

1. 海带黄独汤 042

2. 益气消瘿汤 042

3. 甲亢消 043

4. 夏枯草汤 043

5. 清亢丸 043

6. 昆布散 044

7. 紫菜黄独酒 044

8. 柴胡黄连汤 044

第二十节 冻伤 044

1. 乳香龙骨膏 045

2. 胡椒朝天椒搽剂 045

3. 甘草桂枝熏洗 046

4. 辣椒酒 046

[目录]
[CONTENTS]

5. 桂枝芍药煎 ………… 046
6. 花生皮方 ………… 047

第二十一节 烧烫伤 …………047
1. 收干生肌药粉 ………… 048
2. 一味蜂蜜方 ………… 048
3. 百部地榆方 ………… 048
4. 烫伤油 ………… 049
5. 二黄珍珠贴 ………… 049
6. 蚯蚓液 ………… 049

第二十二节 痱子 …………050
1. 清凉散 ………… 050
2. 苦瓜汁 ………… 050
3. 青蒿煎 ………… 050
4. 绿豆滑石散 ………… 051
5. 马齿苋洗剂 ………… 051
6. 桃叶洗剂 ………… 051
7. 二黄冰片酒 ………… 051
8. 苦瓜汁 ………… 051

第二十三节 压疮 …………052
1. 地榆三黄洗剂 ………… 052
2. 乳香白芷散 ………… 052
3. 党参二白汤 ………… 053
4. 当归生地黄膏 ………… 053
5. 乳香血竭散 ………… 053
6. 葛根黄芩粉 ………… 054
7. 枸杞子外用方 ………… 054

8. 黄柏榆树皮液 ………… 054

第二十四节 鸡眼 …………055
1. 蜂胶敷 ………… 055
2. 芦荟敷 ………… 055
3. 地骨皮红花敷 ………… 055
4. 紫皮蒜敷 ………… 056
5. 乌梅敷 ………… 056
6. 蓖麻子敷 ………… 056
7. 六味鸡眼膏 ………… 056
8. 鸡眼酊 ………… 057

第二十五节 脓疱疮 …………057
1. 金黄散 ………… 057
2. 苦杏仁敷 ………… 057
3. 红枣明矾敷 ………… 058
4. 嫩柳树叶煎水 ………… 058
5. 大黄五倍子敷 ………… 058
6. 黄连软膏 ………… 058
7. 三黄粉 ………… 058

第二十六节 痔疮 …………059
1. 鸡蛋黄油 ………… 059
2. 乌药三黄膏 ………… 059
3. 蒲公英熏洗 ………… 060
4. 蒲公英土茯苓 ………… 060
5. 蜕冰膏 ………… 060
6. 全蝎僵蚕消痔胶囊 ………… 061
7. 枳壳消痔汤 ………… 061

【目录】

8. 蚕蝎散 061

9. 桑椹糯米粥 061

10. 消痔四黄膏 061

第二十七节 脱肛 062

1. 五倍子外敷 063

2. 姜附赤石粳米汤 063

3. 陈醋煮大枣 063

4. 白栎叶乌梅汤 063

5. 党参白术汤 064

6. 参麻芪梅合剂 064

7. 石榴皮煎水坐浴 064

8. 黄芪党参汤 064

9. 固肠汤 065

第二十八节 落枕 065

1. 葱白生姜敷 066

2. 木瓜蒲公英敷 066

3. 当红三粉 066

4. 葛根菊花调 066

5. 党参黄芪汤 066

第二十九节 面神经麻痹 067

1. 半夏贝母散 067

2. 马蔺散 067

3. 胡椒硫黄粉 068

4. 天南星膏 068

5. 蓖麻子膏 068

6. 蜈蚣甘草粉 068

7. 天地膏 068

8. 僵蚕防风水 069

第三十节 骨折 069

1. 当归桃仁饮 069

2. 接骨木四黄膏 070

3. 鹿角霜煎 070

4. 梁氏接骨汤 070

5. 自然铜地龙汤 071

6. 朱砂绿豆粉敷 071

7. 接骨汤 071

8. 桂红当归酒 071

第三十一节 痤疮 072

1. 白果仁搽涂 072

2. 黄芩金银花汤 072

3. 蒲公英黄芩汤 073

4. 消痤汤 073

5. 龙胆草栀子汤 073

6. 麻杏石甘汤 074

7. 加减三皮饮 074

8. 痤疮搽剂 074

第三十二节 带状疱疹 075

1. 冰硼散敷 075

2. 二草连翘汤 075

3. 蜂胶制剂 076

4. 三物擦剂 076

5. 马齿苋大青叶汤 076

[目录]
[CONTENTS]

6. 五香粉 077

7. 败酱草水 077

8. 大青叶黄芩汤 077

第三十三节 荨麻疹 078

1. 醋糖姜汤 078

2. 绿豆刺蒺藜汤 079

3. 蝉蜕黄酒饮 079

4. 槐叶酒 079

5. 首乌当归饮 079

6. 消疹汤 079

7. 艾叶酒 080

8. 麻黄四皮饮 080

9. 白鲜皮生地黄汤 080

第三十四节 脂溢性皮炎 081

1. 紫草凉血汤 081

2. 金银二参汤 081

3. 大黄苦参液 082

4. 凉血清肺饮 082

5. 熟地黄当归汤 082

6. 双黄当归煎 082

7. 首乌当归汤 083

第三十五节 神经性皮炎 083

1. 首乌饮 084

2. 柴钩饮 084

3. 全虫甘草汤 084

4. 白鲜皮饮 084

5. 土槿皮乌梅汁 085

6. 硼砂斑蝥酊 085

7. 土槿皮肉桂散 085

第三十六节 皮肤瘙痒 086

1. 银耳竹叶茅根饮 086

2. 干姜桂枝枣汤 086

3. 豆奶核桃芝麻饮 087

4. 风疹瘙痒茶 087

5. 祛风止痒汤 087

6. 二地止痒汤 087

7. 木香枣仁汤 088

8. 百部蛇床子熏洗 088

9. 凉血祛风汤 088

10. 润肤止痒液 088

第三十七节 疥疮 089

1. 东丹硫磺散 089

2. 硫黄软膏 089

3. 双黄油 090

4. 百部硫磺汤 090

5. 蛇床子百部水 090

6. 大枫子硫磺散 090

7. 地肤子凡士林膏 091

8. 九里光花椒水 091

第三十八节 手足癣 091

1. 苍术明矾洗剂 092

2. 一味马钱子方 092

【目录】

3. 艾叶熏洗 092

4. 米醋花椒水 092

5. 三草丁香水 093

6. 苏木公英汤 093

7. 海桐皮百合洗剂 093

8. 藿香洗剂 093

第三十九节 手足皲裂 094

1. 白甘寄奴膏 094

2. 忍冬手裂膏 094

3. 补骨脂赤芍洗剂 095

4. 柏树胶松香散 095

5. 白芨膏 095

6. 二白大黄散 095

第四十节 痈、疖疮 096

1. 消疖汤 096

2. 蒲公英败酱草汤 096

3. 鱼腥草金银花汤 097

4. 茯苓车前子汤 097

5. 蒲公英散 097

6. 疔疖膏 097

7. 野菊花金银花汤 097

第四十一节 皮肤溃疡 098

1. 皮粘散 098

2. 红药膏 099

3. 紫草油 099

4. 桑蚕茧白矾膏 099

5. 苍术黄柏汤 100

6. 紫草松香膏 100

第四十二节 红眼病 100

1. 复方菊花煎 101

2. 银花连翘汤 101

3. 苦瓜末 101

4. 枸杞子车前桑叶汤 101

5. 复方黄连散 101

6. 柴胡板蓝根汤 102

7. 赤芍白头翁汤 102

8. 白菊花霜桑叶汤 102

9. 霜桑叶熏 102

第四十三节 沙眼 103

1. 栀子桃仁汤 103

2. 赤芍玄参汤 103

3. 白矾黄连熏洗液 103

4. 蚕砂夏枯草洗液 104

5. 黄连秦皮滴露 104

6. 菊花龙胆草汤 104

第四十四节 麦粒肿 104

1. 三黄汤 105

2. 鲜鱼腥草根蛋 105

3. 银蒲解毒汤 105

4. 茱萸散 105

5. 天花蒲公英粉 106

6. 生地黄石斛汤 106

[目录]
[CONTENTS]

7. 草决明汤 106

8. 大黄汤 106

第四十五节 夜盲症 107

1. 菊花丸 107

2. 枸杞子叶猪肝汤 107

3. 朱砂蒸鸡肝 107

4. 龙胆草黄连散 108

5. 猪肝菠菜粥 108

第四十六节 鼻炎 108

1. 鼻渊合剂 109

2. 鼻渊方 109

3. 任氏鼻渊汤 109

4. 升麻解毒汤 109

5. 苍耳子黄芩汤 110

6. 蒲公英野菊花汤 110

7. 芫花酊 110

8. 辛荑花汤 111

9. 黄芩通窍膏 111

10. 苍耳桔梗桂枝茶 111

第四十七节 鼻衄 112

1. 黑山栀酒 112

2. 生地黄汁粥 112

3. 栀子花汤 112

4. 鼻衄汤 113

5. 地骨皮侧柏叶散 113

6. 猪皮红枣羹 113

7. 木通饮 113

8. 育阴止衄汤 114

第四十八节 咽炎 114

1. 连梅汤加减 115

2. 玄海泡剂 115

3. 滋阴清热汤 115

4. 运脾和胃汤 115

5. 利咽汤 115

6. 清咽汤 116

7. 桔梗消炎汤 116

8. 利咽饮 116

9. 天冬橘络茶 116

第四十九节 扁桃体炎 117

1. 蒲辅周经验方 117

2. 消炎茶 117

3. 吴茱黄二黄敷 118

4. 升麻元明粉汤 118

5. 大柴胡汤 118

6. 消蛾汤 118

7. 玉屏风散加味 119

8. 连翘玄参汤 119

9. 玉叶茶 119

10. 桑菊茶 120

第五十节 口臭 120

1. 冰糖芦根饮 120

2. 麻子仁枇杷清肺汤 121

3. 竹叶石膏汤 121

4. 香薷除臭方 121

5. 藿香苍术液 121

6. 白砂糖水 121

7. 大黄冰片 122

8. 葛根木香煎 122

第五十一节 口腔溃疡 122

1. 温中除火汤 123

2. 吹口散 123

3. 泻心饮 123

4. 复方连术汤 123

5. 养阴清热汤 123

6. 玉竹封髓丹 124

7. 清化散 124

8. 新加三才封髓汤 124

9. 蔡氏溃疡散 124

10. 牛黄珍珠散 125

第五十二节 牙周炎 125

1. 酒煎鸡蛋方 126

2. 黄丹皮水 126

3. 六月雪蒲公英汤 126

4. 黄花蟛蜞草汤 126

5. 清胃败毒汤 126

6. 固齿汤 127

7. 菊花汤 127

8. 生地黄连翘汤 128

第五十三节 牙痛 128

1. 黑豆煮酒 128

2. 沙参煲鸡蛋 129

3. 白芷冰片膏 129

4. 代赭石生地黄煎 129

5. 薄荷细辛散 129

6. 生石膏熟地黄汤 129

7. 玄参细辛汤 130

8. 生地黄地骨皮汤 130

9. 桑叶汤 130

10. 蜂房玄参汤 130

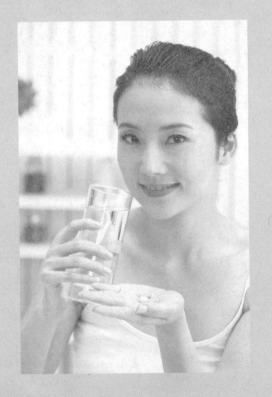

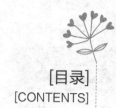
第二章 老年疾病莫发愁，验方疗疾人无忧

第一节 脂肪肝 132

1. 清肝化浊汤 132

2. 寄生巴戟天汤 132

3. 柴胡粥 133

4. 荷叶竹茹乳 133

5. 丹红黄豆汁 133

第二节 肝炎 134

1. 三草煎剂 134

2. 清肝活血汤 134

3. 柴胡当归饮 135

4. 丹参芍药汤 135

5. 丹参芍药煎 135

第三节 胆石症 136

1. 麻油胡桃 136

2. 三金大黄汤 136

3. 五金玉米须汤 137

4. 柴胡茵陈汤 137

5. 金钱草煎剂 137

6. 向日葵鸡内金煎剂 137

7. 茵陈玉米须茶 137

8. 内金山楂麦芽饮 138

第四节 冠心病 138

1. 蜂蜜首乌汤 138

2. 党参酸枣仁汤 139

3. 党参川芎汤 139

4. 桂花醋泡花生米 139

5. 冠痛灵汤 139

6. 栝楼薤白半夏粥 140

7. 红桃蜜 140

8. 通心络胶囊 140

9. 黄芪党参汤 140

10. 人参三七汤 140

第五节 高血压 141

1. 玉米须煎饮 141

2. 杜仲汤 142

3. 葵叶汤 142

4. 茯苓山药茶 142

5. 五皮汤 142

6. 夏枯草山楂汤 142

7. 白薇百合汤 143

8. 柴胡槐花汤 143

9. 金银菊花茶 143

10. 三生首乌汤 143

11. 五皮汤 143

【目录】

第六节 糖尿病 144

1. 黑木耳扁豆散 144

2. 煮玉米粒 144

3. 黄精制首乌丸 145

4. 苍术泽泻汤 145

5. 桑根地黄汤 145

6. 黄芪茯苓汤 145

7. 益肾祛脂汤 146

8. 桃竹山玉饮 146

9. 麦冬茶 146

第七节 高脂血症 147

1. 参丹麦芽饮 147

2. 双耳汤 147

3. 冬青蜂蜜膏 147

4. 海带绿豆饮 148

5. 夏枯草汤 148

6. 制首乌枸杞子汤 148

7. 丹参山楂汤 148

8. 益气调脂饮 149

9. 金樱子决明子汤 149

10. 川军茵陈汤 149

11. 醋泡花生 149

第八节 肺结核 150

1. 百合蜂蜜饮 150

2. 大蓟根煎剂 150

3. 地榆煎剂 150

4. 百部鸡汁 151

5. 四汁丸 151

6. 羊苦胆方 151

第九节 肺气肿 152

1. 三子养亲汤加味 152

2. 熟地黄麦冬汤 152

3. 鳖甲阿胶煎 153

4. 贼方止咳散 153

5. 麻黄杏仁汤 153

6. 萝卜子粥 153

7. 地龙麦冬汤 154

第十节 慢性肾功能衰竭...........154

1. 保肾甲丸 154

2. 扶正泻浊汤 155

3. 玉米须饮 155

4. 大黄丹参汤 155

5. 固肾解毒汤 155

6. 降氮饮 156

7. 慢肾汤 156

第十一节 老年痴呆...................157

1. 补肾益髓汤 157

2. 枸杞子地黄汤 157

3. 附子茯苓汤 158

4. 涤痰汤 158

5. 通窍活血汤 158

[目录]
[CONTENTS]

第十二节 痛风 159

1. 桑枝忍冬汤 159

2. 三角八角酒 159

3. 红术威灵仙汤 160

4. 镇痛消风汤 160

5. 三气饮 160

6. 五痹汤 160

7. 归羌参苓汤 160

8. 祛风饮 161

第十三节 风湿性关节炎........... 161

1. 鲜芋头敷 162

2. 川乌粥 162

3. 山楂菊花茶 162

4. 苦丁茶 162

5. 千年健酒 163

6. 风湿痛痹汤 163

7. 威灵仙酒 163

第十四节 类风湿关节炎........... 164

1. 乳香川乌汤 164

2. 二黄双仁汤 165

3. 桂枝川乌汤 165

4. 活经活络汤 165

第十五节 肩周炎 166

1. 玉竹汤 166

2. 加味阳和汤 166

3. 颈肩痛合剂 166

4. 马钱散 167

5. 追风膏 167

6. 柴胡当归饮 167

7. 归参汤 168

8. 制川乌丹参汤 168

9. 二乌陈醋散 168

第十六节 颈椎病 169

1. 桂枝白芍汤 169

2. 白芍丹参汤 169

3. 全蝎鹿含草 170

4. 益气升提汤 170

5. 颈病汤 170

6. 当归鸡血藤 170

7. 葛根伸筋草 171

第十七节 骨结核 171

1. 抗痨丹 172

2. 换骨丸 172

3. 草乌铅丹膏 172

4. 芜菁菜子敷 172

5. 骨痨汤 173

第十八节 足跟痛 173

1. 核桃艾叶熏剂 173

2. 五加皮芒硝泡足 173

3. 当归木瓜汤 174

4. 苏木红花汤 174

5. 茄根汤 174

【目录】

6. 艾叶冰片 174

7. 大黄独活方 175

8. 黄豆根汤 175

9. 南星半夏散 175

第十九节 坐骨神经痛 176

1. 威灵仙木瓜汤 176

2. 独活牛膝汤 176

3. 身痛逐瘀汤 176

4. 两面针五加皮煎剂 177

5. 细河沙艾叶灸 177

6. 大通筋三桠苦煎剂 177

7. 温经行痹汤 177

8. 独威木瓜汤 178

第二十节 腰肌劳损 178

1. 伤筋散 179

2. 白芍木瓜饮 179

3. 杜仲威灵仙补肾强骨汤 179

4. 独活桑寄生 179

5. 参芪杜仲汤 180

6. 杜仲粥 180

第二十一节 白癜风 180

1. 白癜风酊 181

2. 补骨脂祛风汤 181

3. 白芷浮萍粉 181

4. 二白防风丸 181

5. 女贞子墨旱莲汤 182

6. 七味胡麻丸 182

7. 增色汤 182

第二十二节 斑秃 183

1. 四味生发酒 183

2. 补骨脂茯苓散 183

3. 益肾荣发丸 184

4. 何首乌当归汤 184

5. 益精生发汤 184

6. 桑椹黄芪饮 184

第二十三节 中耳炎 185

1. 苦参黄柏滴液 185

2. 银花黄芩茶 185

3. 蜈蚣冰片滴液 186

4. 复聪滴耳液 186

5. 银花消炎汤 186

6. 黄丹冰片散 186

7. 螵蛸散 187

8. 硼砂散 187

第二十四节 耳鸣 188

1. 葛根黄芪汤 188

2. 养心宁神方 188

3. 路路通珍珠母饮 189

4. 葛根蝉蜕丸 189

5. 聪耳丸 189

6. 柴胡香附丸 189

7. 熟地黄黄柏汤 189

8. 女贞子桑椹汤 189

9. 芍药甘草汤 190

第二十五节 耳聋 190

1. 通窍活血汤加味 190

2. 杞菊地黄汤 191

3. 八珍汤 191

4. 温胆汤 191

5. 龙胆泻肝汤 192

6. 银翘散 192

7. 葛根甘草汤 192

8. 黄精首乌汤 192

第二十六节 青光眼 193

1. 羊肝谷精草汤 193

2. 槟榔汤 193

3. 决明散 193

4. 水牛角白菊花汤 194

5. 菊花夏枯草汤 194

6. 黄芪生地黄煎 194

7. 芦荟丁香散 194

第二十七节 白内障 195

1. 祛障明目汤 195

2. 化翳汤 195

3. 活血祛障汤 196

4. 消翳丸 196

5. 蔓荆子猪肉方 196

6. 珍珠粉 196

第三章 男性疾病心别痛，验方助你振雄风

第一节 遗精 198

1. 生地黄丹皮汤 198

2. 菟丝子韭菜子汤 198

3. 熟地黄金樱子汤 198

4. 刺猬皮散 199

5. 松子蜜膏 199

6. 金樱子芡实丸 199

7. 枣皮龙骨煎 199

8. 三味涩精酒 200

第二节 早泄 200

1. 清肾汤 201

2. 五倍龙牡散 201

3. 加减金锁固精汤 201

4. 九天灵应散 201

【目录】

5. 温肾固精酒 202

6. 知柏三子汤 202

7. 安神汤 202

8. 五倍子方 202

第三节 阳痿 203

1. 小茴香干姜贴 203

2. 韭子三物汤 203

3. 增精汤 203

4. 韭菜子泥鳅汤 204

5. 海参羊肉粥 204

6. 玉春丸 204

7. 蚕娥方 204

第四节 前列腺增生 205

1. 三黄桂甲汤 205

2. 加减大黄䗪虫丸 206

3. 白胡椒细辛敷 206

4. 大黄芒硝熏 206

5. 大黄毛冬青熏 206

6. 三七粉 207

第五节 前列腺炎 207

1. 加减固阴煎 207

2. 红花散淤汤 208

3. 前列平 208

4. 清热利湿化瘀汤 208

5. 前列腺汤 208

6. 参苓六黄汤 209

第六节 急慢性肾炎 209

1. 黄芪鱼腥草汤 209

2. 红花毛竹煎剂 210

3. 金银花连翘汤 210

4. 参芪丝子汤 210

5. 地黄小蓟汤 210

第七节 肾盂肾炎 211

1. 龙胆泻肝汤 211

2. 清心莲子饮 211

3. 赤芍丹皮汤 212

4. 三汁饮 212

5. 金匮肾气丸 212

第八节 泌尿系统结石 213

1. 金珀消石散 213

2. 黄芪防己汤 213

3. 石韦旱莲补肾通石汤 213

4. 硝石散 214

5. 白芍甘草方 214

第九节 阴囊湿疹 215

1. 鱼腥草洗剂 215

2. 生百部高良姜洗剂 215

3. 核桃青皮液 215

4. 海螵蛸炮山甲散 216

5. 芒硝洗剂 216

第十节 死精症 216
1. 生精汤 217
2. 淫羊藿黄芪汤 217
3. 淫羊藿汤 217
4. 解毒养精汤 218

第十一节 精液不化 218
1. 知母黄拍汤 219
2. 牛膝当归汤 219
3. 丹参川芎汤 219
4. 生地黄山药煎 220
5. 水蛭粉 220

第四章 女性疾病心莫烦，验方治病又养颜

第一节 痛经 222
1. 柴胡香附汤 222
2. 当归川芎汤 222
3. 蒲公英马齿苋汤 223
4. 桂枝肉桂汤 223
5. 桃仁红花汤 223
6. 行气止痛汤 223
7. 蒲黄五灵汤 224

第二节 月经不调 224
1. 桑寄生汤 225
2. 加味四物汤 225
3. 生地黄萸黄水 225
4. 调经汤 225
5. 调经养血汤 225
6. 调经酒 226

第三节 闭经 227
1. 向日葵梗猪爪汁 227
2. 山药鸡内金散 227
3. 鳖甲白鸽炖 227
4. 牛膝参归酒 228
5. 蚕砂酒 228
6. 党参白术汤 228
7. 益母草泽兰汤 229

第四节 崩漏 229
1. 槐花酒 229
2. 川芎红花酒 230
3. 归经汤 230
4. 三黄忍冬藤汤 230
5. 芙蓉莲蓬茶 230
6. 乌梅地榆散 231

【目录】

7. 当归红花饮 231

第五节 盆腔炎 231
1. 蒲公英丹参汤 232
2. 疏气定痛汤 232
3. 补阳还五汤 232
4. 银花冬瓜仁蜜汤 233
5. 荔枝核蜜饮 233
6. 车前草马齿苋饮 233

第六节 阴道炎 234
1. 苦参蛇床子熏洗 234
2. 蛇床子地肤子熏洗 234
3. 生百部野菊花熏洗 235
4. 五倍子石榴皮熏洗 235
5. 蛇床子黄柏熏洗 235
6. 蛤蚧粉冰片散 235
7. 椿根饮 235

第七节 宫颈糜烂 236
1. 白术川芎汤 236
2. 云南白药膏 236
3. 博落回松花粉膏 237
4. 枯矾冰片散 237
5. 紫草油 237
6. 牡丹皮公英水 237

第八节 带下病 238
1. 银甲汤 238

2. 茯苓车前子粥 238
3. 龟胶酒 239
4. 完带汤加味 239
5. 宣明导水汤加味 239
6. 止带汤 239

第九节 外阴瘙痒 240
1. 龙胆草薄荷 240
2. 败酱草白鲜皮 240
3. 白鲜皮金银花熏洗 241
4. 野菊花蛇床子水 241
5. 白鲜皮黄柏熏洗 241
6. 百部川椒熏洗 241

第十节 习惯性流产 242
1. 补肾固胎汤 242
2. 保产无忧汤 243
3. 寿胎加味丸 243
4. 寄生杜仲散 243
5. 助阳安胎水 244

第十一节 妊娠呕吐 244
1. 生芦根粥 244
2. 太子参远志汤 245
3. 加味半夏汤 245
4. 竹茹麦冬汤 245
5. 白术鲫鱼粥 245
6. 麦地粥 246

[目录]
[CONTENTS]

第十二节 妊娠水肿...............246
1. 花生红枣大蒜汤 246
2. 三味消肿汤 247
3. 天仙藤汤 247
4. 理气化湿汤 247
5. 加减五皮饮 247
6. 安胎利水汤 247

第十三节 乳腺炎...................248
1. 槐米热敷 248
2. 消乳饮 248
3. 砂仁塞鼻法 249
4. 硝黄外用散 249
5. 公英绿豆膏 250

第十四节 缺乳...................250
1. 通乳丹 251
2. 下乳涌泉散 251
3. 漏芦汤 251
4. 秘传涌泉猪蹄方 251
5. 木通灯心草煮花生 252

第十五节 乳腺增生...................252
1. 地骨皮枸杞子汤 252
2. 消癖汤 253
3. 消坚散 253
4. 夏枯草枳壳汤 253
5. 生地黄山茱萸汤 253
6. 乳癖清热饮 253

第十六节 产后便秘...................254
1. 通便汤 254
2. 当归生首乌汤 254
3. 前胡决明子汤 255
4. 苏子全栝楼汤 255

第十七节 产后尿潴留...................255
1. 黄芪升麻汤 256
2. 当归川芎汤 256
3. 葱白灸 256
4. 黄芪党参汤 256

第十八节 子宫脱垂...................257
1. 金樱柿蒂桂圆饮 257
2. 补肾健脾益气汤 257
3. 升肝舒郁汤 258
4. 收宫散 258
5. 枳壳糖浆 259

第十九节 更年期综合征...................259
1. 更年安泰汤 259
2. 七宝美髯丹 260
3. 地黄山茱萸方 260
4. 紫草巴戟天汤 260
5. 合欢皮萱草花粥 261

第二十节 卵巢囊肿...................261
1. 桂枝茯苓丸加减 261
2. 阳和汤 262

3. 消囊合剂 262

4. 连翘枳壳煎 262

第二十一节 子宫肌瘤 263

1. 香附川楝子汤 264

2. 消瘤丸 264

3. 软坚散结汤 264

4. 益母草桃仁汤 265

5. 桃仁橘核汤 265

6. 苍术白术汤 265

第二十二节 蝴蝶斑 266

1. 祛斑膏 266

2. 菊花玉竹饮 266

3. 荆芷玉容膏 267

4. 生地黄熟地黄当归汤 267

5. 水蛭化斑汤 267

第二十三节 雀斑 268

1. 西红柿汁 268

2. 雀斑汤 268

3. 玉肌散 268

第五章：小儿生病别担心，中医验方能治根

第一节 小儿支气管炎 270

1. 鱼腥草白茅根汤 270

2. 黄芪白芥子散 270

3. 麻黄前胡汤 271

4. 制白附子陈皮汤 271

5. 射杏茶叶平喘汤 271

第二节 小儿肺炎 272

1. 栀子蒲公英敷 272

2. 青黛银杏汤 273

3. 麻黄杏仁汤 273

4. 大戟芫花散 273

5. 双花石膏汤 273

第三节 小儿腮腺炎 274

1. 野菊花蒲公英茶 274

2. 苦瓜羹 274

3. 蒲公英菜 275

4. 蚯蚓白糖 275

5. 荆芥薄荷粥 275

[目录]
[CONTENTS]

第四节 小儿癫痫 ……………275
1. 钩藤散 ……………………… 276
2. 钩藤二虫饮 ………………… 276
3. 麻钩茯苓汤 ………………… 276
4. 蝉蜕天麻散 ………………… 276
5. 青礞石天麻汤 ……………… 277

第五节 小儿厌食 ……………277
1. 锅巴莲子煎 ………………… 278
2. 苍术茯苓汤 ………………… 278
3. 藿香半夏汤 ………………… 278
4. 黄芪白术汤 ………………… 278
5. 神曲陈皮理气消化膏 ……… 278
6. 黄芪炒白术药袋 …………… 279

第六节 小儿疳积 ……………279
1. 鸡矢藤车前草汤 …………… 279
2. 化疳散 ……………………… 280
3. 小儿疳积汤 ………………… 280
4. 党参茯苓散 ………………… 280
5. 磨积散 ……………………… 280

第七节 小儿腹泻 ……………281
1. 白胡椒丁香散 ……………… 281
2. 苍术山楂止泻散 …………… 281
3. 大黄杏仁饮 ………………… 282
4. 二香肉桂散 ………………… 282
5. 地榆白芨汤 ………………… 282

第八节 小儿消化不良 ………283
1. 白术车前子方 ……………… 283
2. 白头翁香附汤 ……………… 283
3. 厚朴汤 ……………………… 284
4. 麦芽山楂汤 ………………… 284
5. 山楂炭陈皮蒸 ……………… 284

第九节 小儿遗尿 ……………285
1. 鸡肠内金汤 ………………… 285
2. 枸杞子鸡内金 ……………… 285
3. 炒怀山药散 ………………… 285
4. 菟丝子黄芪汤 ……………… 286
5. 五味子肉桂敷 ……………… 286
6. 益智仁散 …………………… 286

第十节 小儿夜啼 ……………287
1. 复方蝉蜕汤 ………………… 287
2. 栀子吴茱萸敷 ……………… 287
3. 陈艾叶吴茱萸膏 …………… 287
4. 沙参山药汤 ………………… 288
5. 牵牛子外用方 ……………… 288

第十一节 小儿痱子 …………288
1. 滑石粉 ……………………… 288
2. 鲜马齿汁 …………………… 289
3. 鲜地龙生茶叶汁 …………… 289
4. 石榴皮五倍子散 …………… 289
5. 绿豆滑石散 ………………… 289

【目录】

第十二节 婴儿湿疹 290

1. 金银花连翘汤 290

2. 赤小豆散 290

3. 黄连膏 290

4. 蛇床子轻粉散 291

5. 苍术白术汤 291

第十三节 新生儿鹅口疮 291

1. 茄子根陈皮汤 291

2. 五倍子黄连汤 292

3. 板蓝根白芍汤 292

4. 生地黄茯苓汤 292

5. 黄连冰片散 292

第十四节 新生儿脐炎 293

1. 枯矾龙骨散 293

2. 三妙散 293

3. 脐带粉 294

4. 清热解毒汤 294

5. 黄连解毒汤 294

6. 黄龙乌贼散 294

第十五节 新生儿黄疸 295

1. 茵陈饮 295

2. 生麦芽金钱草汤 295

3. 茵陈郁金汤 296

4. 冬瓜皮玉米叶汤 296

5. 茵陈大黄汤 296

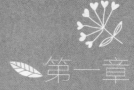

第一章

小病不求人，
寻找验方治根本

◎便秘◎腹泻◎胃痛◎胃炎◎胃及十二指肠溃疡◎胆囊炎
◎感冒◎咳嗽◎哮喘◎支气管炎◎下肢静脉曲张◎头痛
◎偏头痛◎失眠◎神经衰弱◎三叉神经痛◎癫痫◎眩晕
◎甲状腺肿大◎冻伤◎烧烫伤◎痱子◎褥疮◎鸡眼
◎脓疱疮◎痔疮◎脱肛◎落枕◎面神经麻痹◎骨折◎痤疮
◎带状疱疹◎荨麻疹◎脂溢性皮炎◎神经性皮炎◎皮肤瘙痒
◎疥疮◎手足癣◎手足皲裂◎痈、疖疮◎皮肤溃疡
◎红眼病◎沙眼◎麦粒肿◎夜盲症◎鼻炎◎鼻衄◎咽炎
◎扁桃体炎◎口臭◎口腔溃疡◎牙周炎◎牙痛

Healthinspectionparty

第一节

便秘

便秘是消化系统常见症状之一，可由肠道器质性疾病引起，但大多数属单纯性（功能性）便秘，即由于排便反射失常引起所谓直肠便秘或习惯性便秘。一般来说，排便后 8 小时内所进食物残渣在 40 小时内未能排出，即是便秘。

临床表现为，排便次数减少，大便干燥或者秘结不通，排便后没有正常的舒快感。部分患者可有头晕、食欲不振、腹胀、腹痛、口苦、肛门排气多，伴随全身不适、烦躁、失眠甚至体重下降等症状。

本病原因较多，大多由于热邪壅积、年老体虚、孕期等所引起。但因每个人的排便习惯不同，故必须根据各人排便习惯和排便是否通畅才能对有无便秘做出正确的判断。

一般来说，短期便秘对人体的影响不大，但便秘长期得不到纠正，直肠内的有害物质不能及时排除，就会对人体产生不良影响。由于这些影响是逐渐产生的，不容易及时引起重视，发现后再治疗时已是积习难返。有些人不把便秘当回事，其实，便秘可以引起早衰、营养不良、肥胖、肠癌及某些精神障碍等。老年人便秘还会诱发和加重心绞痛、脑出血、肺气肿、痔疮、肛裂等症。

1 黄芪银花汤

【原材料】黄芪 30 克，金银花、白芍、麻仁、肉苁蓉、当归各 20 克，威灵仙 15 克，厚朴、酒大黄各 7 克。

【制用法】每日 1 剂，水煎服。酒大黄不必后下，大便调顺再停药。

【功效主治】此汤益气养液，润肠导滞，主治老年虚证便秘。

【加减】大便连日得畅者，可减免酒大黄；便燥严重者，加元明粉 3 ～ 5 克冲入；气虚重者，加党参 20 克；腹胀重者，加木香 10 克；腰腿酸软者，加杜仲 10 克、牛膝 10 ～ 15 克。

【验方举例】用上药治老年虚证便秘 60 例，痊愈 34 例，好转 24 例，无效 2 例，总有效率为 96.67%。

2　柴胡槐花汤

【原材料】柴胡、白芍、郁金各15克，枳实、草决明、茵陈、虎杖、槐花各30克，甘草6克。

【制用法】将上药水煎，每日1剂，分2～3次内服。7日为1个疗程。

【功效主治】主治便秘。

【加减】腹胀者，加厚朴、木香；腹痛者，加元胡；咽干口燥者，加元参、麦冬。

【验方举例】经验证，本方对便秘有很好的疗效。

3　麻仁桑仁粥

【原材料】火麻仁30克，桑椹30克（鲜品50克），糯米100克，冰糖适量。

【制用法】先将桑椹浸泡片刻，火麻仁洗净，然后与糯米同入砂锅煮粥，粥熟后，加入冰糖溶化即可。空腹食用，每日2次，可经常食。

【功效主治】具有补肝滋肾、养血明目之功效。适用于肠燥便秘及肝肾阴虚引起的头晕目眩，视力减退，腰膝酸软，须发早白等症。

【验方举例】用此方治疗51例，有效率达100%。其中2天而愈者11例，3天而愈者20例，4天而愈者19例，5天而愈者1例。

4　五仁粥

【原材料】芝麻、松子仁、核桃仁、桃仁（去皮、尖炒）、甜杏仁各10克，粳米200克，白糖适量。

【制用法】将五仁混合碾碎，入粳米共煮成稀粥。食用时，加白糖，每日早晚服用。

【功效主治】具有滋养肝肾，润燥滑肠的功效。适用于中老年气血亏虚引起的习惯性便秘症。

【验方举例】民间验方。

5　桃仁蜜

【原材料】核桃仁250克，蜂蜜50克，植物油750克。

【制用法】将核桃仁放入沸水中浸泡后取出，剥去外衣，洗净沥干。取锅上火，加入植物油烧热，下核桃仁炸酥，然后倒入漏勺内，沥去油，装入盘中。原锅洗净上火，加入蜂蜜熬浓，起锅浇在核桃仁上。当点心食用，酥甜适口。

【功效主治】温补肺肾，润肠通便。适用于便秘。

【验方举例】用此方治疗便秘患者58例，好转49例，有效8例，无效1例。

第二节

腹泻

腹泻，中医称为"泄泻"，是指排便次数增多，粪便稀薄如水样。一年四季都可发生，凡是受凉、受热、伤湿、过饱或吃了不卫生的食物，都可以引起。可分为急性和慢性腹泻。急性腹泻起病较急，突然发生，伴有腹痛、发热和呕吐等症状。主要原因为饮食不当、食物中毒等情况。慢性腹泻病程较长或腹泻反复发作，时好时坏，经久不愈。原因较为复杂，例如慢性肠道感染、慢性非特异性炎症等。

中医认为，腹泻的发生与脾、胃、肠道病变有关。如果粪便清稀无恶臭，多属寒；粪便黄褐而恶臭，肛门有灼热感，多属热；起病急骤，腹部胀痛拒按，多属实；病程较长，腹痛不甚，多属虚。治疗上湿盛者以祛湿邪、热邪为主，脾虚者以扶正为主。

1 大蒜贴脐

【原材料】大蒜1～2片。

【制用法】将蒜放热灰中煨熟，去皮捣烂如泥。外用。温敷脐部。

【功致主治】温脾止泻。主治腹泻。

【验方举例】此方治疗腹泻10例，均1～2次治愈。

2 党参白术汤

【原材料】党参10克，白术10克，茯苓12克，炙甘草6克，木香10克，砂仁3克，薏苡仁15克，陈皮10克，泽泻10克，葛根10克。

【制用法】水煎服。每日1剂，分2次服。

【功致主治】用于大便时溏时泻，迁延日久，稍进油腻则大便次数明显增加，粪便带有黏液或脓血夹杂不消化食物。

【验方举例】患者，男，35岁，患病多年不愈，经服上方好转，坚持治疗后痊愈。

3 加减葛根芩连汤

【原材料】葛根12克，黄芩10克，车前草20克，黄连、甘草各6克。

【制用法】将上述诸药加适量水煎。

口服。每日1剂，每日2次。

【功致主治】清热化湿止泻。主治腹痛泄泻，便下急迫，便色黄褐，气味臭秽，便下不爽，烦躁口渴，小便短赤，舌红苔黄腻，脉滑数症状的湿热腹泻。

【验方举例】由《伤寒论》葛根芩连汤化裁而来。经验证，对湿热腹泻有很好的疗效。

4 藿香正气散加减

【原材料】藿香、六一散各10克，苏叶、厚朴各6克，苍术12克，云苓、大腹皮各15克。

【制用法】将上述诸药加适量水煎。口服。每日1剂，每日2次。

【功致主治】清暑化湿止泻。主治暑热季节，腹痛泄泻，泻下如水，暴急量多，便色黄褐，胸闷脘痞，呕恶纳呆，发热心烦，面垢汗出，舌质红、苔黄厚腻，脉濡数等症状的暑湿型腹泻。

【验方举例】本方源于《太平惠民和剂局方》藿香正气散化裁而来。经验证，对暑湿腹泻有很好的疗效。

5 虚寒泄泻汤

【原材料】怀山药、党参、薏苡仁各15克，茯苓12克，焦术、枳壳、焦山楂各9克，干姜（或炮姜）、槟榔各6克，甘草5克。

【制用法】水煎服，每日1剂。对肾阳虚甚者，酌加附、桂，但量宜小，肉桂2～3克即可；小儿慢性泄泻，加生脉散；如大便稀薄如水，怀山药、白术、山楂、干姜均宜炒用。

【功致主治】温补脾肾，行气化滞。适用于慢性泄泻。

【验方举例】黄惠安医师治泻良方。

6 石榴果皮贴

【原材料】鲜石榴果皮30克。

【制用法】捣烂如泥。外用。敷于脐部，外用胶布封贴，每24小时换药1次。

【功致主治】温脾止泻。主治腹泻。

【验方举例】本方治疗腹泻24例，一次痊愈12例。二次痊愈5例，三次痊愈4例，好转3例。

7 红糖酒

【原材料】黄酒250克，红糖120克。

【制用法】将黄酒煮沸后，加入红糖，继续煮2～3分钟，待凉。口服。每日1剂，每日2次。

【功致主治】暖胃健脾。主治产后单纯性腹泻。

【验方举例】本方源自《中华妇产科》，经验证，对产后单纯性腹泻有很好的疗效。

第三节

胃痛

胃痛，中医又称"胃脘痛"，主要是指上腹部，胃脘部位发生疼痛为主，兼有腹胀、呕吐等各种症状，故也有称"心口痛"或"肝胃气痛"等。如果是因为肝气横逆、胃气不和、食滞虫积等原因引起，是实证。如果是因为脾胃虚弱、胃阴受损导致胃痛，则为虚证。急性或慢性胃炎、消化性溃疡、胃神经官能症等均可发生胃痛。胃痛的治疗，以理气和胃为主，主要治疗为散寒、祛湿、消食、清热、消瘀等施治。

1 半夏泻心汤

【原材料】半夏、黄芩、元胡、大枣各10克，白芍、陈皮各12克，干姜、炙甘草各6克。

【制用法】将上述诸药加适量水煎。口服。每日1剂，每日2次。肝胃郁热伴大便秘结加川军、川楝子；肝气犯胃加柴胡、青皮；脾胃虚弱加黄芪、白术、炒白扁豆；反酸、嘈杂加海螵蛸、白芨、吴茱萸；嗳气频繁加旋复花。

【功效主治】降逆止呕，消痞散结。主治胃痛。

【验方举例】本组34例，显效16例，好转14例，无效4例。有效率达88.2%。

2 百合理中汤

【原材料】百合15克，砂仁5克，法夏10克。香附20克，丹参、白芍各15克，甘草5克。

【制用法】将上述诸药加适量水煎。口服。每日1剂，每日2次。气滞型加柴胡、枳壳、郁金、玄胡。痛攻胁肋加九香虫；嗳气吞酸加瓦楞子或牡蛎；便结加大黄，黑便加大黄炭，另加白芨粉调服；虚寒型加黄芪、白术、大枣、高良姜、饴糖。痛甚加玄胡，寒象明显加桂枝；腹部坠胀伴便后脱肛加柴胡；阴虚型去半夏，选加生地黄、乌梅、沙参、麦冬、玄参。各证型出现挟杂情况既要坚持原则，按协定方不变，又要随症加减。

【功致主治】理气和胃，缓急止痛。主治胃痛。

【验方举例】本组 400 例患者，气滞型 257 例、虚寒型 65 例、阴虚型 78 例，分别占总病例数的 64.2%、16.2%、19.5%，辨证治疗后有效率分别为 91.4%、98.4%、89.49%。总有效率为 92%。

3　胃痛方

【原材料】黄连、高良姜各 5 克，吴茱萸 3 克，黄芩、香附、陈皮、半夏各 10 克。

【制用法】水煎服，每日 1 剂。腹胀，加大腹皮、香橼皮；热重，加酒大黄、反酸，加煅瓦楞子。

【功致主治】温中散寒，清热止痛。适用于胃脘疼痛。证见胃脘疼痛，因受寒或饮食生冷而诱发加重，得温痛减，舌红苔黄。

【验方举例】董建华医师祖传秘方。

4　川吴煎剂

【原材料】川黄连 3 克，吴茱萸 5 克，紫菀 10 克，桔梗 15 克，白芍 30 克，五灵脂 10 克，玄胡 10 克，乌贼骨 20 克，炙甘草 10 克，陈皮 10 克，柴胡（醋炒）6 克，参三七 10 克，沉香末（分 5 次冲服）10 克。

【制用法】将上述诸药加适量水煎。口服。每日 1 剂，每日 2 次。

【功致主治】散寒止痛。主治肝火犯胃引起的胃痛。

【验方举例】患者，男，45 岁，因肝火犯胃引起胃痛，服 30 余剂而愈。

5　土豆粥

【原材料】土豆（不去皮）250 克，蜂蜜少许。

【制用法】将土豆洗净，切成丁，用水煮至成粥状。服时加蜂蜜。每日晨空腹食用，连服半月。

【功致主治】和中养胃。用于胃脘隐痛不适。

【验方举例】患者，男，65 岁，久犯该病，后常食上方，渐愈。

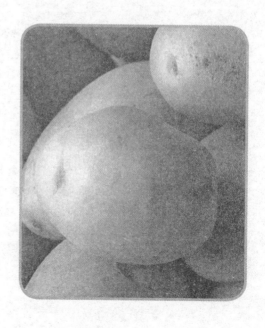

第四节

胃炎

胃炎是胃黏膜炎性疾病，分为急性和慢性胃炎。急性胃炎主要是指因食物中毒、药物刺激、腐蚀等引起的胃黏膜急性病变。例如烈酒、浓茶、咖啡、药物、辛辣刺激性食物等都可能引起。中医认为，气滞血瘀、脾虚等原因，都可能使诸邪阻滞于胃，使胃络失养。临床表现为上腹部慢性疼痛、消化不良、食欲不振、呕吐、反酸、饱胀、嗳气、纳差、大便不调。做胃镜检查，会发现胃黏膜充血、水肿、糜烂、变薄。它从病理表现可分为浅表性胃炎、慢性萎缩性胃炎、糜烂性胃炎和肥厚性胃炎四种，以第一种较为多见。中医认为，治疗时应清热利湿，解痉止痛，调理脾胃。

1 马齿苋蒲公英汤

【原材料】马齿苋 30 克，黄芩 15 克，蒲公英 20 克，藿香、川黄连各 10 克，木香、生甘草各 6 克。

【制用法】将上药加水煎 3 次后合并药液，每日 1 剂，分 2～3 次口服。

【功效主治】主治急性胃炎。

【验方举例】用本方治疗急性胃肠炎患者 87 例，均获治愈。其中，服药 2～3 剂痊愈者 32 例；4～5 剂痊愈者 28 例；6～7 剂痊愈者 20 例；8～10 剂痊愈者 7 例。

2 车前散

【原材料】炒车前子适量。

【制用法】研末装瓶，每餐前服 4.5 克。

【功效主治】主治急性胃炎、慢性胃炎。服药期间，忌食辛辣刺激性食物。

【验方举例】用上药治疗急性胃炎患者 35 例，其中痊愈 21 例，显效 2 例，有效 2 例。

3 蜂蜜马铃薯汁

【原材料】鲜马铃薯 1000 克，蜂蜜适量。

【制用法】将鲜马铃薯切丝捣烂，以净纱布绞汁，取汁放在锅中，先以文火烧开，然后以小火煎熬浓缩至稠黏时，加入蜂蜜一倍量，再煎至稠黏停火，然后装瓶备用。每日早晚各服1匙，空腹时饮，2～3周为1个疗程。

【功致主治】此方有和胃、温中、健脾、益气之功效。用于虚寒型急性胃炎。

【验方举例】家庭验方，临床使用效果佳。

4 柴胡枳实汤

【原材料】柴胡、枳实、炙甘草、厚朴各10克，白芍、乌梅各30克。

【制用法】将上述诸药加适量水煎。口服。每日1剂，每日2次。

【功致主治】疏肝理气，行气消积。主治萎缩性胃炎。

【验方举例】患者，男，28岁，萎缩性胃炎患者，其3年中西药治疗不能缓解。后服此方5剂，诸症减轻。继服3个月巩固疗效。半年后复查胃镜为轻度浅表性胃炎。

5 甘草半夏汤

【原材料】甘草60克，干姜45克，黄芩45克，半夏100克，黄连15克，大枣30克。

【制用法】取上药加水至2000毫升，浓煎至500毫升。口服。每日1剂，每日3次。

【功致主治】和胃益气，降逆止呕。主治急性胃炎。

【验方举例】本方治疗急性胃炎60例，服药1～5剂后全部有效。

6 黄连陈皮汤

【原材料】黄连2克，陈皮6克，姜夏10克，茯苓12克，甘草3克，枳实6克，竹茹6克。

【制用法】将上述诸药加适量水煎。口服。每日1剂，每日2次。

【功致主治】清热和胃，化滞和中。主治浅表性胃炎、慢性萎缩性胃炎，胃窦炎，属痰热中困、胃失和降者。

【验方举例】患者，女，40岁，工人，患慢性萎缩性胃炎，经多方治疗无效，后服上药痊愈。

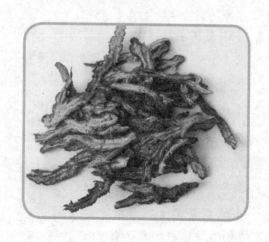

第五节

胃及十二指肠溃疡

胃及十二指肠溃疡，是由于胃液分泌增多，黏膜变弱，造成胃或十二指肠粘膜溃烂或受伤。初期的临床表现不明显，部分患者可无症状，或以出血、穿孔等并发症为首发症状。此病反复发作，病史可达几年或十几年。发作呈现一定的周期性，与缓解期相互交替；发作时上腹痛呈现一定的节律性，为钝痛、灼痛或剧痛。因发生溃疡部位不同，分为胃溃疡和十二指肠溃疡。胃溃疡多呈餐后痛，而十二指肠溃疡多呈空腹痛，服用抗酸药或进食后立即缓解。患者在平时也常伴有胀满、厌食、嗳气、反酸等症状。

1 党参黄芪汤

【原材料】党参 20 克，黄芪 30 克，茯苓、白术各 10 克，当归 20 克，三七 6 克（研粉吞服），赤芍 15 克，枳壳、广木香、乌贼骨、浙贝母、甘草各 10 克。

【制用法】每日 1 剂。煎前用冷水浸泡 1 小时，煎 2 次，每次煎开 30 分钟，两药汁混合后分 3 次服。

【功效主治】益气活血，理气和中。主治胃及十二指肠壶腹部溃疡，表现为胃脘胀痛，反酸纳少，肢倦乏力，面色萎黄，脉沉细，舌淡、苔白。

【验方举例】此方治疗患者 52 例，随访 1 年，其中疗效显著者 36 例，有效者 12 例，无效 4 例，总有效率为 92.39%。

2 三粉汤

【原材料】三七粉、白芨粉、生大黄粉各 6 克（冲），仙鹤草、煅瓦楞子各 20 克，枳实 9 克，陈皮、茯苓各 15 克，清半夏 10 克。

【制用法】每日 1 剂，水煎服。30 剂为 1 个疗程。

【功效主治】消肿定痛，收敛止血。主治胃、十二指肠溃疡。

【验方举例】治疗胃及十二指肠溃疡 35 例，临床痊愈 34 例，好转 1 例，平均止血时间为 4 天。

3 白芍延胡索汤

【原材料】白芍40克，延胡索20克，十大功劳叶、五灵脂各15克，白芨30克，乳香、没药、生甘草各10克。

【制用法】将上药水煎3次后合并药液，分早、中、晚口服；每日1剂，半个月为1个疗程。若胃酸偏低者，加乌药10～15克；若胃酸偏高者，加乌贼骨10～15克。

【功效主治】主治胃、十二指肠溃疡。

【验方举例】用本方治疗患者52例，其中50例服用本方后出现明显好转。

4 土豆蜂蜜汁

【原材料】鲜土豆50克，蜂蜜适量。

【制用法】将鲜土豆洗净连皮切碎捣烂，用消毒纱布绞汁，加入蜂蜜搅匀。口服。每日早晨空腹饮用，日服1剂。

【功效主治】健脾和胃，养血生肌。主治胃、十二指肠溃疡。

【验方举例】此方治疗患者52例，随访1年，其中疗效显著者36例，有效者12例，无效4例，总有效率为92.39%。

5 姜醋木瓜汤

【原材料】木瓜500克，生姜30克，醋500克。

【制用法】将上述食材加适量水，把木瓜煮熟。口服。每日1剂，每日3次。连续服用3～4剂。

【功效主治】健脾化瘀，平肝和胃，祛湿舒筋，散寒解毒。主治胃、十二指肠溃疡。

【验方举例】此方治疗胃及十二指肠溃疡患者119例，其中痊愈87例，好转25例，无效7例，总有效率为97.1%。

6 蜜枣白芨粥

【原材料】糯米100克，大枣5枚，蜂蜜25克，白芨粉15克。

【制用法】将上述材料加水煮粥，将熟时投入白芨粉，改文火稍煮片刻，待粥汤黏稠即可食用。每日2次，10天为1个疗程。

【功效主治】具有甘缓和中、收敛止血、消肿生肌之功效。对溃疡病疼痛伴少量出血患者有良好疗效。

【验方举例】家庭实用验方，临床使用效果极佳。

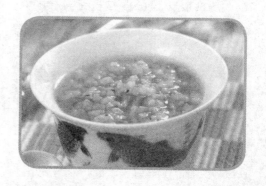

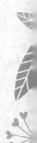

第六节

胆囊炎

胆囊炎是胆囊疾病中最常见的一种，临床常见的有急慢性之分。女性发病率偏高，发病年龄多数在20～50岁，发病原因主要是细菌感染和胆道阻塞及胆固醇代谢失常。

急性胆囊炎可能是第一次发作，也可能在慢性胆囊炎基础上屡次发作，发作时患者常呈急性病容。其主要临床表现为：腹痛，常发生于饱餐后的晚上，一般都很剧烈，呈持续性，有时呈阵发性加剧，开始时主要在上腹部，逐渐转移至右上腹，部分病例疼痛可放射至右肩背部。发热，体温常为38～39℃。同时可兼见食欲不振、恶心、呕吐、腹胀和大量嗳气等胃肠道症状。慢性胆囊炎往往缺少典型症状，亦可无症状，若无急性发作史，往往不易确诊，症状常表现为轻重不一的腹胀，上腹部或右上腹部不适，持续钝痛或右肩胛区疼痛，胃部灼热、嗳气、反酸等消化不良症状，在进食油脂类食物后，症状可加重。

中医认为本病是由于饮食不节、进食油腻之食品、寒温不调、情志不畅及虫积等因素，导致肝胆气滞、湿热壅阻、通降失常而成。

1 蒲公英山楂汤

【原材料】蒲公英、茵陈、赤茯苓各15克，栝楼皮、薤白、炒枳壳各10克，生山楂、紫丹参各30克，沉香3克（后下）。

【制用法】将上述诸药加适量水煎2次。口服。心肌梗死、急性胆囊炎每日2剂，4次分服，余者为每日1～1.5剂，分2～3次服。伴呕恶，频频呷饮，呕吐即顿服之。除心肌梗死者外，余均单用本方治疗。

【功效主治】清热利湿，通阳宣痹，理气宽胸。主治急慢性胆囊炎、胆石症，伴发冠心病，称胆心综合征。

【验方举例】临床治疗75例，治愈43例（占57.3%），好转28例（占37.3%），改善4例（占5.3%，均为病程长达20年左右的高龄患者），总有效率达100%。

2 利湿消肿汤

【原材料】金钱草5克,大黄粉25～50克,茵陈、黄芩各25克,木香、郁金各20克。

【制用法】将上述诸药加适量水煎服。口服。每日1剂,每日2次。若大便溏者,腹痛减轻后,大黄用量减为10克;若呕吐重者,加竹茹、半夏、代赭石;若腹痛剧烈者,加延胡索、蒲黄、五灵脂;若黄疸者,茵陈用量加至50克,再加滑石、山栀子。

【功效主治】清热利胆。主治急性胆囊炎。

【验方举例】用上方治疗胆道感染患者41例,均获治愈。

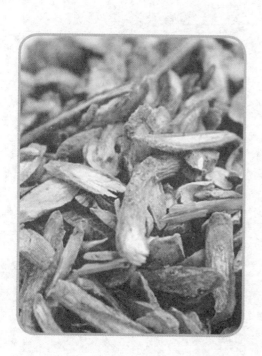

3 栝楼薤白汤

【原材料】全栝楼、薤白、莱菔子、半夏各15克,白蔻6克。

【制用法】将上述诸药加适量水煎。口服。每日1剂,每日2次。

【功效主治】宣痹通阳,散结导滞。主治胆囊炎。

【验方举例】患者,女,45岁。4天前突发上腹疼痛,伴恶寒发热。经血常规化验、B超检查,诊断为急性胆囊炎。经用抗生素、阿托品治疗3天无效。刻诊:体温38.7℃,上腹胀满如梗,嗳气频频,恶心呕吐,稍进食则上症加剧,已2日未食,自病后大便未行,细询病前曾多食油腻。舌苔白厚腻,脉沉有力。此证乃食停中脘,气壅于上,阴气闭郁。治宜宣痹通阳,散结导滞。予以上方1小时后,恶心加重,随吐出大量腐臭食物。上腹顿觉轻快,胸中开朗。2小时后,体温逐渐正常。再服则不吐。1剂后,改为以栝楼、薤白合入三仁汤方中,3剂愈。

4 金钱草柴胡饮

【原材料】金钱草30克,柴胡、枳实、白芍、郁金、乌贼骨、浙贝母各9克,炙甘草3克。

【制用法】将上述诸药加适量水煎。可随症加减。口服。每日1剂，每日2次。

【功效主治】清热化瘀，疏肝利胆。主治慢性胆囊炎、胆石症。

【验方举例】此方治疗患者29例。其中痊愈18例，好转10例，无效1例。痊愈18例中慢性胆囊炎11例，胆石症7例，追访2年，未见复发。

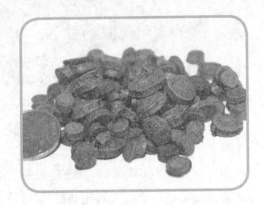

5 白术白芍汤

【原材料】土炒白术12克，酒白芍、陈皮各10克，防风6克。

【制用法】将上述诸药加适量水煎服。口服。每日1剂，每日2次。

【功效主治】敛阴止痛，理气健脾。主治慢性胆囊炎。

【验方举例】此方治疗48例，痊愈38例，好转6例，无效4便，总有效率为91.7%。

6 黄连党参饮

【原材料】黄连、干姜、甘草、桂枝各5克，法半夏、党参各10克，大枣3枚。

【制用法】将上述诸药加适量水煎服。口服。每日1剂，每日2次。若热甚者，去桂枝加黄芩；若呕吐者，加陈皮；若大便秘结者，加大黄、玄明粉；

若有胆石者，加金钱草；若吐蛔虫者，加乌梅、川楝；若有黄疸者，加茵陈、黄柏。

【功效主治】清热利胆。主治急性胆囊炎。

【验方举例】此方加减治疗急性胆囊炎患者100余例，效果显著。

7 甘草茯苓汤

【原材料】穿山甲5克，甘草10克，柴胡、茯苓、白术、茵陈、青蒿、苦参各15克，白芍、黄芪、蒲公英各20克。

【制用法】每日1剂，水煎，分2次服。有胆结石者加金钱草、郁金、鸡内金；脂肪肝者加山楂、桃仁；病程长者加赤芍、半枝莲；食少纳呆者加党参、陈皮、砂仁。

【功效主治】理气排毒。主治胆囊炎。

【验方举例】李凤华曾用此方治疗慢性胆囊炎。

第七节 感冒

　　感冒一年四季均可发生，男女老少皆会染病，为最常见的多发病，也是临床上常见的外感疾病。它是由多种病毒引起的呼吸道感染疾病，发病率较高。

　　感冒分普通感冒和流行性感冒两类。普通感冒为多种病毒引起的呼吸道感染性疾病，发病率高，人群有普遍的易患性，一年四季均可发生，但以冬春及气候剧变时尤为多见。流行性感冒是由甲、乙、丙3型流感病毒引起的急性呼吸道传染病，病情比较重，传染性极强，常可出现暴发性大流行，中医称为时行感冒。

　　在症状表现上，普通感冒以上呼吸道症状为主，有喷嚏、鼻塞、流涕、咽部干痒作痛，咳嗽声嘶，并伴有低热、乏力、食欲不振、全身酸痛等。流行性感冒起病急骤，病情严重，常见畏寒、高热、头痛、全身酸痛、乏力、鼻塞、流涕、咽痛，或伴腹泻、恶心、呕吐；高热2～3天后渐退，临床症状逐渐减轻。若是轻型流感，发热不高，全身症状及呼吸道症状均较轻，1～2天后即逐渐好转。

1 复方柴胡汤

【原材料】柴胡、香薷、银花、连翘、厚朴、炒扁豆各10克，黄芩、焦山栀各5克，淡竹叶、藿香各10克。

【制用法】先用温水将上述诸药浸泡30分钟，水煎，水开后10分钟即可。口服。每日1剂，分3～4次温服。湿邪偏重，症见恶心呕吐明显者，加佩兰叶10克，白豆蔻5克；暑热偏重，高热口渴、心烦、尿短赤者，加生石膏20克，知母10克，板蓝根20克；热盛动风，症见高热抽搐者，加紫雪散1支。

【功效主治】祛暑化湿，退热和中。主治夏季感冒。

【验方举例】患儿，男，10岁。因感冒持续高热1天，抽搐昏厥2次住院，用青霉素、定安卡那霉素、地塞米松等输液治疗，每次输液后体温降至正常，第2天又高热抽搐，如此反复1周。改用此处方治疗，5日后痊愈出院。

2 萝卜甘蔗汤

【原材料】萝卜、甘蔗各500克，金银花10克，竹叶5克，白糖适量。

【制用法】萝卜与甘蔗切块，加水于砂锅内，下金银花、竹叶共煎，饮服时加白糖。可当茶饮，每日数次。

【功效主治】消积化热，润燥止痛。治感冒，症见发热、咽喉疼痛及鼻干等。

【验方举例】经临床治疗9例，9例全部痊愈。

3 解热合剂

【原材料】紫苏、荆芥各1500克，大青叶、鸭跖草、四季青各3000克。

【制用法】将上述诸药加水25000毫升，浓煎成每毫升内含生药4克的合剂。口服。每日3～4次，每次50毫升，病重热甚者可3～4小时服药1次。

【功效主治】清热解表。主治上呼吸道感染。

【验方举例】治疗100例中，男性42例，女性58例，年龄最大者72岁，最小者14岁，平均31岁。结果：显效48例，有效44例，无效8例，总有效率为92%。

4 葱白生姜粥

【原材料】葱白、生姜各20克，食醋30毫升，糯米100克。

【制用法】先将糯米煮成粥，再把葱姜捣烂下粥内沸后煮5分钟，然后倒入醋，立即起锅口服。趁热服下，上床覆被以助药力。15分钟后便觉胃中热气升腾，遍体微热而出小汗。每日早、晚各1次，连服4次即愈。

【功效主治】发表解毒，驱风散寒。主治外感初起周身疼痛，恶寒怕冷无汗，脉紧，其效甚佳。

【验方举例】患者，女，8岁，被诊为风寒感冒，先服西药感冒通、康必得等药，疗效不佳，后服用上方，一连用3日痊愈。曾有人写诗赞曰："一把糯米煮成粥，七个葱白七片姜，煮熟对入半杯醋，伤风感冒保安康。"

【注意】风热感冒不宜服用。

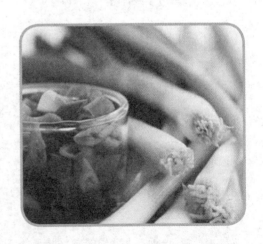

5　外治感冒良方

【原材料】葱白、生姜各 15 克，食盐 3 克。

【制用法】葱姜洗净，捣烂成糊，用纱布包裹。外用。用力涂擦前胸、后背、脚心、手心、腘窝、肘窝，擦后安卧。

【功效主治】清热，发表，通阳，解毒。治感冒。

【验方举例】据《中级医刊》1965 年介绍：部分病例涂擦后半小时即出汗退热，自觉症状减轻，次日可完全恢复。治疗 107 例，均在一两日内见效，一般用 1 次，少数病例用 2 次即愈。

6　五神汤

【原材料】荆芥 10 克，苏叶 10 克，茶叶 6 克，生姜 10 克，红糖 30 克。

【制用法】将荆芥、苏叶与茶叶、生姜一起放入大盅内备用。将红糖放入另一盅内，加水适量，烧沸，使红糖溶解备用。将盛装中药的大盅置文火上煎沸，加红糖液即成。随量服用。

【功效主治】适用于风寒感冒所出现的畏寒身痛、无汗等症。

【验方举例】用此方治疗感冒患者 536 例，均获治愈。其中服药 2 剂治愈者 491 例，3 剂治愈者 45 例。

第八节

咳嗽

　　咳嗽中的"咳"指肺气上逆，有声无痰，"嗽"指吐出痰液，有痰无声。咳嗽一般表现为声、痰并见，常见于上呼吸道感染、急慢性支气管炎、支气管扩张、肺炎、肺结核等疾患。中医上认为咳嗽分为外感咳嗽和内伤咳嗽。外感咳嗽是由外邪侵袭而引起，发病较急。这主要是因为肺主气，司呼吸，为五脏之华盖，上连喉咙，开窍于鼻，外合皮毛。外邪侵肺，肺气壅遏不宣，肺气失其清肃，就会引起咳嗽。由于四季气候变化不同，因而临床上又分为风寒咳嗽和风热咳嗽两类。内伤咳嗽则为脏腑功能失调所致，发病缓慢。由于肺脏功能失调，或他脏累及肺脏而致。比较常见的有肺燥阴虚，肺失清肃而引起的咳嗽。脾阳不振，聚湿为痰，痰浊上侵于肺而引起的咳嗽。肝气郁滞，日久化火，木火灼金伤肺引起的咳嗽等。

1　麻杏石甘汤

【原材料】麻黄2克，杏仁、甘草各5克，石膏（捣）30克，蝉蜕4克，芦根15克，蜈蚣1条，梨250克。

【制用法】将以上诸药用温水浸泡2小时，待煮沸后武火煎煮10分钟，勿久煎，口服。分早晚温服，3日1个疗程。一般1剂见效，2剂好转，3剂痊愈，重者续服2剂。发热重加连翘5克；大便不实石膏减半加滑石5克；肺热盛加黄芩8克；咽痛加山豆根3克；咯痰不爽加栝楼6克；呕吐加清半夏5克。

【功效主治】宣发肃降、润肺止咳。主治反复高热咳嗽。

【验方举例】患儿，男，3岁，突发发热，咽痛3天。曾用西药抗生素及感冒类、抗病毒类药物疗效不佳。咳嗽，干咳无痰，发热，体温39℃，上午减轻，午后加重，昼轻夜重，大便干燥，舌红、苔白稍厚，脉紧数。摄X线胸片仅有肺纹理增粗。服药3天述热退，便通，咳嗽明显好转，服药至5日痊愈，无复发。

2　甘草蜜醋饮

【原材料】甘草6克，食醋10毫升，蜂蜜30克。

【制用法】将上3味放入杯中，用沸水冲泡，每日早、晚代茶饮服。

【功效主治】润肺止咳、化痰。用于外感引起的慢性支气管炎、咳嗽痰黏等。

【验方举例】有人曾用此方治愈数十例咳嗽痰黏者。

3　丝瓜络饮

【原材料】丝瓜络20～30克。

【制用法】将丝瓜络洗净，加适量水煎。口服。每日1剂，每日2次。

【功效主治】通经活络，解毒消肿。主治燥热、痰热咳嗽失音。

【验方举例】本方源于《家庭医药》，对于燥热、痰热咳嗽失音者在临床上效果显著。

4　一点红饮

【原材料】鲜一点红250克。

【制用法】洗净去根后捣烂挤汁口服。口服。1岁以内每次10毫升，2岁以上，酌情加量，每日3次。

【功效主治】清热，利水，凉血，解毒。主治痰热闭肺型肺炎喘嗽。

【验方举例】患儿，高热（39.9℃），证见咳嗽气促、面色苍白、舌质红、苔薄白，经服本方3日后热退、再服4日，咳嗽等症痊愈。

5 百合枇杷饮

【原材料】百合 30 克，麦冬 9 克，桑叶 12 克，杏仁 9 克，蜜渍枇杷叶 10 克。

【制用法】将上述诸药加适量水煎。口服。每日 1 剂，每日 2 次。

【功效主治】养阴解表、润肺止咳。主治感冒咳嗽频作、干咳无痰、口干咽燥。也可用于久咳不愈、咳嗽较甚、咯痰带血。

【验方举例】本方源于《家庭医生报》，经验证，对咳嗽有很好的疗效。

6 止嗽散加减

【原材料】荆芥 6～10 克，紫菀 10～15 克，桔梗、陈皮各 6 克，白前 10 克，甘草 5 克。

【制用法】将上述诸药加适量水煎。口服。每日 1 剂，每日 2 次。风寒袭肺型加麻黄 5 克，杏仁 10 克，兼里热者加黄芩、桑叶各 10 克；风热犯肺型选加薄荷 9 克，杏仁、桑叶各 10 克；夏令伤暑去薄荷选加青蒿、香薷各 9 克，滑石、荷叶各 15 克；燥邪伤肺型选加南沙参 15 克，麦冬、川贝母、杏仁各 10 克，栀子 6 克花粉、栝楼各 15 克。

【功效主治】止嗽化痰。主治咳嗽。

【验方举例】用上述药物治疗患者 492 例，治愈 340 例，占 69.10%，好转 116 例，占 23.58%，无效 36 例，占 7.32%，总有效率 92.68%。

7 红松枇杷糖浆

【原材料】红皮松塔 15 克，鱼腥草 15 克，胡颓子叶 9 克，枇杷膏 15 克。

【制用法】将上述诸药加适量水煎。口服。每日 1 剂，每日 3 次，小儿酌减。

【功效主治】镇咳、祛痰、消炎、平喘。主治风热咳嗽。

【验方举例】用上述药物治疗患者 108 例，有效率 91.11%。

8 银耳冰糖羹

【原材料】用银耳 10 克，冰糖 20 克。

【制用法】先将银耳去蒂，拣净杂质，用冷开水浸泡至胀大变软。再将银耳、冰糖放砂锅中，加水适量，用文火炖煮 90 分钟，至银耳松烂、汤汁稠时即成。当夜宵食用，每晚 1 次。

【功效主治】可以滋阴润燥，化痰止咳。适用于肺阴不足所致的干咳少痰，不易咳出，痰中带血等症。

【验方举例】民间常用良方，屡用屡验。

第九节

哮喘

"喉间有声者谓之哮，气促而无声者谓之喘"，临床上常哮喘并见。喘症以呼吸困难，甚至张口抬肩、鼻翼扇动、不能平卧为特征；哮症是一种发作性的痰鸣气喘疾患，发作时喉中哮鸣有声、呼吸困难，甚则喘息难以平卧。由于哮必兼喘，故称作哮喘。哮喘包括支气管哮喘、哮喘性支气管炎等。主要是因为外邪、饮食、情志、劳倦等因素，使气滞痰阻。表现为发作性喉中哮鸣有声、呼吸困难，甚则喘息不得卧，冬春季节高发。哮喘有虚实之别，临床上虚证较多见，特别是肺肾气虚。对于实证，也是多属本虚标实，虚实夹杂。治疗上要清热化痰、宣肺定喘、益气健脾、补肾纳气。

1 补骨脂麻黄汤

【原材料】补骨脂20～30克，蝉蜕8克，熟地黄、淫羊藿、菟丝子、白术各15克，黄芪30克，川芎10克，麻黄、橘红、甘草各6克。

【制用法】将上述诸药加适量水煎。口服。每日1剂，分2～3次。10天为1个疗程。

【功效主治】消喘止咳。主治支气管哮喘。

【验方举例】用本方治疗支气管哮喘患者35例，经用药2～3个疗程，其中痊愈21例，显效13例，无效1例。治愈病例经随访2年，均未见复发。

2 麻黄射干汤

【原材料】炙麻黄10克，射干10克，细辛3克，干姜5克，五味子5克，半夏10克，苏子10克，杏仁10克，款冬花10克，紫菀10克，葶苈子10克，地龙10克。

【制用法】水煎服，每日1剂，每次100～150毫升，每日3次。

【功效主治】具有温肺散寒、化痰平喘之功效。适用于寒哮引起的呼吸急促、喉中痰鸣、胸满如室、咳嗽、痰少稀薄或咳吐不爽、面色青灰或苍白、形寒怕冷等症。

【验方举例】用本方治疗支气管哮喘患

者 28 例，均有好转，有效率为 100%。

3 核桃川贝母酒

【原材料】核桃 50 克，川贝母 15 克，白酒 500 毫升。

【制用法】先将核桃仁、川贝母挑选干净，除去皮及杂质，捣碎，放入酒坛中，再将白酒倒入，拌匀，密封，隔 3 天搅拌一次，浸泡 15 天后即成。口服。每日 3 次，每次服 15 毫升。

【功效主治】止咳平喘。主治肾虚喘咳、腰痛脚软、阳痿遗精、大便燥结等。

【验方举例】此方源于《中国中医药报》，对于肾虚喘咳有很好的疗效。

4 小青龙汤

【原材料】炙麻黄 15 克，桂枝、五味子、干姜各 9 克，制半夏、白芍各 30 克，细辛 6～9 克，甘草 9～15 克。

【制用法】将上述诸药加适量水煎。每日 1 剂，水煎 2 次，分 2 次服用。寒痰黏稠者，加旋覆花（包煎）、白芥子、苏子各 9 克，莱菔子 30 克；痰热壅肺者，加鱼腥草、开金锁（金荞麦）、生石膏各 30 克，象贝母 9 克，淡鲜竹沥 30 毫升。

【功效主治】止咳化痰，宣肺平喘。主治支气管哮喘。

【验方举例】患者，女，25 岁，自

幼有哮喘宿疾，逢冬必发。怀孕分娩后哮喘加甚，畏寒胸闷，气喘不能平卧，难以入寐。咳吐痰稀，舌苔薄白，脉弦紧。用此方 3 剂后，哮喘平息。随访 2 年，未见发作。

5 麻黄杏地汤

【原材料】麻黄 10 克，杏仁、地龙各 20 克，射干、全蝎、僵蚕、陈皮、桃仁各 15 克。

【制用法】将上述诸药加适量水煎。每日 1 剂，分 2 次服用。偏热者，加黄芩、川贝母、葶苈子各 10 克；痰多者，加莱菔子、栝楼各 10 克；偏寒者，加桂枝、干姜、五味子各 10 克。

【功效主治】化痰止喘，调理肺气。主治支气管哮喘。

【验方举例】患者，50 岁。哮喘反复发作 3 年，每逢秋冬之交，因风寒外侵，咳嗽加剧，喘促，喉中痰鸣，痰自如泡沫状，咳吐不爽，舌淡苔白滑，脉浮紧。服上方 7 剂后哮喘平，咳痰减少，共治 2 周后诸症消失，随访 2 年未见复发。

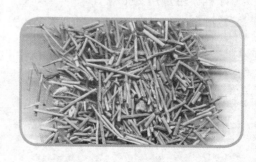

第十节

支气管炎

支气管炎是呼吸系统的常见病，多发病，一年四季可发病，以冬春季节多见。以咳嗽为主要症状，部分患者出现气喘。根据病程长短分为急性和慢性两种。咳嗽是急性支气管炎的主要症状，开始呈刺激性干咳，以后咳出少量黏痰或稀痰，痰量逐渐增多，并转变为黏液脓痰，伴有畏寒、发热、头痛、全身酸痛等症状。慢性支气管炎先有长期的反复咳嗽、咳痰症状，随着病程的增长而逐渐加重，多数患者可出现不同程度的喘息、短气或胸闷等症状。咳痰以清晨或夜间较多，痰为白色黏液或泡沫状，继发感染时可变为黄绿色脓性痰，痰量明显增多。

本病属中医咳嗽、痰饮、喘证、肺胀范畴。

1 清肺益气汤

【原材料】金银花、黄芪各30克，连翘、鱼腥草各20克，白术、党参、陈皮、杏仁各10克，黄芩、当归、赤芍、丹参各15克。

【制用法】将上述药物加适量水煎。口服。分2次服，每日1剂，7日为1个疗程。可连用2个疗程。痰少加麦冬、生地黄各10克；痰多质黏稠加桑白皮、海浮石各20克；痰多质清稀夹黏丝加半夏10克；喘重加麻黄6克，地龙10克；动则喘甚加淫羊藿、肉桂各10克，发热重加生石膏30克。

【功效主治】清热化痰，益气祛瘀。主治慢性支气管炎急性发作期。

【验方举例】用本方加减治疗慢性支气管炎80例，显效57例，有效20例，无效3例。

2 桔梗止咳汤

【原材料】桔梗、紫菀各10克，桑白皮15克，百部、款冬花、栝楼皮各12克，甘草6克。

【制用法】将上述诸药加适量水煎服。口服。每日1剂。如发病初期恶寒发热、头痛鼻塞者，加麻黄、荆芥、紫苏叶；

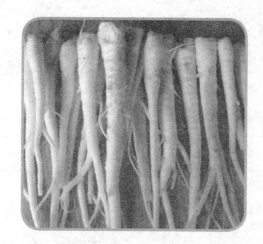

好转 89 例，好转 72 例，无效 21 例。治疗有效率为 96％。

肺热蕴热、咳吐黄痰者，加炒黄芩、鱼腥草；剧咳无痰者，加炙麻黄、杏仁、全蝎。

【功效主治】清肺理气，化痰止咳。主治急性气管炎、支气管炎患者。

【验方举例】用此方治疗 150 例，治愈 115 例，好转 35 例，对寒热不甚者有效率 100％。

3 平喘止咳散

【原材料】地龙 500 克，川贝母、胡颓叶、一见喜各 100 克。

【制用法】将地龙放在瓦片上用火烤干，再将 4 味共研极细粉末。口服。每日服 3 次，每次 6 克。1 个月为 1 个疗程。

【功效主治】清肺化痰，止咳平喘。主治慢性支气管炎。

【验方举例】用此方共治 500 例，服 1 ～ 3 个疗程后，痊愈 312 例，明显

4 马蹄猪肺汤

【原材料】荸荠（即马蹄）20 个，猪肺 1 只，葱、姜、盐、肉汤各适量。

【制用法】荸荠去皮切厚片，姜拍破，葱打结；猪肺反复清洗，使肺呈白色，再切成块，放入沸水煮 5 分钟捞出切块备用。锅置火上，加入肉汤、肺块、姜、葱、盐，煮至肺熟。撇去浮沫，去姜、葱不用，再下马蹄片煮入味，即可起锅装盘。

【功效主治】本菜清肺利痰，益气补肺。可用于慢性气管炎及各类肺部疾病。

【验方举例】家庭食疗验方。

5 茄根红糖汤

【原材料】茄子根、红糖各适量。

【制用法】将茄根洗净，切碎，煎成浓汁，调入适量红糖。每服 50 毫升，日服 2 ～ 3 次；10 天为 1 个疗程，连服 3 疗程。

【功效主治】止咳化痰。用治慢性气管炎。

【验方举例】据《汉中新医药通讯》介绍，用此方试治 68 例，近期控制 22 例，显效 21 例，无效 6 例。

第十一节

下肢静脉曲张

下肢静脉曲张，是皮肤下有迂曲的血管，有时盘成一团，好像血管瘤一样。它非常软，可以用手把它压平，患者躺下后与正常人一样，但站立后，下肢皮肤上就会出现"疙瘩"。下肢静脉曲张属于中医的"筋瘤"范畴。《灵枢·刺节真邪篇》说："屈不得伸，邪气居其间而不反，发为筋瘤。"多见于久行久立、过度劳累、妊娠、先天禀赋不足、筋脉薄弱、静脉压力升高等情况。筋脉损伤，气血运行不畅，瘀血阻滞脉络扩张充盈，日久交错盘曲而成。

患者会有下肢浅静脉迂曲、沉重、乏力、酸胀、胀痛、水肿等症状，需要积极治疗。

1 血府逐瘀汤加减

【**原材料**】桃仁、红花、生地黄、川芎、赤芍、川牛膝、路路通、地龙各10克，鸡血藤30克，黄芪、当归各15克。

【**制用法**】将上述诸药加适量水煎。口服。每日1剂，每日2次。疼痛甚加全蝎6克（冲），元胡15克；肿甚加木瓜15克。

【**功效主治**】疏络止痛。主治下肢静脉曲张。

【**验方举例**】50例患者均为门诊病人，患肢均有不同程度酸沉、胀痛、浅静脉隆起扩张、迂曲或团状块，踝部、足背可出现水肿。其中，男性43例，女性7例。年龄最大者65岁，年龄最小者30岁。病程最长5年，最短1年。服用此药后，患肢酸沉、胀痛、踝部、足背、下肢水肿消失，浅静脉隆起、扩张、迂曲减轻47例，服药后除胀痛感缓解外，其他无明显改善3例，总有效率为94%。

2 黄芪当归汤

【**原材料**】黄芪20～50克，当归10克，赤芍7.5克，地龙5克，川芎5克，桃仁5克，红花5克。

【**制用法**】将上述诸药加适量水煎2

次，2 煎相合。早晚分服，每日 1 剂，每日 2 次。

【功效主治】疏络止痛。主治下肢静脉曲张。

【验方举例】经临床验证，本方对下肢静脉曲张有较好疗效。

3 当归赤芍汤

【原材料】当归 18 克，赤芍、桃仁、红花、桂枝、汉防己各 9 克，丹参 15 克，黄芪 30 克。

【制用法】将上述诸药加适量水煎 2 次，2 煎相合。早、晚分服，每日 1 剂，每日 2 次。

【功效主治】行瘀，止痛，凉血，消肿。主治下肢静脉曲张。

【验方举例】经临床验证，本方对下肢静脉曲张有较好疗效。

4 苏木川椒熏洗汤

【原材料】苏木 30 克，制草乌（先煎）、制川乌（先煎）、川椒、秦艽、芒硝、威灵仙各 15 克，荆芥、防风、红花、松节各 9 克。

【制用法】将上述诸药加适量水煎。先熏后洗，每日 2 次，每次 30 ～ 60 分钟，或在局部反复热敷。

【功效主治】散瘀止痛。主治下肢静脉曲张。

【验方举例】经本方治疗下肢静脉曲张患者 127 例，效果显著，有效率达 100％.

5 红花水

【原材料】红花适量。

【制用法】红花适量煮水，放凉至 42℃ 左右。外用。用来擦洗患肢和泡脚，每天 2 次。

【功效主治】疏通经络。主治因长期站立，造成下肢血脉瘀阻、致使下肢静脉血管延长、蜿蜒、隆起而屈曲的下肢静脉曲张患者。

【验方举例】本方源于《家庭医生报》，经验证，对下肢静脉曲张有很好的疗效。倘能长期坚持用红花煮水擦洗患肢和泡脚，大多能够治愈，而且一般不会留下后遗症。

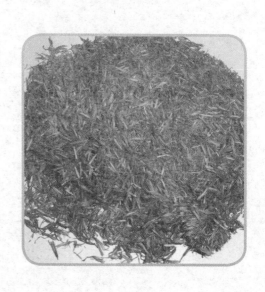

第十二节

头痛

头痛通常指头颅内外的疼痛，是临床常见症状。常见原因有颅内疾病，例如炎症、血管病变、肿瘤等；颅外疾病，例如眼耳鼻部疾病、神经病变等；全身性疾病，如心血管疾病、中暑、感染等。中医上将头痛分为头痛、头风，认为"浅而近者为头痛，深而远者为头风"。认为头痛的发生为外感六淫，上扰清空，或五志过极，肝阳偏亢或气血阴精不足，不能上荣于脑，或跌仆损伤，瘀血停滞等所致。辨证上可分为外感头痛宜祛风散邪为主。对于内伤头痛，宜补虚为主。虚中挟实者，当权衡主次，随证而治。

1 二白汤

【原材料】白芍30克，蝉蜕、白芷各12克，葛根15克，桂枝6克，细辛3克，川芎、蔓荆子各10克，生甘草8克。

【制用法】将上述诸药加适量水煎。口服。每日1剂，每日3次。

【功致主治】祛风活血。主治血管神经性头痛。

【验方举例】本方治疗血管神经性头痛患者53例，经用药3～8剂后，其中治愈者45例；有效者6例；无效者2例。

2 当归汤

【原材料】羌活9克，川芎9克，生地黄15克，赤芍9克，桃仁9克，当归9克，红花9克。

【制用法】将上述诸药加适量水煎。口服。每日1剂，每日2次。

【功致主治】祛风通络，活血化瘀。主治血管神经性头痛。

【验方举例】患者，女，42岁。患偏头痛18年，每于气候变化或劳累时诱发，月经前后加剧，作脑电图、脑血流图、X线摄片等检查均正常。服上方5剂后好转，再服一周，头痛即止，脉沉涩也起，舌紫见淡。随访一年，病未再发。

3 天麻白芷汤

【原材料】白芷 30 克，荆芥 30 克，防风 15 克，人参 30 克，川芎 15 克，红花 15 克，桃仁 15 克。

【制用法】将上药研末，炼蜜为丸，每丸 6 克。每次一丸，每日 2 次，服药时以荆芥煎汤冲服为佳。

【功效主治】祛风通路。主治血虚型头痛。

【验方举例】经临床验证，本方对血虚型头痛有较好疗效。

4 菊花龙井茶

【原材料】菊花 10 克，龙井茶 3 克。

【制用法】将上 2 味放入杯内，用沸水冲泡，代茶饮用。每日 1 剂。

【功效主治】疏散风热，清肝明目。用治肝阳上亢型头痛，以及早期高血压、眼结膜炎等。

【验方举例】郭为民医师推荐良方。

5 鲤鱼头方

【原材料】黑鲤鱼头、红糖各适量。

【制用法】取活黑鲤鱼切下头，待水沸后放入煎煮至极烂，加入红糖。头痛发作时尽量服用。

【功效主治】通经络，散风寒。用治头风。

【验方举例】据《浙江中医》1985 年 12 期介绍：患者，17 岁，每天 8 ～ 9 时，眉棱骨开始疼痛。痛时狂叫，眼睛凸出，面色红，嘴角抽动，鼻尖发酸。曾经针灸、中西医治疗无效。后以此方治之，服后，其病若失，追访 1 年未见复发。

6 蝉蜕菊花汤

【原材料】蝉蜕 10 克，菊花 20 克，赤芍、蔓荆子各 15 克，白芍 30 克，川芎 30 克，全蝎 10 克，穿山甲 10 克，蜈蚣 3 条。

【制用法】将上述诸药加适量水煎。口服。每日 1 剂，每日 2 次。

【功效主治】散寒止痛。主治顽固性头痛。

【验方举例】经临床验证，本方对顽固性头痛有较好疗效。

7 全蝎蜈蚣散

【原材料】全蝎、蜈蚣、僵蚕、地龙各等份。

【制用法】将上药研末。每次 2 克，每日 3 次，温开水送服。

【功效主治】通络，祛瘀，止痛。主治瘀血阻络型头痛。

【验方举例】经临床验证，本方对瘀血阻络型头痛有较好疗效。

第十三节

偏头痛

偏头痛属中医学厥头痛、头风、头痛等范畴。头痛多为偏侧，一般持续 4～72 小时，可伴有恶心、呕吐。它是反复发作的两侧或一侧搏动性头痛，是一种常见的慢性神经血管性疾病，其发病率在 10% 左右，女性患者比例要比男性高。主要发病机制为血管功能障碍或神经功能紊乱引起的阵发性头痛。偏头痛患者较难彻底治愈，临床治疗以减轻症状或控制为主。中医认为，偏头痛患者的病变在经络、气血及脑髓等处，风邪兼夹热、寒、湿之邪，上犯巅顶、阻遏经络、脾失健运、肝失疏泄、脑髓失充、脑络失养。偏头痛的病变在脑络，与脾、肝、肾有关，有实、有虚，风、痰、火、瘀、虚等都是主要致病因素。

1　荆芥鸡蛋方

【原材料】鸡蛋 1 只，荆芥末 3 克。

【制用法】将鸡蛋洗净，开一小孔，纳入荆芥末，以湿棉纸封口，外用湿黄泥包裹，置柴火中熟热，去壳及杂物后服食。每日 2 剂。

【功效主治】疏风解表，清利头目。用治外感风寒、日久不愈之偏头痛。

【验方举例】民间流传验方，临床效果显著。

2　牛蒡子散

【原材料】牛蒡子 100 克。

【制用法】将牛蒡子炒熟，研为细末，每服 9 克，每日 2 次，以开水冲服。

【功效主治】散风宣肺，清热解毒，利咽散结。用治偏头痛，感冒头痛等。

【验方举例】民间流传秘方，屡用屡验。

3　柴胡疏肝散加减

【原材料】丹参、川芎各 15 克，珍珠母 30 克，生白芍 12 克，柴胡、郁金、醋元胡、白蒺藜各 10 克，蝎末 5 克，炒枳壳 6 克。

【制用法】将上述诸药加适量水煎。口服。每日 1 剂，每日 2 次。有眩晕耳鸣则加天麻、钩藤；脘胀不食者加山楂、麦芽；恶心、欲呕者加法夏、竹茹；便秘者、口苦咽干加黄芩、龙胆草。

【功效主治】疏肝解郁，理气止痛。主治肝郁气滞型偏头痛。

【验方举例】经临床验证，效果显著。

4 枸杞子熟地黄汤

【原材料】枸杞子、熟地黄、山药各15克，茯苓25克，山茱萸、天麻、菊花、白蒺藜、丹皮各10克。

【制用法】将上述诸药加适量水煎。口服。每日1剂，每日2次。头痛重者加醋元胡、全蝎；虚弱者加当归、川芎、白芍；脘胀食少者加山楂、佛手、炒麦芽；五心烦热者加地骨皮。

【功效主治】滋阴，补益肝肾。主治肝、肾阴虚型偏头痛。

【验方举例】经本方治愈偏头痛患者121例，效果显著。

5 归芪二胡饮

【原材料】当归、黄芪各15克，柴胡12克，前胡6克。

【制用法】将上述诸药加适量水煎。口服。每日1剂，每日2次。若头痛如裹、神志时清时寐、低头视物重影、失眠者加丹参10克，水蛭6克，白芥子、白术、茯苓、车前子（另包）各12克，薏苡仁30克，穿山甲15克。

【功效主治】活血化瘀，疏通脉络。主治偏头痛。

【验方举例】经本方治疗偏头痛患者21例，治愈18例，好转3例，有效率达100%。

6 川芎羌活散

【原材料】川芎120克，羌活120克，当归（酒炒）100克，白芍（醋炒）100克，炒牛蒡子8克。

【制用法】将上述诸药研末混匀。每次服6克，加白糖3克，每日3次。

【功效主治】活血通络。主治偏头痛。

【验方举例】经临床验证，本方对偏头痛有较好疗效。

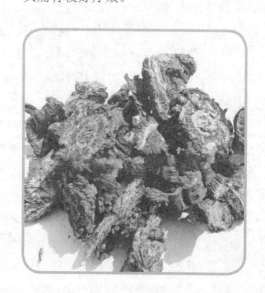

第十四节

失眠

失眠，又称"不寐"或"不得卧"，主要是指人难以入睡，或易被惊醒的状态。晚上入睡困难、睡眠浅、多梦、易惊醒、易早醒、睡眠时间短，白天伴有疲倦不适。主要原因是精神上过度紧张或兴奋，也可能因疼痛，服用兴奋饮料、药物引起。中医认为，不寐一证，多由情志所伤，饮食不节，劳逸失调，或病后体虚等原因所致。病理主要为阴虚阳亢，心脾亏虚，痰火内盛和肾阳虚弱。病位主要在心，可影响到肝、胆、脾、胃、肾。治疗上以补虚泻实，调整阴阳为原则，酌情选用交通心肾、疏肝泻热、滋阴降火、补益心脾、益气镇惊及化痰泻热等法。

1 酸枣仁粳米粥

【**原材料**】酸枣仁5克，粳米100克。

【**制用法**】酸枣仁炒黄研末，备用。将粳米洗净，加水煮作粥，临熟，下酸枣仁末，再煮。口服。饭前空腹食之。

【**功效主治**】宁心安神。主治失眠。

【**验方举例**】患者，女，59岁，长期失眠，后服用上方，治愈。

2 绿茶酸枣仁饮

【**原材料**】绿茶5克，酸枣仁粉10克。

【**制用法**】每日清晨8时前，将绿茶15克用开水冲泡2次饮服。8时后忌饮茶水。晚上就寝前冲服酸枣仁粉10克。

用本方期间须停其他中西药物。凡高血压病、心动过速、习惯性便秘患者及哺乳期妇女，均应慎用。

【**功效主治**】主治失眠症。

【**验方举例**】用此方治疗失眠患者39例，其中治愈34例，好转4例，无效1例。

3 半夏橘皮汤

【**原材料**】半夏、橘皮各6克，竹茹、茯苓各12克，枳实8克，甘草3克，生姜3片，红枣4枚。

【**制用法**】将上述诸药加适量水煎。口服。每日1剂，每日2次。15日为1个疗程，

【功效主治】清热，安神。主治失眠。

【验方举例】此方治疗痰浊型失眠症32例，其中临床痊愈15例，显效8例，有效5例，无效4例，总有效率为87.50%。

4 丹皮栀子汤

【原材料】丹皮、栀子、当归、炒白术、大枣、青皮各15克，柴胡、薄荷各10克，白芍30克，龙骨、牡蛎各60克，酒大黄5克（另包后下）。

【制用法】每日1剂，水煎，早、晚分服。

【功效主治】清热凉血，滋阴清热。主治失眠症。

【验方举例】用此方加味治疗28例。治愈（能获得正常睡眠，入睡快，睡后如常人，2年内未复发）22例，显效（能基本正常入睡，时有睡而易醒现象，但精神、饮食如常，1年内未见复发）4例，有效（临床症状改善，能按时入睡，但睡而不稳，每遇劳累或精神刺激后复发）2例，总有效率100%。

5 导眠汤

【原材料】生龙骨、生牡蛎、灵磁石（均先煎）、夜交藤各30克，炒枣仁、丹参、茯神各15克，麦冬、远志各10克。

本方可随证加减。

【制用法】每日1剂，水煎分3次服，1个月为1个疗程。

【功效主治】治疗顽固性失眠。

【验方举例】用自拟导眠汤治疗顽固性失眠20例，用2～3个疗程后，其中治愈12例，好转7例，无效1例，总有效率为95%。

6 生地黄二参饮

【原材料】生地黄、麦冬、代赭石、珍珠母各15克，沙参、玄参、银花各12克。

【制用法】将上述诸药加适量水煎。口服。每日1剂，每日2次。身体虚弱者，加党参、远志、枣仁；热盛者，加知母、石膏；有胃寒者，加茯苓12克，半夏12克；头痛者，加荆芥12克，蔓荆芥子12克。

【功效主治】补肝肾，平肝安神。主治失眠。

【验方举例】患者，男，32岁。失眠2年，经多方医治无效。后按本方服药7天痊愈。

7 核桃芝麻丸

【原材料】核桃仁、黑芝麻、枸杞子、五味子、杭菊花各等份，蜂蜜适量。

【制用法】将上述诸药捣烂，研为细

末，炼蜜为丸，每丸重 15 克。口服。每次 1 丸，每日 3 次，空腹服。

【功效主治】滋阴，清热。主治失眠。

【验方举例】多次临床验证患者，效果显著。

8 冰糖湘莲

【原材料】莲子 120 克，冰糖 180 克，鲜菠萝 30 克，罐头青豆 15 克，罐头樱桃 15 克，桂圆肉 15 克。

【制用法】莲子放入碗内加温水 90 克，蒸至软烂。鲜菠萝切丁。锅内放入清水 500 克，入冰糖烧沸、溶化，去渣，加青豆、樱桃、桂圆肉、菠萝，上火煮开，倒入大汤碗，莲子浮在上面即成，随时食用。

【功效主治】适宜于遗精、遗尿、

失眠等患者食用。健康人食用能防病强身。

【验方举例】家庭实用验方，疗效显著。

9 糖渍龙眼

【原材料】鲜龙眼 500 克，白糖 50 克。

【制用法】将鲜龙眼去皮和核，放入碗中，加白糖，上笼蒸，晾 3 次，致使色泽变黑。将变黑的龙眼拌白糖少许，装入瓶中即成。每次服龙眼肉 4 粒，每日 2 次。

【功效主治】养心安神。适用于病后体弱及心血不足所致的失眠、心悸、健忘等。

【验方举例】《健康报》介绍该方效果理想。

第十五节 神经衰弱

神经衰弱是由于长期的精神焦虑、过重的精神负担和长期的劳逸结合不当引起的大脑皮质的兴奋与抑制过程失调。精神因素是诱发本病的主要原因。常见的精神因素有亲人死亡、家庭不和、事业挫折、过度紧张劳累、人际关系紧张和生活中各种困扰等。感染、中毒、颅外伤等也可能导致本病的发生。

患者易感精神疲劳，表现为工作效率低下、注意力不能集中、头昏脑涨、疲乏无力；神经过敏、容易烦躁、情绪不稳、对外界刺激敏感、多疑、经常头痛、头晕、耳鸣、周身酸痛等；有睡眠障碍，如入睡困难、浅睡易醒、多噩梦；有些患者还伴有消化系统等障碍，如消化不良、腹胀腹泻以及呼吸不畅、阳痿早泄、月经不调等症状。神经衰弱虽有些焦虑，忧郁情绪，但不明显，不突出，尤其是没有与现实事件联系的焦虑，这是与焦虑症的主要区别。

1　莲子百合汤

【原材料】莲子、百合、龙眼肉各10克。

【制用法】莲子去心，百合、龙眼肉洗净，放入碗中，加水150毫升，隔水炖熟即可。口服。每日1次，睡前服用。

【功效主治】养心，补脾，安神。主治神经衰弱。

【验方举例】经临床经验证，效果甚佳。

2　宁神安心汤

【原材料】丹参50～90克，柏子仁25～35克，远志、五味子、百合各15～20克，生地黄20～30克。

【制用法】每日1剂，水煎，分2～3次口服。5剂为1个疗程。若头晕者，加钩藤、天麻、珍珠母各10～15克；若心悸者，加石菖蒲、磁石各10～15克；若精神委靡不振者，加太子参、黄芪、党参各15～20克。

【功效主治】主治神经衰弱。

【验方举例】用此方治疗神经衰弱患者35例，经用药1～3个疗程后，其中，治愈30例，显效3例，有效2例。

3　枣根丹参汤

【原材料】酸枣树根（不去皮）30克，丹参12克。

【制用法】将上述诸药加适量水煎1～2小时。口服。每日1剂，每日2次。

【功效主治】定志安神，镇静。主治神经衰弱。

【验方举例】此方治疗神经衰弱、顽固性失眠患者7例，一般服15剂后即获痊愈。

4　陈皮半夏饮

【原材料】陈皮10克，半夏10克，茯苓10克，枳实10克，竹茹10克，石菖蒲10克，远志10克，枣仁10克，五味子10克。

【制用法】将上述诸药加适量水煎。口服。每日1剂，每日2次。

【功效主治】理气化痰，养心安神。主治神经衰弱。

【验方举例】此方加减治疗神经衰弱患者32例，其中治愈23例，好转7例，无效2例，总有效率为93.8%。

5 百麦安神饮

【原材料】百合30克，淮小麦30克，莲子肉15克，夜交藤15克，大枣10克，甘草6克。

【制用法】上药以冷水浸泡半小时，加水至500毫升，煮沸20分钟，滤汁，存入暖瓶内。口服。不计次数，作饮料服用。兼气郁者，加合欢花30克；兼痰浊者，加竹茹9克、生姜6克；兼湿邪阻滞者，加藿、荷梗各10克。

【功效主治】益气养阴，清热安神。主治神经衰弱。

【验方举例】此方治疗患者79例，其中治愈52例，好转25例，无效2例，总有效率为97.5%。

6 参叶五味子汤

【原材料】人参叶6克，五味子6克，石菖蒲10克，酸枣仁10克。

【制用法】将上述诸药加适量水煎。

口服。每日1剂，每日2次。时有自汗或盗汗者加炙黄芪10克，煅牡蛎10克，以补气固表敛汗。

【功效主治】补气安神。主治神经衰弱。

【验方举例】患者，男，45岁。干部。患者长期工作紧张，劳心伤神，故夜间心烦不眠。梦多易醒，白天头晕乏力。予本方治疗，2周后睡眠好转，4周后头晕消失，精神亦佳。

7 桂圆酒

【原材料】桂圆肉250克，白酒（60度）400毫升。

【制用法】桂圆肉切碎，装入瓷瓶中，以酒浸泡15～20日。每日2次，每次服10～20毫升。

【功效主治】补心脾，治神衰。用治神经衰弱之失眠、健忘、心悸等。

【验方举例】据《老年报》介绍，该方治疗神经衰弱具有很好的疗效。

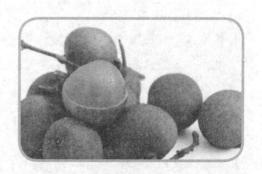

第十六节

三叉神经痛

三叉神经痛也叫"痛性痉挛"，素有"天下第一痛"之称。三神经痛为一种位于颜面部三叉神经分布区域内短暂的、反复发作性的剧烈疼痛的病症，多见于40岁以上的中、老年人。多与血管畸形、动脉瘤引起的局部血液循环障碍、带状疱疹、蛛网膜炎有关。疼痛多为一侧，很少累及两侧，以右侧面部发病较为多见。通常在没有任何先兆的情况下，其颊部、唇部、牙龈等面部三叉神经分布区内突然出现闪电式、短暂、剧烈、反复的撕裂、电灼、刀割或针刺样疼痛，伴有肌肉抽搐、流泪、流涎、颜面潮红、结膜充血等症状。其发作时间短，每次疼痛持续数秒或1～2分钟。说话、洗脸刷牙、咀嚼吞咽、情绪激动等都可能导致疼痛发作。

1 二生南星敷

【原材料】生草乌、生白附子、南星各30克，生姜40克，1寸长的葱白7根。

【制用法】将生草乌、生白附子和南星一起研成细末。将葱白和生姜一起捣成泥糊，与上述药末混匀，用一层纱布包好。然后将药包放入碗中，上笼隔水蒸20分钟左右，取出药包。外用。待药包的温度令人耐受时，趁热熨敷患处。每天熨敷3次，每次熨敷20～30分钟。

【功效主治】散风祛痰，镇惊止痛，解毒散结。主治三叉神经痛。

【验方举例】本方源于《求医问药》，经验证，对三叉神经痛有很好的疗效。

2 葵盘汤

【原材料】向日葵盘100～200克（去子），白糖适量。

【制用法】将向日葵盘掰碎，分2次煎成500～600克的汤，加白糖。每天早晚饭后1小时服下。若病情较重，可日服3次，服量也可加大一些。可根据病情灵活掌握疗程。为防止复发，病愈后可多服几日，以巩固疗效。

【功效主治】清热解毒，逐邪外出。

用治三叉神经痛。

【验方举例】用本方治疗三叉神经痛患者89例，其中，痊愈者82例，显效者3例，有效者3例，无效者1例。

3 白芷香附汤

【原材料】白芷、香附、柴胡、甘草、细辛各6克，川芎30克，白芍15克，郁李仁、白芥子各10克。

【制用法】每日1剂，水煎服，分2～3次内服。停用其他止痛药。

【功效主治】用治三叉神经痛。

【验方举例】用上药治疗原发性三叉神经痛128例，痊愈68例，有效54例，无效6例，总有效率为95.30%。

4 二白二黄汤

【原材料】生石膏15克，细辛2克，白附子10克，白僵蚕10克，全蝎3克，生地黄15克，神曲15克，酒大黄3克。

【制用法】将上述诸药加适量水煎。口服。每日1剂，每日2次。30日为1个疗程。

【功效主治】清热熄风，通络止痛。主治三叉神经痛。

【验方举例】本方治疗三叉神经痛38例，痊愈16例，显效10例，有效7例，无效5例，有效率86.84%。

5 二生龙饼

【原材料】地龙5条，全蝎20个，路路通10克，生南星、生半夏、白附子各50克，细辛5克。

【制用法】将上述诸药共研细末，加药末量的一半面粉，用酒调成饼。外用。摊贴太阳穴，纱布包固定，每天1次。

【功效主治】祛风止痛。主治三叉神经痛。

【验方举例】患者，女，50岁。三叉神经痛间隙性发作15年，曾用中西药疗效数年未愈。近来发作频繁，发作时右侧三叉神经烧灼样剧痛，并有头晕及面部麻木感，有时伴面肌抽搐，舌红、苔薄黄、脉弦数。用此方疼痛显著减轻。

6 芎归五味饮

【原材料】川芎20～30克，当归20克，麻黄6克，制没药10克，甘草3克。

【制用法】将上述诸药加适量水煎。口服。每日1剂，每日2次。风寒者加白附子10克，全蝎6克；风热者加石膏30克，黄芩10克；气血虚弱者加黄芪、鸡血藤各30克；瘀血阻络者加桃仁、红花各10克；有高血压、心脏病者去麻黄，加防风30克。

【功效主治】宣散外风，平熄内风，养血活血，通络止痛。主治三叉神经痛。

【验方举例】患者，曾用此方治疗三叉神经痛，效果显著。

7 川芎三虫饮

【原材料】川芎30克，全蝎5克，蜈蚣3条，白僵蚕15克，天麻15克，防风12克，生甘草10克，荜茇10克，徐长卿12克。

【制用法】将上述诸药加适量水煎。口服。每日1剂，分5次服，白天3次，夜间2次。10日为1个疗程。

【功效主治】祛风化痰，活血通络。主治三叉神经痛。

【验方举例】本方治疗三叉神经痛19例，痊愈6例，显效7例，有效5例，无效1例，总有效率达94.7%。

8 马钱子没药膏

【原材料】马钱子30克，没药、乳香、草乌、川乌各15克。

【制用法】将上药共研为细末，掺匀，用香油、清凉油各适量调成膏状。用时，取拇指盖大小之药膏摊于白布或油纸上，贴敷患侧太阳穴，下关穴，颊车穴。每次选用1～2个穴位，亦可贴敷阿是穴。2天更换1次。

【功效主治】主治三叉神经痛。

【验方举例】用此方治疗三叉神经痛患者134例，其中痊愈者98例，其他病例亦都有不同程度的好转。

9 生地黄玄参汤

【原材料】生地黄、玄参、酒、黄芩、白蒺藜、川芎各20克，全蝎6克。

【制用法】水煎服，每日1剂，分2次温服，20日为1个疗程，治疗期间禁烟、酒、浓茶。

【功效主治】滋阴清热熄风。主治三叉神经痛。

【验方举例】本方治疗三叉神经痛36例，治愈18例，好转15例，无效3例，总有效率为91.7%。

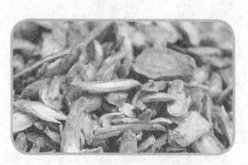

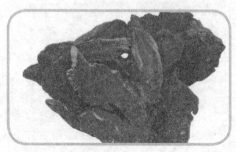

第十七节

癫痫

癫痫俗称羊癫风，是一种突然发生的，间歇发作的大脑短暂性的功能失调，分为大发作、小发作、局限性癫痫发作和精神运动性发作。引起癫痫的病因有以下几种：患者有家族遗传病或先天发育有缺陷；大脑受伤之后，例如脑外伤等。癫痫发作时，轻者会发呆，突然终止活动，无抽搐，经数秒或数分钟即恢复；重者患者会突然跌倒，全身抽搐，两眼上翻，口吐白沫，神志丧失，甚至因窒息导致死亡。癫痫发作的危害很大，对脑的损害主要是智力下降、性格改变，记忆障碍；对行为的影响为性格孤僻、易冲动暴怒、多疑等；癫痫发作有时很突然，还易造成意外伤害而丧命，个别癫痫可出现癫痫持续状态也可危及生命；癫痫发作也可影响到呼吸、脉搏、血压等而造成其他组织器官的伤害。

1 石菖蒲钩藤汤

【原材料】石菖蒲、钩藤各15克，郁金、法半夏、茯苓、枳实、竹茹各10克，甘草、川贝母（研末）、明天麻（包）各6克，草河车30克。

【制用法】将上述诸药加适量水煎。口服。每日1剂，每日2次。儿童剂量酌减。

【功效主治】益气安神。主治癫痫。

【加减】血瘀者，加丹参；外感风邪者，加荆芥、防风；心烦好动者，加川黄连；脾虚者，加党参、白术；夜寐欠佳者，加炙远志。

【验方举例】此方治疗癫痫48例，其中治愈26例，好转19例，无效3例，总有效率为93.75%。治愈者随访1年，无复发。

2 红白血砂散

【原材料】猪心1个，朱砂、白朱砂（研细粉）各3克。

【制用法】猪心取其血滴于碗内，将2味朱砂同猪心血调匀。分3次服下。

【功效主治】补血脉，解邪热，安心神。用于癫狂初期。

【验方举例】据《河北中医中药医药

集锦》介绍：患者，女21岁。患此症，时哭时笑，如见鬼神，狂言乱语，不避亲疏，服此药3剂而愈。

3 甘松附子饮

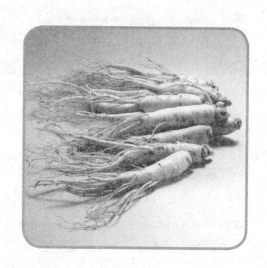

【原材料】甘松、凌霄花、制附子、石菖蒲各10克，代赭石30克，藜芦3克。

【制用法】将上述诸药加适量水煎。口服。每日1剂，每日2次。

【功效主治】涤痰开窍，熄风定痛。主治癫痫。

【验方举例】此方治疗癫痫患者41例，显效17例，有效11例，无效13例，总有效率为68.3%。

4 人参羚羊角汤

【原材料】人参5克，羚羊角1克（均包），柴胡、郁金、钩藤（后下）、天竺黄、半夏、茯苓、白芍、白术备15克，丹参、石菖蒲、胆南星、天麻、当归各10克。

【制用法】将上述诸药加适量水煎。口服。每日1剂，每日3次。2个月为1个疗程。惊痫者，加琥珀、全蝎、朱砂；食痫者，加枳壳、焦山楂、川楝子；痰痫者，加胆南星、半夏；风痫者，钩藤加量，加天麻、白僵蚕。

【功效主治】平肝，豁痰，醒脾。主治癫痫。

【验方举例】本方治疗患者62例，其中临床治愈48例，显效10例，有效3例，无效1例，总有效率为98.4%

5 甘草小麦饮

【原材料】甘草30克，小麦30克，红枣10枚。

【制用法】将上述诸药加适量水煎。口服。每日1剂，每日2次，早、晚空腹饮用。

【功效主治】养心安神，除烦宁神。主治癫痫。

【验方举例】本方源于《家庭医学》，经验证，治愈数名患者。

第十八节

眩晕

眩是目眩，即眼花或眼前发黑、视物模糊；晕是头晕，即感觉天旋地转、站立不稳。二者症状常合并出现，所以统称为眩晕。眩晕见于多种疾病中，分周围性眩晕（耳性眩晕）、中枢性眩晕（脑性眩晕）及其他原因所致的眩晕几种。就眩晕的程度，最剧烈者为梅尼埃病，以眩晕为其突出主要的症状，其次是前庭神经元炎。中医认为，内伤、外感均可致眩晕，它与肝关系最为密切，多由风、火、痰、虚、瘀为因。治疗上外感眩晕以祛邪为原则，内伤眩晕多以滋肾养肝、健脾化痰为主，可分型论治。

1 川芎龙牡汤

【原材料】川芎、白芍各 10 ～ 16 克，当归、生地黄、桂枝各 10 ～ 12 克，白茯苓 12 ～ 18 克，白术、甘草各 10 克，生龙骨、生牡蛎各 30 ～ 60 克。

【制用法】将上述诸药加适量水煎。口服。每日 1 剂，每日 2 次。15 日为 1 个疗程。

【功效主治】清热安神。主治眩晕。

【验方举例】临床上治疗 30 例，均获全愈，有效率 100%。

2 大建中汤

【原材料】人参、干姜、蜀椒、饴糖各适量。

【制用法】治眩晕症加法夏 6 克，白术 9 克，水煎服，每日 1 剂。

【功效主治】此方出自《金匮要略·腹满寒疝宿食病》篇，是建中补虚名方。主治眩晕

【验方举例】患者，病近半年，经多方治疗无效。表现为眩晕，如坐舟车，腹痛不食，恶心欲吐，手足不温，面色苍白，舌淡胖嫩、苔白滑，脉沉迟。如法治疗，3 剂显效，7 剂痊愈。随访至今未复发。

3 清肝醒目汤

【原材料】葛根、钩藤、白薇、黄芩、茺蔚子、白蒺藜、桑寄生各 12 克，磁石 30 克，牛膝、泽泻、川芎、野菊花

各 12 克。

【制用法】将上述诸药加适量水煎。口服。每日 1 剂，每日 2 次。阳亢症状明显，加生龙骨；失眠，加合欢皮、柏子仁；肾阴虚症状明显，加女贞子、川断；腹胀纳差，肝胃不和，加陈皮、木香。

【功致主治】平肝熄风，清利头目。主治眩晕。

【验方举例】临床屡用，效果显著。

4　党参半夏天麻饮

【原材料】党参、法半夏各 9 克，当归、熟地黄、白芍、白术各 30 克，川芎、山萸肉各 15 克，陈皮 3 克，天麻 9 克。

【制用法】将上述诸药加适量水煎。口服。每日 1 剂，每日 2 次。

【功致主治】定眩，醒脑。主治眩晕。

【验方举例】患者，女，59 岁，眩晕发作时，服上方，明显好转，嘱原方再服 3 剂，痊愈。

5　神夏汤

【原材料】明天麻 9 克，山萸肉 9 克，抱茯神 9 克，半夏 9 克，鲁豆衣 12 克，潼沙苑 9 克，炒枣仁 9 克，北秫米 15 克。

【制用法】将上述诸药加适量水煎。口服。每日 1 剂，每日 2 次。

【功致主治】补益肝肾，安神和胃。

主治眩晕。

【验方举例】章次公名中医经验方，经临床验证，对眩晕有很好疗效。

6　龙牡泽泻汤

【原材料】生龙牡各 18 克，桂枝 9 克，白术 12 克，甘草 9 克，半夏 12 克，生姜 9 克，茯苓 18 克，橘皮 12 克，泽泻 18 克。

【制用法】将上述诸药加适量水煎。口服。每日 1 剂，每日 2 次。

【功致主治】健脾利水。主治眩晕。

【验方举例】赵锡武教授经验方，经临床验证，对眩晕有很好疗效。

7　半夏磁石汤

【原材料】法半夏 10 克，朱茯苓 10 克，广橘皮 6 克，鲜竹茹 10 克，明天麻 7 克，当归身 10 克，漂白术 10 克，双钩藤 10 克，刺蒺藜 10 克，北柴胡 5 克，炒枳实 5 克，炙甘草 3 克九节菖蒲 3 克，灵磁石（醋煅先煎）13 克。

【制用法】将上述诸药加适量水煎。口服。每日 1 剂，每日 2 次。

【功致主治】疏肝扶脾，熄风导湿。主治眩晕。

【验方举例】李聪甫教授经验方，经临床验证，对眩晕有很好疗效。

8 白果龙眼汤

【**原材料**】白果仁 3 枚，龙眼肉 7 枚。

【**制用法**】将上 2 味洗净，加水煎汤，空腹 1 次服下。每日 1 剂。

【**功效主治**】养血安神，定眩。用于头风眩晕、眼黑。

【**验方举例**】本方为汪国中医师推荐。

第十九节
甲状腺肿大

　　甲状腺肿大也称瘿疬，多患于颈部，俗称"粗脖子"。甲状腺在人的一生中变化很大，人在出生 3 个月后甲状腺的生长发育就开始加快。正常情况下甲状腺体很小，它的周围又被肌肉和皮肤包埋和掩盖，从外观是看不到的。甲状腺肿通常与缺碘有关。人若从饮食中摄取的碘供应不足，由于合成甲状腺素的原料相对缺乏，合成过程受阻，甲状腺为了满足身体新陈代谢和生长发育的需要，就会出现活跃性的增生和生理性代偿增大。主要表现为颈部呈弥漫性肿大，部分肿胀过大，压迫气管引起呼吸困难等情形，除颈部有肿块外，多会有急躁易怒、两眼突出、胸闷心和气粗的现象，不觉疼痛。中医认为，是由于营卫气血凝滞，至浊痰瘀滞所致。

1 海带黄独汤

【**原材料**】海带 30 克（洗去盐），黄独（黄药子）12 克。

【**制用法**】将上述诸药加适量水煎。口服。每日 1 剂，每日 2 次。

【**功效主治**】消痰软坚，泄热利水。主治甲状腺肿大。

【**验方举例**】经临床验证，本方对甲状腺肿大有较好疗效。

2 益气消瘿汤

【**原材料**】党参 15 克，白术 15 克，首乌 15 克，千斤拨 18 克，昆布 15 克，海藻 15 克，黄药子 18 克，重楼 18 克，夏枯草12克，桔梗6克，山豆根12克，白花18克，蛇舌草18克。

【制用法】将上述诸药加适量水煎。口服。每日1剂，每日2次。黄药子对肝有轻微的毒性，不能大剂量、长期服用，最好在服用时定期做肝功能检查。

【功效主治】软坚，散结，消瘿。主治甲状腺肿大。

【验方举例】患者，女，28岁。喉部右侧有一花生粒大的肿块，微痛。在连续服药十余服后，瘿瘤逐渐变软、缩小。又连续服药用20余服，瘿瘤仅剩下米粒大小，且喉部不适的症状也消失了。停药一年多了，瘿瘤未有反弹迹象。

3　甲亢消

【原材料】太子参、麦冬、五味子、黄芪、生牡蛎、酸枣仁、白术、怀山药、茯苓、猫爪草、黄药子、浙贝母、玄参、丹参各适量。

【制用法】上药另加他巴唑制成片剂，每片含生药1克，他巴唑0.5毫克，口服每次10片，每日3次。症状控制后逐渐减至维持量每次5片，每日1～2次。必要时随证加服甲亢消肿之中药，水煎服，每日1剂。

【功效主治】养阴清热，补脾益气，化痰祛瘀。主治甲状腺功能亢进症。

【验方举例】用本方治疗93例，缓解61例，好转27例，无效5例，总有效率为94.6%。

4　夏枯草汤

【原材料】夏枯草15克。

【制用法】将上述诸药加适量水煎。口服。每日1剂，每日2次。连服15天。

【功效主治】散结消肿，清热解毒。主治甲状腺肿大。

【验方举例】经临床验证，本方对甲状腺肿大有较好疗效。

5　清亢丸

【原材料】柴胡15克，昆布5克，人参、天冬、麦冬各10克，三棱、莪术各6克，夏枯草、地骨皮、鱼腥草各12克。

【制用法】将上述药物洗净，用烤箱80℃烘干，粉碎过120目筛后备用，与蜂蜜按1：1.12制成蜜丸，重量每丸9克，蜡丸密封。每次1.5丸，每日3次，3个月为1个疗程。

【功效主治】清肝解郁，活血祛瘀，软坚散结。主治甲状腺功能亢进症。

【验方举例】用本方治疗120例，临床痊愈52例（43.3%），显效36例（30%），好转27例（22.5%），无效 5 例（4.2%），总有效率95.8%。

6　昆布散

【原材料】昆布 250 克。

【制用法】研细末。水冲服，1 日 3 次，每次 3 克。

【功致主治】消瘿散结。主治甲状腺肿大。

【验方举例】经临床验证，本方对甲状腺肿大有较好疗效。

7　紫菜黄独酒

【原材料】紫菜 60 克，黄独（即黄药子）30 克，好高粱酒适量。

【制用法】将上述两味药浸泡 7～10 天。口服。每日适量饮服。

【功致主治】化痰软坚，清热利水。主治甲状腺肿大。

【验方举例】经临床验证，本方对甲状腺肿大有较好疗效。

8　柴胡黄连汤

【原材料】柴胡、黄连、芍药、生地黄、连翘、栀子、夏枯草、酸枣仁各 10 克，生龙骨、生牡蛎各 30 克，黄芪 15 克。

【制用法】每日 1 剂，水煎服。

【功致主治】清肝泻火，益气散结。

【验方举例】郭宝荣曾用本方治疗甲状腺功能亢进症。

第二十节

冻伤

冻伤即身体表面受低温损害后局部血液循环发生障碍而引起的病变，一般分为局部冻伤和全身冻伤。

1.局部冻伤多发生于暴露部位，如手、足、耳、鼻、面部等处，根据损伤的程度分为三度：

（1）Ⅰ度冻伤：损伤限于皮肤浅层，局部皮肤最初发白，而后呈斑块状红肿或蓝紫色，局部发痒、刺痛，感觉异常，如果没有感染，离开低温环境1周后症状则消失，表皮脱落。

（2）Ⅱ度冻伤：损伤达皮肤深层，局部皮肤明显红肿，出现水泡，水泡内为血清样液或血性液，疼痛，感觉迟钝、麻木。如果没有感染，离开低温环境数日内水泡干枯，2～3周后痊愈。

（3）Ⅲ度冻伤：损伤可达皮肤全层、皮下组织、肌肉或骨骼，局部皮肤发白，而后转为紫黑色，感觉消失，疼痛剧烈。可出现皮肤溃烂，创面愈合慢，留有瘢痕与功能障碍。

2.全身冻伤时，最初周围血管收缩、肌肉痉挛，出现寒战，四肢发凉、发白、发绀，继而感觉麻木、四肢乏力、反应迟钝、嗜睡、神志不清、昏迷、休克、心律失常，呈冻僵状态。

1 乳香龙骨膏

【原材料】乳香15克，没药15克，龙骨50克，儿茶50克，血竭20克，冰片20克。

【制用法】将上述诸药研末过筛，用凡士林适量调膏。外用。伤处常规消毒后，涂上药膏后用无菌纱布包扎，面积应超过患处范围，每隔16小时换药1次。

【功效主治】行气活血，散淤定痛，消肿生肌。主治冻伤。

【验方举例】本方治疗冻伤31例，发生在手部17例（双手8例），足部6例，耳郭5例，面部3例，面积最小仅2厘米×2厘米，最大的8厘米×8厘米，涂药后患处痒、痛减轻，

红肿现象随用药次数增加逐渐减轻，经1个月后随访，31例全部治愈（皮肤正常，自觉症状消失）。治愈天数4～10日，平均7日，治疗过程中未发现不良反应。

2 胡椒朝天椒搽剂

【原材料】胡椒、黄柏粉各15克，朝天椒、葱白、茄根、茄茎、茄叶粉各10克，生姜片20克。

【制用法】将上述诸药浸于75%酒精或白酒500毫升中，浸泡15天。外用。搽时超过冻疮边缘1厘米，每日涂搽4次或5次（禁入眼、口、鼻、耳内），每晚睡前涂搽尤为重要。

【功效主治】温通消散，燥湿止痒，

消炎抗菌，敛疮生肌。主治Ⅰ度、Ⅱ度冻疮未破溃者。

【验方举例】患者，女，45岁。自述每年冬季手背、手指、足趾、面颊、耳郭均发生冻疮，痒痛较甚。查患者面颊局部皮肤呈圆形紫红色水肿红斑，手背、手指、足趾皲裂、肿胀。用此方外搽，15天痊愈。第二年冬初，嘱患者在曾经发生冻疮部位外搽该药，整个冬季未发生冻疮。

3　甘草桂枝熏洗

【原材料】生甘草30克，桂枝15克。

【制用法】将上述2味药投入暖水瓶中，加入沸开水，灌满为度，2小时后即可使用。外用。临睡前半小时倒入脸盆内，先熏洗后泡洗患处，致水温下降后取出，用干净毛巾拭干。重者中午加洗1次，轻者每晚熏洗1次。1剂药可重复加水使用2次，3剂为1个疗程。

【功效主治】温通经脉，振奋气血。主治Ⅰ度、Ⅱ度冻伤。

【验方举例】患者，男，19岁，军人。3天前夜间持枪站岗，天气寒冷，下岗后躺在被内即感手足痛痒，彻夜难眠。翌日双手背红肿，有水疱，双脚亦刺激不适。经冻疮膏治疗无效。来诊时见双手背弥漫性肿胀，色红，

并散见数个浆液性水疱。双脚拇趾和小趾在趾跖骨交界处及附近脚背处红肿，有压痛。诊断：双手、足Ⅰ～Ⅱ度冻伤。用上法熏洗1次后，夜间即可安静入睡，3剂而愈。

4　辣椒酒

【原材料】尖辣椒10～15克，白酒适量。

【制用法】将辣椒切作细丝，以好白酒浸泡10天，去渣过滤即成。涂于局部红肿发痒处，每日3～5次。要轻轻涂擦，防止将皮肤搓破。

【功效主治】活血散瘀。治冻疮初期局部红肿发痒。

【验方举例】患者，女，17岁，双手红肿发痒难忍，经用本方涂擦逐渐好转。

5　桂枝芍药煎

【原材料】川桂枝、赤芍、白芍各10克，炙甘草6克，生姜6片，大枣12枚，黄芪50克（后入）。

【制用法】将上述诸药加适量水煎。每剂煎3汁，1次和2次煎汁内服，第3汁浸洗患处（已溃皮者洗擦疮口周围）。5剂为1个疗程。

【功效主治】温经通络，补益气血。主治冻伤。

【验方举例】治疗冻疮 43 例，1 个疗程痊愈者 13 例，2 个疗程痊愈 24 例，3 个疗程痊愈者 5 例，另 1 例因疮面较大，溃烂严重于 5 个疗程获愈。

6 花生皮方

【原材料】花生皮、醋、樟脑、酒精各适量。

【制用法】先将花生皮炒黄，研碎，过筛成粉末，每 50 克加醋 100 毫升调成糊状，放入樟脑粉 1 克，酒精少许调匀。将厚一层药敷于患处，用纱布包好固定，一般轻症 2～3 天可愈。

【功效主治】活血，消肿。用治冻伤初起局部红肿发痒未溃烂者。

【验方举例】治疗 128 例，其中 119 例 1 周内即愈，余 9 例好转，用至第 2 周痊愈。

第二十一节

烧烫伤

　　烧烫伤，是生活中常见的意外伤害，沸水、滚粥、热油、热蒸气的烧烫是常会发生的事。对某些烧烫伤，如果处理及时，就不会导致不良的后果。

　　烧烫伤的严重程度主要根根烧烫伤的部位、面积大小和烧烫伤的深浅度来判断。烧烫伤在头面部，或虽不在头面部，但烧烫伤面积大、深度深的，都属于严重者。

　　烧烫伤按深度，一般分为三度：

　　（1）Ⅰ度烧烫伤：只伤及表皮层，受伤的皮肤发红、肿胀，觉得火辣辣地痛，但无水泡出现。

　　（2）Ⅱ度烧烫伤：伤及真皮层，局部红肿、发热，疼痛难忍，有明显水泡。

　　（3）Ⅲ度烧烫伤：全层皮肤包括皮肤下面的脂肪、骨和肌肉都受到损害，皮肤焦黑、坏死，这时反而疼痛不剧烈，因为许多神经也都一起被损坏了。

1 收干生肌药粉

【原材料】乳香 30 克，没药 30 克，琥珀 6 克，血竭 12 克，儿茶 15 克，水飞甘石 21 克。

【制用法】将上述诸药统一研面。外用。薄撒于疮面上，或制成药捻用。

【功效主治】收敛止痛，固皮胜肌。主治烫灼伤、女阴溃疡、臁疮、疮面脓毒已尽者。

【验方举例】赵炳南教授经验方。

2 一味蜂蜜方

【原材料】蜂蜜。

【制用法】创面经清洁处理后，用棉签蘸蜂蜜均匀涂布，早期每日 2～5 次，待形成胶痂后改为每日 1 次或 2 次。如痂下积有脓液，可将胶痂揭去，清创后再行涂布。对已感染的或Ⅲ度面积较大的烧伤，则可用蜂蜜纱布敷于创面，外用无菌棉垫包扎。

【功效主治】用上药治疗烧伤 85 例，一般 2～3 天后创面便形成透明焦痂，6～10 天焦痂自行脱落新生上皮完全生长。

3 百部地榆方

【原材料】百部、虎杖、大黄各 40 克，地榆 20 克，黄连、白芨、红花各 30 克，

茜草 10 克。

【制用法】上药粉碎后过 40 目筛，置干净水内浸 3 日，再煮沸 15 分钟后过滤，浓度约相当于每 100 毫升滤液中含生药 90～120 克，装入安有喷雾装置的容器内或瓶装，消毒备用。烧伤创面清创后，有水疱者用空针抽吸其内渗液，对可以暴露的部位和水疱未破者，直接喷药或涂擦药液，药量以保持局部湿润为宜，白天每 4 小时喷洒 1 次。对不宜暴露或水疱已破的创面，用敷料浸透药液后覆盖，每日 1 次或 2 次（最好能保持创面湿润）。更换敷料时不必每次打开创面，可将药液喷在覆盖伤面的敷料上，减轻病者因打开敷料而产生的疼痛或不适。

【功效主治】清热解毒，敛疮生肌。主治烧伤。

【验方举例】本方治疗烧伤患者 112 例，治愈 105 例，显效 3 例，有效 1 例，无效 3 例。

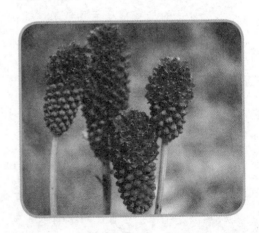

4 烫伤油

【原材料】诃子 250 克，地榆 250 克，虎杖 150 在，乳香 50 克，没药 50 克，冰片 20 克，香油 200 毫升。

【制用法】除冰片外，香油及诸药入锅，将药煎枯去渣，再将研细之冰片加放油中调匀，以贮备用。外用。首先在严格遵守无菌操作下，用 38 度左右的消毒等渗盐水，或 2% 黄连水冲洗创面，并以纱布轻轻地抹去污染及异物，大水泡应刺破，流出积液，用纱布吸干，再用棉球蘸烫伤油涂于创面，每日涂 3 次或 4 次。疮面宜暴露，不予包扎。

【功致主治】清热解毒，收敛止痛。主治Ⅰ度、浅Ⅱ度烧伤，尤以手足头面为宜。

【验方举例】经临床验证，对Ⅰ度、浅Ⅱ度烧伤手足头面烧伤效果较好。

5 二黄珍珠贴

【原材料】黄连 100 克，黄柏 100 克，珍珠母粉 300 克，地榆炭 150 克，丹参 150 克。

【制用法】将上述诸药烘干混合研成细末，装瓶消毒密封备用，用前根据创面大小，确定用药量，将药末加适量蜂蜜和水，文火煮成稠糊状后，加入适量的消毒纱布，调匀，冷却至微温。外用。用药前创面先用 0.1% 新洁尔灭清洗去除创面的分泌物，敷上单层超出创缘约 1 厘米的药贴，并使之与创面紧贴，呈半暴露状，一般不需加敷料包扎，敷药后创面渗出多者，每日换药 1 次，渗出少者，隔 3～5 日更换 1 次，直至创面愈合，10 日 1 个疗程。

【功致主治】活血化瘀，清热解毒，祛腐生新。主治烧伤残余创面。

【验方举例】本方治疗烧伤残余创面 103 例，有效率 100%。

6 蚯蚓液

【原材料】活蚯蚓 10 条，白糖适量。

【制用法】将活蚯蚓肠内污泥挤净后置于消毒过的茶杯中，加入白糖，用消毒过的镊子搅拌约 30 分钟，倾倒出浸出的如蜂蜜样的液体，盛于消毒瓶内备用。Ⅰ度烧伤可用药棉涂擦创面；Ⅱ度烧伤在涂药之前，创面用双氧水或冷盐水洗净，若有水疱，可用剪刀剪破放出浊液，剪去皮后再涂药液。不需包扎，每天涂 4～6 次。用药 1～2 次后可结一层痂皮，不要将其去掉，消毒后继续涂药。

【功致主治】清热利湿。用治烧伤。

【验方举例】民间验方，屡用屡验。

第二十二节

痱子

痱子，中医称为"痤痏""热痱"，属于夏季常见病，多见于儿童。痱子在临床上分为白痱、红痱、黄痱三种。主要是因为腠理不密，外受湿热之邪；暑热蕴蒸，闭郁肌肤；或湿热内存，外受热扰，内外相引，蕴蒸肌表，因而发病。白痱又称白色粟粒疹，主要发于体弱、高热、大量出汗者。红痱又称红色粟粒疹，多见于小儿头面、胸背、臀部及妇女乳房下皱襞等处。黄痱又称脓痱，多见于小儿皮肤皱襞处和头部，痱子顶端有针头大浅表性小脓疱。西医认为夏季炎热，高温环境使人体出汗过多，汗孔阻塞，汗液潴留汗管内，引起汗管周围及汗腺管口的急性炎症。

1 清凉散

【原材料】六一散30克，绿豆粉10克，炉甘石15克，蛤粉10克，冰片1克。

【制用法】将上述诸药分别研细和匀。外用。纱布包上，外扑于皮肤患处。

【功效主治】清热解暑，燥湿止痒。主治白痱。

【验方举例】患儿，男，6岁。因暑湿夹热，身上出现皮损，水疱密集。用上述方法，效果明显。

2 苦瓜汁

【原材料】苦瓜适量。

【制用法】将新鲜苦瓜外皮洗净，剖开去籽，切碎捣烂取汁。外用。涂于患处。

【功效主治】清热解暑，解毒凉血。主治痱子。

【验方举例】本方源于《生命时报》，经验证，对痱子有很好的疗效。

3 青蒿煎

【原材料】鲜青蒿1000克。

【制用法】把鲜青蒿放入锅中，加入5000毫升水，先用武火，后用文火熬汁。外用。每天下午用此水洗澡、浸泡。浸泡不到的地方，以手巾搽洗，四五天可治愈。

【功致主治】清热解毒。主治痱子。

【验方举例】经临床验证，本方对治疗痱子有较好的疗效。

4 绿豆滑石散

【原材料】绿豆粉、滑石粉各等份。

【制用法】将两粉和匀。用时洗净患处，扑撒于痱子上。

【功致主治】清热解毒。用治炎夏长痱子成疮。

【验方举例】患儿，女，6个月，患痱子，用上方，治愈。

5 马齿苋洗剂

【原材料】新鲜马齿苋100克。

【制用法】将新鲜马齿苋放在约1500毫升水里烧开。用煮过马齿苋的水擦洗痱子，早晚各1次。

【功致主治】清热消暑。主治痱子。

【验方举例】经临床验证，本方对治疗痱子有较好的疗效。

6 桃叶洗剂

【原材料】桃叶50克。

【制用法】加水500毫升，将其熬到只剩一半水量。用煮过桃叶的水直接涂擦痱子。

【功致主治】燥湿止痒。主治痱子。

【验方举例】经临床验证，本方对治疗痱子有较好的疗效。

7 二黄冰片酒

【原材料】生大黄6克，黄连5克，冰片4克，60°白酒150毫升。

【制用法】将大黄、黄连捣碎，与冰片一置并容器中，加入白酒，密封，浸泡约一周后，即可取用。涂擦患处，每日擦3～5次。

【功致主治】消炎止痒。主治痱子、疮疖等。

【验方举例】民间验方，屡用屡验。

8 苦瓜汁

【原材料】鲜嫩苦瓜适量。

【制用法】将苦瓜洗净，剖开去瓤，切碎，捣烂，绞取汁液涂于患处。每日数次。

【功致主治】清热解毒。用于痱子之体质壮实者。

【验方举例】民间常用方，临床应用效果奇佳。

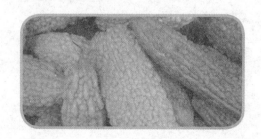

第二十三节

压疮

"压疮",又称"褥疮""席疮",俗名"席印疮",是由于人体组织受到长期压迫而坏死所引起的溃疡。常见于大多数重症病人,由于久卧床上而不能自动变换姿势,引起的常见并发症。其最容易发生在骨的凸出处的皮肤处,例如枕部、骶部、肩胛部、肘后部、足跟部等。如治疗与护理不当,可引起大量蛋白质和体液丢失,继发感染甚至危及生命。该病初起时局部皮肤暗红,继而出现破损创面,黑色溃腐,四周的皮肤肿势平塌散漫,腐肉脱落,形成溃疡,经久不敛,有的自觉疼痛,有的不痛。若溃疡中央腐肉与正常皮肉分离,流出少量脓液,四周肿势渐趋局限,预后较好;若腐黑蔓延不止,肿势继续发展,或溃出脓臭稀薄,伴有形神委靡,饮食不思等全身症状,则预后较差。褥疮按深重程度分为四度:Ⅰ度、Ⅱ度、Ⅲ度和Ⅳ度。中医认为该病多因长期卧床不起,以致气血运行失常,不能营养肌肤,复因擦磨溃破感染而成。治疗宜用活血解毒,祛腐生肌之法。

1 地榆三黄洗剂

【原材料】地榆15克,黄芩15克,黄连15克,黄柏15克,75%酒精500毫升。

【制用法】将上述诸药放入75%酒精500毫升内浸泡5～7日。外用。对褥疮部位用生理盐水清洗,再用棉球蘸地榆三黄酊外涂患处,并加用立灯照射30分钟,每日1次,不用包扎,注意局部清洁即可。

【功效主治】清热解毒,收敛。主治压疮。

【验方举例】本方治疗褥疮患者21例均获愈,其中8～12日治愈者15例,大于12日者6例。一般在第1次治疗12小时后患处开始干燥或结痂。

2 乳香白芷散

【原材料】乳香、白芷、没药、黄连各10克,冰片2克。

【制用法】前4味共为细末,过80

目筛，然后掺入冰片共研，掺匀。放入容器内。外用。治疗时先用双氧水清洗疮面，然后撒上药粉，敷料包扎，每日或隔日换药 1 次。

【功效主治】解毒止痛，敛疮生肌。主治褥疮。

【验方举例】用本方治疗压疮 30 例，痊愈 27 例，好转 3 例。治疗时间最长 12 天，最短 3 天，疗效满意。

3 党参二白汤

【原材料】党参 100 克，茯苓 15 克，熟地黄、白芍、川芎、当归、白术、生姜各 10 克，炙甘草 6 克，大枣 3 枚。

【制用法】将上述诸药加适量水煎。口服。每日 1 剂，每日 3 次，同时配合局部一般换药。

【功效主治】气血双补，托毒生肌。主治压疮气血两虚症。

【验方举例】患者，男，21 岁。因坠落致胸 10～12 椎体骨折，造成截瘫，已卧床 2 年。诊见骶部及两侧髂部各有 15 厘米×12 厘米大小的溃疡面，疮面淡白，有少量清稀分泌物，少许肉芽，触之不出血。按上方用药，配合局部一般换药治疗，36 天疮愈。

4 当归生地黄膏

【原材料】当归 50 克，生地黄 30 克，白花、北紫草各 15 克，川黄连 10 克，姜黄 6 克。

【制用法】将上述诸药加水 500 毫升，文火煎至焦枯为度，去渣，加血竭 15 克，沸腾片刻，用 8 层纱布过滤于容器中，加蜂蜡 30 克，微火熔解，不断搅拌至完全混合冷却备用。外用。先清创，再敷以药膏，每日 1 次。

【功效主治】滋阴养血，燥湿止痒。主治褥疮。

【验方举例】此方治疗牙疮 33 例，痊愈 25 例，显效 5 例，有效 2 例，无效 1 例。

5 乳香血竭散

【原材料】乳香、血竭、黄连各 10 克，儿茶、马勃粉、煅石膏、枯矾各 20 克，冰片 5 克，轻粉 3 克（共研细末备用）。

【制用法】取露蜂房 50 克（药店有售）、水 1000 毫升煎成药水，先冲洗患部的脓液和腐肉，再将配好的药粉涂抹在伤口上。也可用小麻油将药粉调成糊状涂抹在伤口上，效果更佳。最后用消毒纱布包扎，2 天换药 1 次。小面积伤口一般换药 3 次或 4 次就可治愈。

【功效主治】主治压疮。

【验方举例】方中的露蜂房、乳香、血竭、儿茶、冰片、轻粉等等均是历代中医典籍治疗皮肤疮疡、去腐生肌最常用的药材，外用以治疗压疮应有良效。

6 葛根黄芩粉

【原材料】葛根5份，黄芩1份。

【制用法】将上述材料洗净焙干研粉，过120目筛，经高压灭菌即成，溃烂期用散剂；肉芽生长期用糊剂，将散剂加鸡蛋清调匀即可，一般1只50克左右的鸡蛋清加散剂12克，现调现用；收口期用油剂，即100克散剂加100毫升麻油配成。使用时，常规消毒创面，坏死组织较多时需清创，用量以能覆盖创面为佳，厚度3毫米左右，然后用无菌敷料包扎固定，每日换药1次。收口期可隔日换药1次。

【功效主治】此方可清热解毒，祛腐生肌。主治压疮。

【验方举例】民间验方，效果显著。

7 枸杞子外用方

【原材料】枸杞子50克，麻油200克，冰片0.5克。

【制用法】将枸杞子烘脆研成细末，麻油熬沸，待冷倒入枸杞子末，加冰片，搅匀，浸入消毒纱布数小块，清洁疮面后敷上药纱布块，包扎固定，每天换1次，治愈为止。

【功效主治】主治压疮。

【验方举例】治疗压疮患者19例，痊愈15例，好转4例，有效率达100%。

8 黄柏榆树皮液

【原材料】榆树皮5份，黄柏2份，松香、冰片各适量。

【制用法】将榆树皮和黄柏研碎，以2倍量80%酒精浸泡48小时，过滤后加入松香、冰片。洁净创面后，将药液喷洒创面，2小时1次，定痂后停。创面暴露不受压至愈。

【功效主治】治疗压疮。

【验方举例】治疗压疮患者16例，痊愈15例，好转1例。

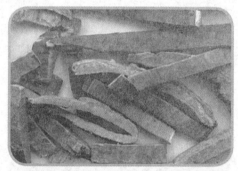

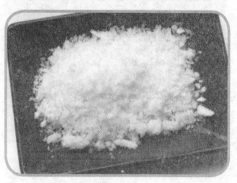

第二十四节

鸡眼

鸡眼呈圆形，似鸡眼，故得其名，中医称其为"肉刺"。鸡眼是由于长期摩擦和受压引起的角质增生性损害，多见于足跖前中部、小趾外侧或拇趾内侧缘，也见于趾背。它一般如豆大或更大，表面光滑或稍隆起，呈淡黄或深黄色，中心有倒圆锥状的角质栓，嵌入真皮。由于其尖端压迫神经末梢，所以，人在行走时会感觉疼痛。发生于4～5趾间的鸡眼，受汗浸渍，呈灰白色浸软角层，称为软鸡眼。中医认为，鸡眼是由于足部长期受压，气血运行不畅，肌肤失养，生长异常所致。

1 蜂胶敷

【原材料】蜂胶适量。

【制用法】直接使用。每晚热水泡洗脚后，将蜂胶敷贴于患处表面，用纱布包扎，每天换药1次，10天为1个疗程。

【功致主治】杀菌解毒，散结止痛。主治鸡眼。

【验方举例】用此方治疗鸡眼50例，其中5～7天治愈者24例，7～10天治愈者25例，效果不太理想者1例。

2 芦荟敷

【原材料】芦荟适量。

【制用法】用水少许研为糊状。每晚热水泡洗脚后，将药糊涂于患处，外用塑料薄膜覆盖胶布固定，每天1次，10天为1个疗程。

【功致主治】消肿，清热。主治鸡眼。

【验方举例】用此方治疗鸡眼患者15例，其中治愈12例，好转3例，有效率为100％。

3 地骨皮红花敷

【原材料】地骨皮、红花等量。

【制用法】共研成细末，加香油适量调成糊状。每晚热水烫洗脚后涂于患处，外用无毒塑料薄膜覆盖，再以胶布固定，每天1次，10天为1个疗程。

【**功效主治**】消肿。主治鸡眼。

【**验方举例**】用红花地骨皮外敷治疗鸡眼25例，疗效满意。临床资料：25例均在门诊治疗男23例，女2例。患上肢4例，下肢21例。病程：1～2年者7例，2～4年者13例，5年以上者5例。在25例中，患一个鸡眼者19例，2～3个者3例，4～13个者3例。

4　紫皮蒜敷

【**原材料**】紫皮独头蒜1个，葱白10厘米，花椒3～5粒。

【**制用法**】将上述材料捣如泥状。视鸡眼大小敷于鸡眼上，并用药棉搓一细条围绕药泥，使之不接触正常皮肤，上用胶布外贴密封，24小时后除去胶布和药泥，3天后鸡眼开始变黑并渐脱落，1次未愈可再用。

【**功效主治**】消肿拔毒。主治鸡眼。

【**验方举例**】本方源于《中国中医药报》，经验证，对鸡眼有很好的疗效。

5　乌梅敷

【**原材料**】乌梅18克。

【**制用法**】研成细末，装入瓶内，加香油浸泡7～10天，和匀。用1%温盐水泡患处30分钟，待粗皮软化后剪掉粗皮，取适量药膏外敷，用纱布包扎。12小时换药1次，3天为1个疗程。

【**功效主治**】消毒。主治鸡眼。

【**验方举例**】本方源于《中国中医药报》，经验证，对鸡眼有很好的疗效。

6　蓖麻子敷

【**原材料**】蓖麻子1粒。

【**制用法**】用火烧蓖麻子外壳至出油。外敷。直接按在鸡眼上，外用胶布固定，一般5～6天后脱落。

【**功效主治**】消肿拔毒。主治鸡眼。

【**验方举例**】患者，女，22岁，脚上起一个鸡眼，用此方法5天后，鸡眼脱落。

7　六味鸡眼膏

【**原材料**】五倍子、生石灰、石龙脑、樟脑、轻粉、血竭各1克，凡士林12克。

【**制用法**】各研细粉，调匀（可加温）成膏即成。先用热水泡洗患处，待鸡眼外皮变软后，用刀片仔细刮去鸡眼的角质层，贴上剪有中心孔的胶布（露出鸡眼），敷上此药，再用胶布贴在上面。每日换药1次。

【**功效主治**】杀菌解毒，散结止痛。主治鸡眼。

【**验方举例**】用此方治疗鸡眼50例，其中5～7天治愈者24例，7～10天治愈者25例，效果不太理想者1例。

8 鸡眼酊

【原材料】补骨脂40克，乌梅肉10克，95%酒精80毫升。

【制用法】将上药制为粗末，浸入酒精内，密封，每日摇荡1次，5～7日后去渣即成。本品外用涂搽患处，每日3次。

【功效主治】软化角质。用于鸡眼。

【验方举例】刘俊好医师常用方。

第二十五节

脓疱疮

脓疱疮俗称"黄水疮"，是一种常见的急性接触性传染性皮肤病，是由金葡菌或溶血性链球菌引起的一种急性化脓性皮肤病。婴幼儿及儿童最易感染，好发于面部、四肢等暴露部位。主要症状为脓疱，疱壁薄如纸，破了后会流水结痂，并向周围蔓延。多发生在气温高、湿度大的夏秋季节。主要是由于外界环境温度较高、出汗较多、皮肤有浸渍，细菌在皮肤上容易繁殖。患有瘙痒性皮肤病，如痱子、虫咬皮炎、湿疹时，皮肤的屏障作用已经被破坏，从而导致病菌侵入而发生。

1 金黄散

【原材料】金黄散适量。

【制用法】用白开水调敷。外用。涂于患处，每日4～6次，药干后再用白开水点润。一般用药1小时后灼痛可止，经过1～3天后可疮消病愈。

【功效主治】去瘀生新。主治脓疱疮。

【验方举例】本方源于《中国中医药报》，经验证，对脓疱疮有很好的疗效。

2 苦杏仁敷

【原材料】苦杏仁、香油各适量。

【制用法】用瓦焙干，研成细末，加香油调。外用。涂于患处。

【功效主治】拔毒消肿，主治脓疱疮。

【验方举例】本方源于《中国中医药报》，经验证，对脓疱疮有很好的疗效。

3 红枣明矾敷

【原材料】红枣2个，明矾25克。

【制用法】将枣烧焦，碾压成末。明矾置于汤匙中，烤化成液，放凉，亦压成末。两者混合，滴香油数滴，调成糊状。涂于患处，每日3次。

【功效主治】清热消毒。主治脓疱疮。

【验方举例】本方源于《中国中医药报》，经验证，对脓疱疮有很好的疗效。

4 嫩柳树叶煎水

【原材料】嫩柳树叶尖适量。

【制用法】洗净煎水，晾凉。用纱布蘸后搽涂患处。

【功效主治】清毒热。主治脓疱疮。

【验方举例】本方源于《中国中医药报》，经验证，对脓疱疮有很好的疗效。

5 大黄五倍子敷

【原材料】大黄45克，五倍子15克，鸡蛋清适量。

【制用法】研成细末。用鸡蛋清调成糊状，调涂患处。

【功效主治】拔毒消肿。主治脓疱疮。

【验方举例】本方源于《中国中医药报》，经验证，对脓疱疮有很好的疗效。

6 黄连软膏

【原材料】黄连3克研末，凡士林15克。

【制用法】将上述两者混匀，外敷。

【功效主治】可清热解毒，消肿止痛。治脓疱疮（黄水疮），丘疹样荨麻疹（水疱湿疮），单纯性疱疹（火燎疮），带状疱疹（缠腰火丹），多发性毛囊炎（发际疮），疖、痈、丹毒等及皮肤烫烧伤。

【验方举例】赵炳南医生曾用此方治疗脓疱疮患者。

7 三黄粉

【原材料】大黄10克，黄柏3克，黄芩1克，地肤子5克，煅石膏6克。

【制用法】共研细粉，用菜油90毫升调匀。将脓疱渗液及脓痂洗净，外搽患处。每日3次，一般3～5天即可见创面干结。

【功效主治】主治脓疱疮。

【验方举例】临床使用，效果显著。

第二十六节

痔疮

痔疮是痔静脉曲张所引发的肛门疾病。根据发病的部位，可分为内痔、外痔及混合痔3种。内痔发生于肛门齿线以上，由内痔静脉丛曲张形成，表面为黏膜，易于出血。外痔由外痔静脉丛曲张形成，发生于肛门齿线以下，表面为皮肤。混合痔发生在齿线上下，有内痔和外痔同一部位存在。

痔疮的发生多与便秘、过食辛辣刺激性食物、久泻、久坐、久蹲、腹内肿物、妊娠、前列腺肥大、肝病等因素密切相关。内痔的早期多无明显的自觉症状，以后逐渐出现便血、内痔脱出、肛门痛痒等症状，血为鲜红色，不与粪便相混。单纯性外痔可无明显感觉，有时肛门处有异物感，检查时可见肛缘处有圆形或椭圆形隆起，触处有弹性，无压痛。

中医学认为，本病多因饮食不节、过食辛辣、久泻等，造成湿热下注，气血不畅，脉络阻滞所致。治宜清热利湿，活血化瘀，凉血止血。

1 鸡蛋黄油

【原材料】新鲜鸡蛋数枚。

【制用法】将鸡蛋煮熟去蛋白，将蛋黄放入铁锅内文火煎至焦黄、出油，弃渣，将蛋黄油装瓶备用。晚上临睡前先用0.9％生理盐水将患处洗净，将浸透鸡蛋黄油的药棉或纱布敷贴，翌晨取出。

【功效主治】消痛退肿，止血止痒。主治痔疮。

【验方举例】用此方治疗痔疮24例，治疗前均有局部出血、溃疡和瘙痒。其中治愈23例（经用药3～5次后便血停止，疼痛消失，红肿消退，溃疡面愈合，瘙痒消失），总有效率为95.8％。好转1例。

2 乌药三黄膏

【原材料】乌药、大黄、当归、血竭、地榆各150克，黄柏、石菖蒲、红花各75克，黄连15克，冰片、枯矾各50克。

【制用法】将上述诸药共研极细末，过120目筛，加凡士林1500克调匀成膏，贮瓶备用（高压消毒）。先用1∶5000高锰酸钾液坐浴后，再将药膏涂敷患处，每日换药2次。

【功致主治】清热解毒，散血消肿。主治痔疮。

【验方举例】此方治疗痔疮60例，其中炎性外痔23例，痊愈15例，好转7例，无效1例；血栓性外痔37例，痊愈26例，好转10例，无效1例，总有效率为96.67%。

3 蒲公英熏洗

【原材料】蒲公英全草50～100克（鲜品100～200克）。

【制用法】将上述诸药加适量水煎。口服。每日1剂，每日2次。如用于止血，须先炒至微黄色。内痔嵌顿、血栓外痔及炎性痔须配合水煎熏洗。

【功致主治】止血，消肿，除痛。主治痔疮。

【验方举例】患儿，男，4岁。反复便血伴痔核脱出近1年。症见肛门环形痔核脱出，不能回纳，有2处出血点。诊断为内痔嵌顿并感染。按上方服用后，痊愈。

4 蒲公英土茯苓

【原材料】蒲公英、土茯苓、苦参、芒硝、马齿苋各30克，生大黄、生甘草各10克。

【制用法】将上述诸药加适量水煎。外用。自术后第1次大便后立即坐浴，坐浴时将肛门放松，清除粪便，一般坐浴时间以20～30分钟为宜，每日坐浴1～2次。浴后揩干患处，用无菌敷料覆盖胶布固定。若术后肛门水肿，加重芒硝至50克；若分泌物比较多，加重蒲公英、苦参、土茯苓、马齿苋至50克；若伤面有胬肉，加丹参、乌梅各15克。

【功致主治】清热消肿。主治痔疮。

【验方举例】本方治疗混合痔术后并发症患者133例，经用药2～10日，均获治愈。

5 蜕冰膏

【原材料】蝉蜕15克，冰片12克，麻油30毫升。

【制用法】先将蝉蜕用微火焙焦存性、研末、入冰片同研成极细末，用麻油调匀即成。外用。每晚临睡前，先用金银花20克，大鳖子12克（捣碎），甘草12克，煎汤趁热熏洗患处，然后用棉签蘸油膏涂敷痔核上，连用5～7天。

【功致主治】消炎，散结，止痛。主治痔疮。

【验方举例】治疗 53 例，全部痛除血止核消。

6　全蝎僵蚕消痔胶囊

【原材料】全蝎、僵蚕各 20 克。

【制用法】上述诸药经烘干、研细、过筛三道工序后，即可装入空心胶囊中，制成消痔胶囊（每粒含药粉 0.35 克）备用。口服。每次服 4 粒，每日服 2 次，7 日为 1 个疗程。

【功效主治】清热凉血，润燥疏风，散结。主治内痔、外痔、混合痔。

【验方举例】经临床验证，本方对内痔、外痔、混合痔有较好的疗效。

7　枳壳消痔汤

【原材料】荔枝草、枳壳各 60 克，马齿苋 30 克，黄柏 15 克。

【制用法】上药加水适量，浸泡后煎煮，取汁。先熏后洗。每日 1 剂，每次 30 分钟，5 日为 1 个疗程。

【功效主治】清热解毒，凉血行气，消肿止痛。主治外痔。

【验方举例】本方治疗外痔 26 例，治疗 2 个疗程后，全部治愈。

8　蚕蝎散

【原材料】全蝎、僵蚕各 6 克，鸡蛋适量。

【制用法】全蝎、僵蚕（中药店有售）研成细末，共分为 15 份。每日早晨取新鲜鸡蛋 1 枚，在蛋壳上打一个小孔，将 1 份全蝎僵蚕粉从小孔内装入鸡蛋，搅匀后用面粉将鸡蛋上的小孔糊上，放入锅内蒸熟。服用时将鸡蛋去皮整个吃下，每日 1 个，连吃 15 天为 1 个疗程。如 1 个疗程未能痊愈，可再吃 1～2 个疗程，以巩固疗效。

【功效主治】理气血，除热毒。治痔疮。

【验方举例】据《老年报》介绍，本方疗效良好。

9　桑椹糯米粥

【原材料】桑椹 30 克（鲜品 60 克），糯米 100 克，冰糖 25 克。

【制用法】将糯米淘洗净，与桑椹同放锅内，加水适量煮粥，粥熟时加入冰糖。稍煮至冰糖化即可。每天分 2 次空腹服。5～7 日为 1 个疗程。

【功效主治】滋补肝肾。适用于湿热型痔疮。症见痔疮出血、烦热羸瘦等。

【验方举例】家庭常用验方，效果显著。

10　消痔四黄膏

【原材料】生大黄、黄柏、黄连、黄芩、栀子、槐花、苦参、地榆各 60 克，冰片40克。

【制用法】将凡士林、熟猪油置大号铝锅中加热烊化，然后放入上药（除冰片外），用火煎熬；油沸后竹棒经常翻动药物，防止沉底烧焦。煎至药渣呈黑色（但不能成炭），药汁已出，煎毕离火。用纱布过滤到有盖容器内，待药液稍凉后加入冰片，用竹棒搅拌油膏，使冰片均匀地溶化其中。待油膏完全冷却后加盖备用。患者用时可先用温水清洗肛门，将消痔四黄膏贴于患处，也可将此膏注入肛门内（约2毫升），每日1～2次。

【功效主治】化痔润燥，解毒止痛。主治内痔、外痔、肛裂、肛瘘、血栓痔等肛肠疾病。

【验方举例】患者，女，48岁，工人。患混合痔20多年，近日突然加重求诊。见患者行走困难，侧卧位1、5、10点齿线上下皆有曲张静脉团，括约肌间沟消失，痔核嵌顿水肿，临床诊断为混合痔并嵌顿水肿。需手术治疗，但患者不愿接受手术治疗，要求用外用药治疗，即用消痔膏外敷。3天后患者水肿消失，肛门痔核明显缩小，疼痛减轻，治疗半个月后痊愈出院。

第二十七节

脱肛

脱肛又称直肠脱垂，是指肛管及直肠向下脱出肛门外。它与经常性便秘或腹泻、排尿困难、重体力劳动、妇女多次分娩等有关。会使腹内压力增高，使直肠向下，向外脱出。所以，脱肛多见于老人、小孩久病体虚者和多产妇女，通常与人体气血虚弱、机体疲劳、酒色过度等因素有关。患者会出现肛门发痒、红肿、坠胀等表现，排便后脱出的黏膜尚能够自动收缩。随着病情的加重，患者还可能出现大便脓血、脱肛不收，此时则需要用手将直肠托回肛门。严重时，咳嗽、打喷嚏均可引起直肠再次脱出。在病变中，若脱出部分摩擦损坏，还易感受毒邪。脱肛是由于气虚下陷，不能收摄，以致肛管直肠向外脱出，治疗应清利湿热，收涩固脱。

1 五倍子外敷

【原材料】五倍子适量。

【制用法】五倍子干燥粉末局部涂敷。先用温开水将脱肛部位洗净，拭干，取五倍子粉5～10克（儿童用5克）撒布于洁净纱布上，将脱肛托起，轻轻揉纳，送入肛内。

【功效主治】收敛固脱。主治脱肛。

【验方举例】患儿，男，7岁。每2～3天即脱肛1次。取五倍子粉5克，撒布于洁净纱布上，将脱肛轻轻揉纳，送回肛内，连用7天即愈。随访半年，未见复发。

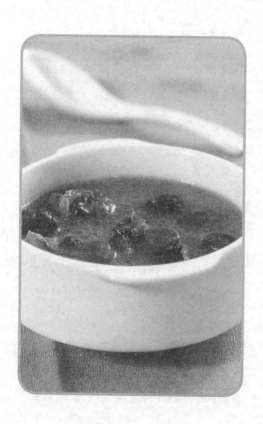

2 姜附赤石粳米汤

【原材料】干姜9克，附子9克，赤石脂12克，粳米12克。

【制用法】将上述诸药加适量水煎。口服。每日1剂，每日2次。

【功效主治】温补固脱。主治脱肛。

【验方举例】患者，男，75岁。患者脱肛已达9年之久，症见有腹泻，时有腹痛下坠，下利清水，多时日便20余次；并常呕吐，食欲差。重用姜、附，以加强渐阳之功。连服5剂，诸症见转。

3 陈醋煮大枣

【原材料】陈醋250克，大枣120克。

【制用法】将大枣洗净，用陈醋煮枣，待煮至醋干即成。分2～3次将枣吃完，每日1剂。

【功效主治】益气，散瘀，解毒。适用于久治不愈的肛脱。

【验方举例】民间验方，效果显著。

4 白栎叶乌梅汤

【原材料】白栎（又称橡栎）叶、乌梅肉各15克，红糖适量。

【制用法】将前2味加水煎服，去渣，调入红糖饮服。每日1剂，2次分服。

【功效主治】收敛，止泻。用治下痢

脱肛。

【验方举例】用本方治疗脱肛患者26例，经用药5～10剂，均获治愈。

5 党参白术汤

【原材料】党参、枳壳、芡实、当归、五倍子各12克，黄芪、石榴皮各20克，升麻、柴胡、炒白术各10克。

【制用法】将上述诸药加适量水煎。口服。每日1剂，每日2次。

【功效主治】补益脾胃，理气化滞，升举清阳，收涩固脱。主治直肠脱垂。

【验方举例】经临床验证，屡用屡见效。

6 参麻芪梅合剂

【原材料】人参（另炖）、升麻各10克，炙黄芪80克，乌梅3个。

【制用法】后3味加水600毫升，煎至250毫升，取汁，再加水300毫升，煎至100毫升，2次药液混匀。口服。每日1剂，每日2次。并结合外洗方：乌梅、五倍子各20克，金银花、黄柏各30克。加水3000毫升，煎至2500毫升，置于盆内，待温，坐浴洗肛部，早、晚各1次。

【功效主治】补气生阳，涩肠举阳。主治脱肛。

【验方举例】治疗脱肛12例，痊愈（脱肛完全回纳，随访1年未复发），服药一般5～10剂，最多16剂。

7 石榴皮煎水坐浴

【原材料】白矾15克，石榴皮30克，大葱100克。

【制用法】将上述诸药加适量水煎。外用坐浴。每日1次。

【功效主治】收敛活血，散结止痛。主治轻型脱肛。

【验方举例】张东岳教授治疗轻型脱肛经验方，患者如能经常坚持坐浴，均能取得理想的疗效。

8 黄芪党参汤

【原材料】黄芪、党参、赤石脂各6克，黄芩、黄连、升麻各4.5克，当归、柴胡、枳壳、白芷、陈皮、甘草各3克。

【制用法】每日1剂，水煎服。

【功效主治】益气升提，清热燥湿，收敛固脱。主治小儿脱肛。

【验方举例】患儿，男，6岁。因患痢疾10多天，每日大便数10次，以致直肠脱出，从此半年来饮食少进，形体消瘦，每次大便时都脱出直肠寸许，托进时啼哭异常。诊查其面色不荣，肛周赤紫，有轻度糜烂，舌质红，苔微黄，脉细数有力。症属虚中有实，因痢后余热未清所致。治宜益气升提，清热燥湿，收敛固脱。用本方配合外治：便后用甘草10克煎汤洗肛门，待收后或托收后，用棉球蘸5%明矾溶液，使之着于肛门内直肠壁。治疗1周而愈。

9 固肠汤

【原材料】蓖麻子仁20粒、猪大肠头250克。

【制用法】上2味放砂锅内，加水适量（1～1.5千克），放火上浇沸后转为文火再煨2小时。早晚服汤，

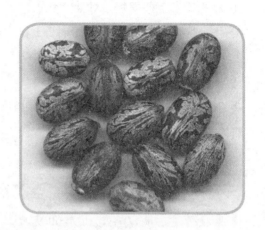

2天4次服完，小儿减量。

【功效主治】固涩肛门。适用于脱肛。

【验方举例】蒋长远医师方。

第二十八节

落枕

　　落枕是由于睡眠姿势不当或受风邪而引起的以颈部强直酸痛不适，转动不灵活等症状。通常表现为晨起后颈部强直，仰俯左右转动都不自如，向一侧歪斜加重，颈肌紧张。落枕可分为失枕型、扭伤型、颈椎紊乱型或综合型。其中以失枕型最常见，多是因为睡眠时枕头过高或过低，导致颈部肌群长时间维持过度张力所致。也可能因受风寒之邪，使得颈部肌群力平衡失调，甚至小关节错位，导致经络气血凝滞不通，从而产生颈部疼痛，引起落枕。一般落枕属于急性损伤，多见局部疼痛、僵硬，部分患者有肿胀或灼热感，这表示受伤部位充血发炎。在这种情况下的12小时内，只能用冰敷。等到炎症疼痛减轻时，可用热毛巾湿敷，或用热敷袋灌热水干敷，也可洗热水澡，尤其在颈部患处用热水反复冲洗，边洗边用手按摩颈部。若经上述处理后，颈肩仍觉疼痛者，应积极用药物治疗。

1 葱白生姜敷

【原材料】葱白、生姜各适量。

【制用法】上药捣烂，炒热，包布。外用。外敷患处，每次30分钟，1日2～3次。

【功效主治】通络止痛。主治落枕。

【验方举例】经临床验证，本方对落枕有较好疗效。

2 木瓜蒲公英敷

【原材料】木瓜60克，土元60克，大黄150克，蒲公英60克，栀子30克，乳没15克。

【制用法】上药研细备用。外用。取适量调凡士林敷患处，日1次，3日1个疗程。

【功效主治】活血通络。主治落枕。

【验方举例】患者，男，30岁。晨起落枕，用此方法1个疗程即愈。

3 当红三粉

【原材料】当归、红花、三七粉各等分。

【制用法】上药研细备用。口服。每服3克，每日3次，温开水送服。10天为1个疗程。

【功效主治】补血活血。主治落枕。

【验方举例】本方源于《现代养生》，经验证，对落枕有很好的疗效。

4 葛根菊花调

【原材料】葛根30克，菊花15克，生白芍24克，柴胡12克，生甘草9克。

【制用法】水煎取药液再加红糖30克调。一次服下，服药后卧床休息1小时出微汗。每日1剂，一般服药2～4次即愈。

【功效主治】补血活血。主治落枕。

【验方举例】本方源于《现代健康报》，经验证，对落枕有很好的疗效。

5 党参黄芪汤

【原材料】党参20克，黄芪20克，蔓荆子12克，葛根12克，黄柏10克，白芍10克，升麻6克，炙甘草5克。

【制用法】每日1剂，水煎服。

【功效主治】祛风活血，治落枕，颈项强直，转动失灵等，一般1～3剂见效。

【验方举例】经本方治疗落枕患者18例，都取得良好的治疗效果。

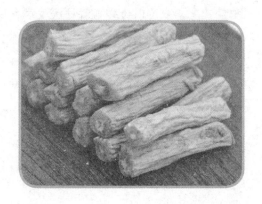

第二十九节

面神经麻痹

面神经麻痹俗称口眼歪斜，属于中医的"卒口僻""口眼歪斜"等范畴。中医认为该病为脉络空虚，外邪侵入阳明、少阳经脉所致。面部经络表浅，易感外邪。面神经一旦受寒冷侵袭或病毒感染，易导致缺血、水肿或脱髓鞘改变，部分患者初期有耳后疱疹、耳痛、听觉及味觉障碍，继而表现面神经功能丧失。当面神经的主干或分支轻度受损时，表情肌收缩反应幅度尚未下降，电针刺激反应活跃，预后良好；当面神经重度受损，表情肌无法产生收缩反应，预后较差。小儿患神经麻痹的并不少见，临床表现是面部一侧表情肌出现轻瘫或全瘫，患侧面部无表情，口角显著下垂并向侧歪斜，上眼睑不能闭合，入睡后患侧眼睑留有细缝等。因口角不能紧闭，发音有时不清，并有流口水现象，虽然无生命危险，智能发育也不会受到重大影响，但是有损于容颜，会对孩子身心发育产生不良影响。因此，应在早期做出诊断和及时治疗。

1 半夏贝母散

【原材料】半夏、全栝楼、川贝母、白蔹、白芨、川乌各10克，白附子9克，白芥子12克。

【制用法】上药共研成细末，加陈米醋湿炒热，装入用2层纱布做的袋内即可。取上药袋敷于面部健侧（左㖞敷右侧、右㖞敷左侧）、绷带包扎固定。待药凉后，再炒再敷。

【功效主治】祛风，温经，通络。主治面神经麻痹。

【验方举例】据多次临床验证，效果很好，一般3～7日即愈。

2 马蔄散

【原材料】马钱子5粒，蔄麻子10粒。

【制用法】将两药去壳取仁，粉碎为末，均匀混合后，用0.2克涂在小块伤湿止痛膏中央，贴在患侧。第1次贴翳风、颊车穴；隔日贴听宫穴、地仓穴。就此4穴轮换。

【功效主治】治面瘫有奇效。

【验方举例】患者，女，15岁，1983年10月3日诊。面部疼痛，瞪目不闭，露齿流泪4个月余；眼、口角左斜。用"马蔺散"贴穴，4次痊愈。

3 胡椒硫黄粉

【原材料】胡椒7粒，硫黄3分。

【制用法】共研细末。将药粉用纱布包好，纳入患侧鼻孔，每日更换。

【功效主治】祛风，温经，通络。主治面神经麻痹。

【验方举例】经临床验证，本方对面神经麻痹有较好疗效。

4 天南星膏

【原材料】天南星粉2克，生姜汁适量。

【制用法】将天南星粉加入生姜汁调成膏状。外用。贴于患侧面部。

【功效主治】搜风活血，化痰通络，缓除挛急。主治面神经麻痹。

【验方举例】经临床验证，本方对面神经麻痹有较好疗效。

5 蓖麻子膏

【原材料】鲜蓖麻子仁7个。

【制用法】捣成膏状。外用。贴于患侧面部。

【功效主治】养血祛风，化痰通络。主治面神经麻痹。

【验方举例】经本方治疗面神经麻痹患者3例，均获得良好的效果。

6 蜈蚣甘草粉

【原材料】蜈蚣1条，甘草30克。

【制用法】将蜈蚣放在瓦上焙干，与甘草共研细粉。分成两等份，每日服2次，每次1份，用温开水送服。

【功效主治】温经散寒，祛风通络。主治面神经麻痹。

【验方举例】用本方治疗面神经麻痹患者11例，痊愈9例，好转2例，有效率100%。

7 天地膏

【原材料】天麻、南星、钻地风、白僵蚕、白芨各7.5克，巴豆（去皮）5粒，鲜生姜500克。

【制用法】上药（前6味）共研细末，用生姜捣汁调和成膏，备用。用时取上药适量，贴于患者面部健侧（右㖞贴左，左㖞贴右），外以纱布盖上，胶布固定，7～8小时即可取下，每天换药1次。

【功效主治】温经散寒，祛风通络。主治面神经麻痹。

【验方举例】治疗430例，病程1周至5年。一般1剂即愈，有效率达90%以上。

8 僵蚕防风水

【原材料】葛根30克，僵蚕、荆芥穗、防风、薄荷、白芷、川芎各10克，全蝎6克，白附子15克，蜈蚣（研末冲服）1条。

【制用法】每日1剂，水煎，分2次服。

【功致主治】搜风活血，化痰通络，缓除挛急。主治面神经麻痹。

【加减】内热者加黄芩；痰多者加浙贝母、竹茹；面肌痉挛者加钩藤、白芍；血虚者加当归；气虚者加黄芪；阴虚者加生地黄；纳少腹胀者加陈皮、砂仁。

【验方举例】张长义曾用此方治疗周围性面神经麻痹。

第三十节

骨折

　　骨折是一种常见的骨头折伤病症。中医称为折疡、折骨。骨骼由于意外事故或暴力造成断裂，称为外伤性骨折。原有病变，即使在极轻微的外力下即可引起的骨骼断裂，称为病理性骨折。暴力或车祸引起的骨折还易引起肌腱损伤、神经损伤、血管损伤、关节脱位，严重的还可引起内脏损伤、休克甚至死亡。骨折的症状有疼痛、肿胀和瘀斑；伤肢部分或全部失去功能，严重可产生畸形，如缩短、扭曲等；当检查时可发现在不应该活动处可产生活动，移动患肢可听到骨断端相互摩擦的声音。中医认为："跌打损伤，皆瘀血在内而不散也，血不活则瘀不能去，瘀不去则折不能续。"治疗上应活血化瘀，消肿止痛。

1 当归桃仁饮

【原材料】当归、桃仁、牛膝、络石藤、丹参、苏木、地鳖虫各9克，红花、川芎、乳香、没药、陈皮、枳壳各4.5克。

【制用法】将上述诸药加适量水煎。口服。每日1剂，每日2次。

【功致主治】活血化瘀，消肿止痛。主治骨折初期瘀血内结，疼痛肿胀。

【验方举例】治疗股骨颈囊内骨折

30 例，年龄最小 27 岁，最大 93 岁。结果优者 22 例，尚可 2 例，差 3 例，失败 3 例。

2 接骨木四黄膏

【原材料】接骨木 400 克，生大黄、川黄连、黄芩、川黄柏、自然铜各 100 克，凡士林适量。

【制用法】将上述诸药研为极细末，加凡士林适量混合均匀备用。外用。先将骨折按常规整复、固定，再将药膏敷于骨折部位。3～4 天换药 1 次，至痊愈为止。

【功效主治】活血消肿，止痛。主治骨折。

【验方举例】本方治疗骨折患者 356 例，均获治愈。其中平均消肿止痛时间为 5.2 天，骨痂生长时间为 12 天，临床愈合时间为 28.2 天，骨折愈合时间为 39.6 天。

3 鹿角霜煎

【原材料】鹿角霜 15 克，熟地黄 20 克，锁阳 15 克，水蛭 10 克，甲珠 10 克，片子姜黄 10 克，黄明胶 10 克，骨碎补 30 克，香附 10 克。

【制用法】将上述诸药加适量水煎。口服。每日 1 剂，每日 2 次。儿童用量可酌减。

【功效主治】益肾壮骨，舒筋通络。主治陈旧性骨折。

【验方举例】患者，男，35 岁。患者于 11 月跌伤，右腕关节部肿痛，治疗两个月后照片发现右腕舟骨骨折，有骨质吸收呈空洞。继续用石膏固定 2 个月，服中药照片查无好转。采用三合一小夹板固定腕关节两月，服用此方 50 剂。复查腕关节肿痛消失，腕屈伸活动无反应，一个月对照片，骨折囊腔消失，两个月照片骨折处有骨小梁通过。

4 梁氏接骨汤

【原材料】当归尾、骨碎补、自然铜（煅用）、穿山甲、川牛膝、杜仲、桑寄生、桃仁、山萸肉、刘寄奴各 10 克，红花、炙乳香、炙没药各 5 克，甘草 3 克。

【制用法】将上述诸药加适量水煎。口服。每日 1 剂，每日 2 次。4 周为 1 个疗程，连用 1～2 个疗程。

【功效主治】补肝益肾，和营接骨。主治骨折迟缓愈合。

【加减】腰酸膝软加熟地黄 10 克，鹿角胶 10 克；纳差减乳没，加砂仁 4 克，木香 3 克。

【验方举例】梁氏接骨汤为祖传验方，在治疗骨折迟缓愈合以及骨不连方面疗效显著。

5 自然铜地龙汤

【原材料】煅自然铜、地龙各10克，骨碎补15克，续断12克，龙骨20克，鹿角片30克，地鳖虫6克，血竭6克。

【制用法】将上述诸药加适量水煎。口服。每日1剂，每日2次。15日为1个疗程。偏气虚者加黄芪10克，当归30克；偏血虚者加当归15克，熟地黄30克；偏阳虚者加肉桂6克，炙附片15克；偏阴虚者加枸杞子15克，龟版胶15克。

【功效主治】补肝益肾，接骨续筋。主治骨折迟缓愈合。

【验方举例】33例骨折患者经治疗后都达到自觉症状及1临床体征消失，X线片示骨折端有大量骨痂形成，骨折端达骨性愈合或临床愈合。疗程最短40日，最长100日，平均70日。

6 朱砂绿豆粉敷

【原材料】朱砂、血竭、没药、乳香、儿茶、轻粉、自然铜各10克，绿豆粉250克。

【制用法】将绿豆粉炒成黄色。另将前七味研细，加绿豆粉炒成褐色，冷后研磨，过100目筛，装瓶备用。外敷。以温水调成糊状，摊于布上，敷于骨折部位，干后即成硬板状。

【功效主治】消肿止痛。主治骨折。

【验方举例】经临床验证，本方对促进骨折愈合有较好疗效。

7 接骨汤

【原材料】土鳖虫、续断、骨碎补、自然铜、桃仁、当归、赤芍、生地黄各12克，川芎6克，血竭1.5克（冲服）。

【制用法】每日服1剂，水煎，分2次服，共服60剂。

【功效主治】补肝益肾，接骨续筋。治骨折。

【验方举例】曾运用接骨汤治疗66例新鲜闭合性肱骨干骨折，并对32例进行随访，结果优28例，良2例，尚可1例，差1例。

8 桂红当归酒

【原材料】肉桂60克，当归、红花各30克，50%酒精400毫升。

【制用法】将上药共制粗末，浸入酒精内，密封，每日摇1次，7日后即成。每日7～10次蘸取酒液涂搽患处。

【功效主治】活血化瘀，消肿止痛。适用于闭合性骨折，闭合性创伤。

【验方举例】民间验方，临床效果显著。

第三十一节

痤疮

痤疮，俗称暗疮、粉刺，也称青春痘，好发于15～30岁的青年男女。它是一种毛囊、皮脂腺慢性炎症性疾病，以粉刺（白头、黑头）、丘疹、脓疱、结节、囊肿及瘢痕为特征的皮肤损害。好发于颜面部，尤其是前额、双颊和颏部，也见于胸、肩胛间背部及肩部等部位，常常伴有皮脂溢出。由于痤疮常常损坏面容，使人感到痛苦，尤其对女性患者的心理造成严重的影响。

现代医学研究已经证实，痤疮是患者体内雄激素分泌过多，刺激皮脂腺分泌过多的皮脂，因此痤疮患者的皮肤都比较油腻。由于过多皮脂潴留形成粉刺，并助长细菌繁殖，使脂肪酸增多，刺激毛囊管腔角化，阻塞毛囊管，引发炎症，从而形成痤疮。严重者愈后留有瘢痕。

1 白果仁搽涂

【原材料】白果仁适量。

【制用法】取除掉外壳的白果仁，切去一部分使之成为平面。外用。每晚临睡前用温水将患部洗净（勿用肥皂或香皂）。用去掉外壳的白果仁频搽患部。边搽边削去用过的部分，以利药汁渗出。每晚用1～2枚白果仁。

【功效主治】清热解毒。主治痤疮。

【验方举例】此方治疗痤疮患者120例，结果治愈116例，好转2例，无效2例，总有效率为98.3%。一般用药7～14天，痤疮即愈，面部不留疤痕，效果满意.

2 黄芩金银花汤

【原材料】黄芩、金银花、荆芥、玄参、生地黄、白芷、牛蒡子各10克，粉葛15克，红花3克，甘草5克。

【制用法】将上述诸药加适量水煎。口服。每日1剂，每日2次。

【功效主治】清热解毒，消炎散结。主治痤疮。

【验方举例】患者，男，20岁。痤

疮色赤而痒，挤压破出粉汁并有少数脓疱和结节，用上方治疗，10剂后痊愈。

3　蒲公英黄芩汤

【原材料】蒲公英30克，黄芩、赤芍、黄连各15克，生地黄20克，升麻10克，熟大黄（后下）、炮穿山甲、皂角刺生甘草各9克。

【制用法】将上述诸药加适量水煎。口服。每日1剂，每日3次。10日为1个疗程。

【功致主治】清热解毒，活血消疮。主治痤疮。

【验方举例】经临床验证，本方对有较好疗效。

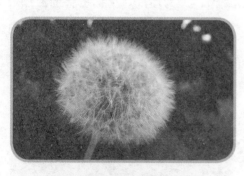

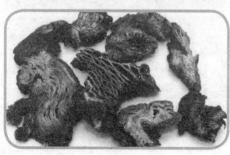

4　消痤汤

【原材料】防风、刺蒺藜、白鲜皮、苦参、蒲公英、土茯苓、薏苡仁、赤芍各10克。

【制用法】水煎服，每日1剂。或按以上比例配方，煎汁过滤浓缩，配入雪花膏等基质，制成消痤膏，清洁皮肤后外擦，每日3次。

【功致主治】祛风凉血，清热燥湿，杀虫止痒。适用于痤疮、湿疮、皮肤瘙痒。

【验方举例】临床应用，效果显著。

5　龙胆草栀子汤

【原材料】龙胆草6克，车前子、浙贝母、泽泻、柴胡各10克，栀子、海藻各15克，生甘草5克。

【制用法】每日1剂，水煎取汁，分早、晚2次服用。30日为1个疗程。治疗期间忌食辛辣刺激食物。

【功致主治】清肝利湿，化痰散结。主治痤疮中医辨证为肝火痰湿型。

【验方举例】本方治疗痤疮中医辨证为肝火痰湿证108例，治愈（皮疹全部消退或消退90％以上）88例，显效（皮疹消退30％以上）16例，无效（皮疹消退＜30％）4例，总有效率为96.3％。

6 麻杏石甘汤

【原材料】麻黄8克，石膏30克，杏仁6克，地肤子、白蒺藜、皂角刺各9克，甘草3克。脓疱性痤疮加用连翘9克。

【制用法】每日1剂，水煎取汁，分早、晚2次服用。

【功效主治】发汗，利小便，清里热。主治痤疮。

【验方举例】本方治疗痤疮28例，均有明显效果。其中3例脓疱性痤疮明显减少，但仍有新发痤疮；其余5例均在服用6剂后已少有新发痤疮，10剂后原有的皮疹颜色由鲜红色转为暗淡，15剂后仅留有黑色素沉着。

7 加减三皮饮

【原材料】桑白皮15克，地骨皮15克，牡丹皮15克，生地黄10克，麦冬10克，生首乌10克，天花粉12克，生甘草6克。

【制用法】将上述诸药加适量水煎。口服。每日1剂，每日2次。2周为1个疗程。

【功效主治】养阴清热，化痰散淤。主治痤疮。

【验方举例】本方治疗痤疮68例，均获得满意的治疗效果。

8 痤疮搽剂

【原材料】白果、天仙子、赤石脂、密陀僧、硫磺、樟脑各10克，冰片3克。

【制用法】将上药共研细末，加入75%乙醇300毫升中，分瓶装之，密封5天后即可使用。用前将药物充分摇匀未见沉淀，以棉签蘸药外搽皮损处。早晚各1次，10天为1个疗程。

【功效主治】收湿散结，清热化瘀。主治痤疮。

【验方举例】患者，女，23岁。颜面部油脂分泌多而发亮，有暗红色毛囊性丘疹，微痒，时轻时重，缠绵不断。用手挤压，有米粒样的白色粉汁。额部、两颊部可见4～5个小脓疱和结节，诊为痤疮。用痤疮搽剂治疗，早晚各1次。治疗10天后丘疹、粉刺均已消除，仅残留少数色素沉着，继用10天，症状消失，皮色正常。

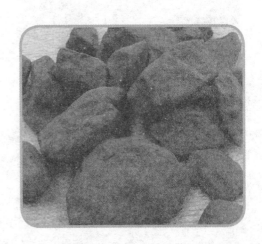

第三十二节

带状疱疹

带状疱疹是一种急性疱疹性皮肤病，常见于腰胁间，蔓延如带，所以有"缠腰龙"之称。中医中，也称为"缠腰火丹""蛇丹""蛇串疮"等。现代医学认为本病是由水痘－带状疱疹病毒感染所引起的一种皮肤病，该病毒感染了免疫力低下的儿童，就会发生水痘。曾患过水痘则可发生带状疱疹。患者感染病毒后，往往暂不发生症状，病毒潜伏在脊髓后根神经节的神经元中，在机体免疫功能下降时才发病，例如感染、肿瘤、外伤、疲劳等临床表现的前驱症状，发热、乏力，局部淋巴结肿痛，而后出现局部皮肤灼热，疼痛，1～2日后出现大丘疹，继而变为水疱，疱疹沿外周神经分布发展。中医认为，本病的发生多因情志内伤、肝郁气滞、日久化火而致肝胆火盛、外受毒邪而发。

1 冰硼散敷

【原材料】冰硼散、凡士林各适量。

【制用法】取冰硼散、凡士林各适量，按1：3比例调成糊状。外用。敷于患处。每天1次。

【功效主治】清热镇痛。主治带状疱疹。

【验方举例】患者，男，38岁，患带状疱疹。以冰硼散4支，加凡士林1：3量调成糊状，敷于患处，每天1次，4天即告痊愈。

2 二草连翘汤

【原材料】龙胆草、黄芩、栀子、丹皮、木通、生甘各草9克，连翘、生地黄各15克，泽泻6克，车前子12克。

【制用法】将上述诸药加适量水煎。口服。每日1剂，每日2次。

【功效主治】泻肝胆火，清热利湿。主治带状疱疹。

【验方举例】患者，女，25岁。五天前右侧下胸部开始疼痛，然后相继起红斑及水疱，从前胸漫延到后胸，

剧烈疼痛，夜不成眠，口干思冷饮，大便秘结，3日未解，尿黄而少。用此方3剂后，局部水疱逐渐消退，疼痛减轻，大便已通，又继服3剂，局部疱疹已干燥结痂、脱屑，疼痛基本消失。再服3剂，大便通畅，其他症状消失，表面留有色素沉着。

3　蜂胶制剂

【原材料】蜂胶15克，95%酒精100毫升。

【制用法】将蜂胶加入95%酒精内，浸泡7天，不时振摇，用定性滤纸过滤后即得蜂胶酊。外用。用棉签蘸蜂胶酊涂患处，每日1次。涂药期间注意保持局部皮肤干燥。

【功效主治】解毒燥湿。主治带状疱疹。

【验方举例】患者，女，55岁。自觉胸背部有蚁爬感，继而剧痛且出现有水泡，有红晕。诊断为带状疱疹。用上方治疗用药5日痊愈。

4　三物擦剂

【原材料】雄黄、明矾各10克，琥珀末3克。

【制用法】将上述诸药共研成细粉，用凉开水调如稀浆糊。外用。以新羊毛刷蘸之擦患处，随干随擦。

【功效主治】清解邪毒。主治带状疱疹。

【验方举例】患者，女，45岁。患带状疱疹，腰围及胸背部皮肤红赤灼热，疼痛难忍。嘱其用"三物擦剂"涂擦患处皮肤，用药1日疼痛消失。

5　马齿苋大青叶汤

【原材料】马齿苋、大青叶、紫草、败酱草各15克，黄连20克，酸枣仁20克，煅牡蛎（或磁石）（先煎）30克。

【制用法】将上述诸药加适量水煎。口服。每日1剂，每日2次。

【功效主治】祛湿止痛。主治带状疱疹。

【验方举例】此方治疗100例，痊愈86例，其中4～7日治愈者53例，8～14日治愈者1例。显效10例，有效4例，总有效率达100%。

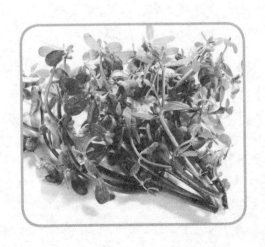

6　五香粉

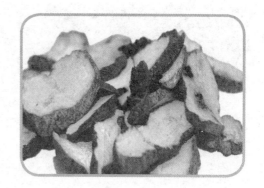

【原材料】木香、降香、乳香、丁香、香附各 200 克。

【制用法】将上述药物研碎成末，过 120 目筛，即可装瓶备用。用时首先清洗脐部，然后将五香粉填满脐窝，外贴伤湿止痛膏，每日 1 次。7 日为 1 个疗程，1 个疗程后评定疗效。

【功效主治】活血行气止痛。主治带状疱疹。

【验方举例】本法治疗带状疱疹 42 例，痊愈（疼痛消失，皮损全部或基本消退）24 例（57.14%），显效（疼痛基本消失，皮损消退 >50%）13 例（30.95%），有效（疼痛减轻，皮损消退在 10%～49%）5 例（11.91%），无效（疼痛未减轻，皮损消退 10% 以下或全部未消退）0 例。

7　败酱草水

【原材料】败酱草、马齿苋各 15 克，茵陈蒿、猪苓、鲜仙人掌各 10 克，金银花、紫草、大黄、木通各 5 克。

【制用法】每日 1 剂，水煎取汁 2 次，早、晚 2 次分服。

【功效主治】清热利湿解毒。主治带状疱疹。

【验方举例】本方治疗带状疱疹患者 48 例，痊愈（皮疹全部消失，无任

何后遗症）43 例（89.58%），有效（皮疹消失 50%，疼痛明显减轻）3 例（6.25%），无效（治疗前后皮疹及疼痛无变化）2 例（4.17%）。治疗时间最短的 3 日，最长的为 10 日，平均 6.5 日。

8　大青叶黄芩汤

【原材料】大青叶、黄芩、金银花、党参各 12 克，板蓝根 15 克，紫草、延胡索、防己、甘草各 6 克，白鲜皮、白芷各 9 克。

【制用法】将上药水煎 2 次，早、晚分服，每日 1 剂。

【功效主治】主治带状疱疹。

【验方举例】用上药治疗带状疱疹患者 70 例，患者经 1～19 日治疗均获治愈。其中 1～3 日治愈 11 例，4～6 日治愈 45 例，7～9 日治愈 9 例，10 日以上治愈 5 例。全部病例在服药期间均未发现明显不良反应。

第三十三节

荨麻疹

　　荨麻疹是一种常见的过敏性皮肤病，中医称为"瘾疹"，俗称"风疹"，是一种相当常见的皮肤病，有 15% 的人一生中至少发过一次荨麻疹。荨麻疹的主要表现为皮肤局部肿胀，起红色的块状疙瘩，医学上称之为"风团"。临床表现为有瘙痒感，皮疹的数量、大小不定，皮疹消退较快，一般几小时后就会消退，消退后不留任何痕迹。此病时发时退，反反复复，有时一天会发作几次。病程短则几天，长则几年甚至十几年。一般来说，反复发作 3 个月以上的，就称为"慢性荨麻疹"。其病因复杂，多为食物、药物、感染、物理、精神、遗传等因素有关。可发于任何年龄，除局限性和全身皮受损处，亦可累及黏膜和胃肠道，而出现恶心、呕吐、腹痛、腹泻的问题。严重者伴有高热、寒战发生窒息而危及生命。中医从发病的因素认为：风寒、热、虫、气血不足等均可引发此病。

1 醋糖姜汤

【原材料】醋半碗，红糖 100 克，姜 50 克。

【制用法】将醋、红糖与切成细丝的姜同放入砂锅内，煮沸 2 次，去渣。每次服 1 小杯，加温水和服，每日 2～3 次。

【功效主治】散瘀解毒。适用于因食鱼蟹等过敏引起的周身风疹、瘙痒难忍等症。

【验方举例】民间验方，屡用屡验。

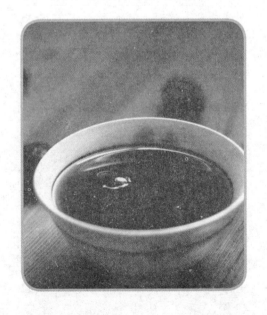

2　绿豆刺蒺藜汤

【原材料】绿豆100克，刺蒺藜15克，蜂蜜适量。

【制用法】将刺蒺藜纱布包，与绿豆同煮汤，以蜂蜜调味。食绿豆饮汤，分2～3次服完。

【功效主治】祛风清热止痒。适用于荨麻疹。

【验方举例】家庭实用验方。

 3　蝉蜕黄酒饮

【原材料】蝉蜕末（焙酥研末）10克，黄酒20毫升。

【制用法】取搪瓷缸1个，加水约150毫升，置炉火上待沸，加蝉蜕末、黄酒，再用武火煎1～2分钟，待温后即可服。每晚临睡前1次服下，不可间隔，至愈方止；服药后盖被取汗效果更好。

【功效主治】止痒抗敏。适用于荨麻疹。

【验方举例】用本方治疗荨麻疹患者35例，一般3～5剂即可好转。

 4　槐叶酒

【原材料】槐叶60克，白酒200毫升。

【制用法】将槐叶置白酒中，密封浸泡20天备用。成人每次服10毫升，

每日服3次，饭后服（酒量大者可服20毫升）。小孩每次服1～2毫升，或外敷患处，每日数次。

【功效主治】抗过敏、止风痒。治疗荨麻疹。

【验方举例】民间验方，屡用屡验。

 5　首乌当归饮

【原材料】制首乌30克，当归、白芍、白芨、地龙干各10克，路路通、生地黄各15克，川芎、乌药、荆芥、防风各6克，甘草5克。

【制用法】将上述诸药加适量水煎。口服。每日1剂，每日2次。15日为1个疗程。

【功效主治】养血活血，祛风止痒。主治荨麻疹。

【验方举例】患者，男，50岁。患荨麻疹8年，曾用过多种中西药均未能根治，近半年来，反复发作，每次持续10余日，瘙痒痛苦难言。服上方24剂，至今10年未再复发。

 6　消疹汤

【原材料】苍术、黄芩、连翘、地肤子、茯苓、蝉蜕各10克，厚朴6～9克，陈皮6克，甘草5克，丹皮10～12克。

【制用法】上药煎至50克左右，顿服，每天1次。口服。每日1剂，每日2次。

9剂为1个疗程。痒甚者加蛇蜕、苦参、徐长卿各10克；脘腹痛甚者加炒枳壳、焦楂曲10克；疹红赤或咽红赤加银花、地骨皮各10克。

【功效主治】调和营卫，祛风止痒。主治荨麻疹。

【验证】经本方治疗患者13例，痊愈的有9例，好转的3例，明显的有1例。

7 艾叶酒

【原材料】白酒100毫升，生艾叶10克。

【制用法】上药煎至50毫升左右。口服。每日1剂，每日1次。

【功效主治】清热散寒。主治荨麻疹。

【验方举例】患者，男27岁，1987年3月4日诊。全身出淡红色大小不等的风团剧痒，反复发作3个月。诊断为慢性荨麻疹。经上方治疗1天痊愈，随访1个月未见复发。

8 麻黄四皮饮

【原材料】麻黄、干姜皮、浮萍各3克，杏仁4.5克，白鲜皮、丹参各15克，陈皮、丹皮、白僵蚕各9克。

【制用法】将上述诸药加适量水煎。口服。每日1剂，每日2次。

【功效主治】开腠理，和血止痒。主治寒湿或风寒而发者的急慢性荨麻疹。

【验方举例】经临床验证，本方对寒湿或风寒的荨麻疹有较好疗效。

9 白鲜皮生地黄汤

【原材料】白鲜皮30克，生地黄、槐花各24克，苦参15克，蝉蜕、丹皮各12克，赤芍、防风、地龙各9克，甘草6克。

【制用法】将上述诸药加适量水煎。口服。每日1剂，每日3次。9剂为1个疗程。

【功效主治】疏风祛湿。主治荨麻疹。

【验方举例】患者，女，30岁。全身皮肤起疹块，奇痒难忍，反复发作，时已10年余。用此方服药9剂，风疹块亦除，痒感消失。已随访7年，未见复发。

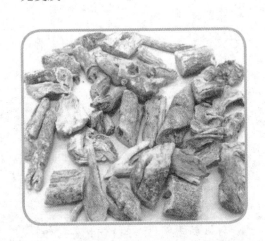

第三十四节

脂溢性皮炎

脂溢性皮炎是一种常见的皮肤病，以 20 ～ 40 岁为多，至老年后症状逐渐减轻。主要因为皮肤分泌物过多加上外来刺激引起，发病部位以头皮、面部多见，也可累及耳前、胸背、腋下等。患者多为油性肤质，皮脂腺分泌旺盛，皮脂腺中的三酰甘油，被毛囊、皮脂腺内的细菌分泌的脂肪酶作用下形成游离脂肪酸，这些游离脂肪酸刺激皮肤，破坏皮肤屏障功能并引起皮肤炎症反应，导致脂溢性皮炎的产生。中医认为其病机为血分蕴热，治疗应当凉血、清热、解毒。

1 紫草凉血汤

【原材料】紫草 12 克，生地黄 30 克，丹皮 9 克，赤芍 9 克，生石膏 30 克，淡竹叶 6 克，黄芩 12 克，金银花 15 克，连翘 12 克，丹参 30 克。

【制用法】将上述诸药加适量水煎。口服。每日 1 剂，每日 2 次。2 周为 1 个疗程。以红斑为主者用原方；油腻性鳞屑多、形体肥胖者，多有湿热内蕴，宜加清热利湿之品，例如地肤子 12 克、白鲜皮 15 克、薏苡仁 30 克、泽泻 10 克；对形体偏瘦，舌体瘦小而红者，当养阴清热，加玄参 15 克、麦冬 15 克。

【功效主治】养血润燥，消风止痒。

主治脂溢性皮炎。

【验方举例】治疗组 160 例，治愈 131 例，显效 14 例，无效 15 例，总有效率 90.6%。

2 金银二参汤

【原材料】党参、金银花、紫花地丁、蒲公英、生何首乌各 30 克，黄柏、菊花、生山楂各 10 克，黄连 3 克，桑白皮、枇杷叶（包）、丹参各 15 克，炙甘草 5 克。

【制用法】将上述诸药加适量水煎。口服。每日 1 剂，每日 2 次。

【功效主治】清热解毒。主治脂溢性皮炎。

【验方举例】用上药治疗脂溢性皮炎258 例，有效率为 96％。

3 大黄苦参液

【原材料】生大黄 100 克，川黄连、苦参、白鲜皮各 50 克，冰片 20 克，食醋 600 毫升。

【制用法】将前 5 味药分别研为极细末，加入食醋浸泡 1 周后备用。外用。先按常规消毒皮肤，再涂上药液，每日 3 ～ 4 次。

【功效主治】除湿清热，消毒。主治脂溢性皮炎。

【验方举例】本方治疗脂溢性皮炎患者 98 例，其中治愈 83 例。显效 10 例，有效 4 例，无效 1 例。

4 凉血清肺饮

【原材料】生地黄、生山楂、虎杖各 15 克，玄参、川石斛、寒水石、桑白皮各 12 克，生石膏、白花蛇舌草各 30 克，黄芩 9 克，生甘草 13 克。

【制用法】先将上药用水浸泡 30 分钟，再煎煮 30 分钟，每剂煎 2 次，将 2 次煎出的药液混合。每日 1 剂，分 2 次服。2 周为 1 个疗程，根据病情可以连续用 3 ～ 4 个疗程。忌食辛辣，少食油腻和甜食，多食蔬菜水果。

【功效主治】养阴除湿清热。主治脂溢性皮炎、痤疮、酒糟鼻。

【验方举例】患者，男，27 岁。面部垢腻，见颜面鼻部赤疹累累，症已7 ～ 8 年。舌苔薄黄腻，脉弦滑，病程缠绵，迁延不愈。以上方稍事加减，服用 2 周后，面部赤疹逐渐隐退，巩固治疗近半年。间断服用本方加减，并配合外用颠倒散洗剂（硫磺、生大黄各 7.5 克研极细末，加入生石灰水100 毫升）涂搽患处，未见复发。

5 熟地黄当归汤

【原材料】熟地黄 15 克，当归、荆芥、白蒺藜、苍术、苦参、麻仁各 9 克，甘草 6 克。

【制用法】将上述诸药加适量水煎。口服。每日 1 剂，每日 2 次。

【功效主治】养血润燥，消风止痒。主治脂溢性皮炎。

【验方举例】经临床验证，本方对脂溢性皮炎有较好疗效。

6 双黄当归煎

【原材料】黄连 5 克，黄芩、当归、甘草各 20 克，连翘、蒲公英、知母、丹皮、生地黄、白芷各 15 克，升麻10 克，石膏 30 克。

【制用法】水煎服，每日 1 剂，每日3 次，每次服 150 毫升。并配合外用药：地榆、黄芩、甘草、艾叶、丹皮、连翘各20克，水煎湿冷敷，每日敷3次，每次30分钟。一般用药10～15天左右。

【功效主治】适用于脂溢性皮炎。

【验方举例】用本方治疗脂溢性皮炎患者121例，有效率达96.7%。

7 首乌当归汤

【原材料】制首乌、当归各25克，黄芩、杏仁、丹参、白鲜皮各15克，升麻10克，生甘草3克。

【制用法】每日1剂，水煎2次，分3次温服。

【功效主治】清热解毒，养血润燥。主治干性脂溢性皮炎，血虚风燥。

【验方举例】患者，男，55岁。头面、躯干瘙痒起屑十余年。诊见：头皮、面颊、耳后、肩背弥散红斑，上覆干燥糠秕状鳞屑，头发纤细，枯脆不泽。舌红少津，苔薄黄，脉稍数。诊断：脂溢性皮炎。予上方加丹皮、赤芍各10克，服药7剂，皮屑大减，瘙痒减轻。继调治20余剂而愈。

第三十五节

神经性皮炎

神经性皮炎又称"顽癣"，顾名思义，多是顽固难愈。《巢氏病源》记载："摄领疮如癣之类，生于颈上，痒痛，衣领拂着即剧。"大多数"顽癣"的患者病灶发生在颈项部，也有发生在肘窝、前臂、小腿、后腰部、会阴等。其临床症状多为剧痒，皮肤上出现聚结性扁平丘疹，呈圆形或多角形，大小如粟粒或高粱粒，皮肤变厚变硬，呈苔藓状。患者多见于老年人，其病因多由情志不遂，闷郁不舒，心火过旺，以致气血运行失调，凝滞于皮层；也有因脾脏湿热，复感风邪，蕴阻肌肤。因此，人们常说"顽癣"是由神经系统功能紊乱造成的。

1 首乌饮

【原材料】首乌15克，丹皮8克，生地黄12克，熟地黄10克，当归10克，红花3克，地肤子、白蒺藜、僵蚕、玄参、甘草各5克。

【制用法】将上述诸药加适量水煎。口服。每日1剂，每日2次。

【功效主治】祛风凉血，健脾利湿。主治神经性皮炎。

【验方举例】治疗54例，痊愈49例，效5例，总有效率达100%。

2 柴钩饮

【原材料】柴胡10克，栀子10克，龙胆草10克，丹皮10克，生地黄15克，何首乌30克，当归15克，赤芍10克，白芍10克，钩藤15克。

【制用法】将上述诸药加适量水煎。口服。每日1剂，每日2次。皮损色鲜红者可加大生地黄用量，并加桃仁、红花；年老体弱，伴有晕失眠者可加黄芪、夜交藤、酸枣仁。

【功效主治】疏肝理气，清肝泻火。主治神经性皮炎。

【验方举例】本方治疗神经性皮炎98例，总有效率92.9%。

3 全虫甘草汤

【原材料】全虫9克，干生地黄15克，当归12克，赤芍9克，白鲜皮15克，蛇床子9克，浮萍6克，厚朴9克，陈皮6克，炙甘草9克。

【制用法】将上述诸药加适量水煎。口服。每日1剂，每日2次。

【功效主治】活血祛风，除湿止痒。主治神经性皮炎。

【验方举例】患者，女，35岁。患者1年多以前开始于颈部、两下肢皮瘙痒至全身，皮肤变粗变厚，晚间搔痒加重，致使不能入睡。饮食、二便尚正常。曾经多次治疗不效。用上方9剂，痒止，皮肤变青，连服半月后已基本治愈。

4 白鲜皮饮

【原材料】白鲜皮15～30克克，黄芩9克，防风9克，荆芥9克，蝉蜕9克，苍术9克。赤芍15克，丹参15克，当归9克，甘草6克。

【制用法】将上述诸药加适量水煎。口服。每日1剂，每日2次。

【功效主治】清热祛风，凉血活血。主治神经性皮炎。

【验方举例】本方治疗神经性皮炎40例，治愈35例，有效5例，总有效率为100%。

5 土槿皮乌梅汁

【原材料】土槿皮24克，雄黄12克，乌梅24克，米醋300毫升。

【制用法】上药用米醋泡2周后，滤净瓶装备用。以棉签蘸药液少许涂局部，每日2次或3次。

【功效主治】清热燥湿消肿，杀虫止痒，软坚散结。主治神经性皮炎。

【验方举例】患者，男，32岁。颈、背四肢苔藓样大小不一的片状皮肤增厚，奇痒难忍，2年来屡治无效。用本方治疗2天后瘙痒减轻，1月后皮损处渐恢复，2月后基本痊愈。

6 硼砂斑蝥酊

【原材料】斑蝥、通草各150克，硼砂300克。

【制用法】将斑蝥用95%乙醇1000毫升浸泡3天左右，将通草和硼砂加水约3000毫升煎至2000毫升。两种液体按1：1和2：1配制即成，用时，根据患部皮肤角质化的程度，选择不同比例的药水外洗，每日3次。

【功效主治】用治神经性皮炎。

【验方举例】用上药治疗神经性皮炎患者23例，痊愈21例，有效2例。本方对各类癣病（除头癣）、阴囊湿疹均有显效。

7 土槿皮肉桂散

【原材料】肉桂200克，土槿皮100克，食醋600毫升。

【制用法】将前2药研为极细末，以陈食醋浸泡半个月后备用。用时，根据病损部位大小，取上药糊适量涂敷病损处，2～3小时药糊干后即除掉。若未痊愈，隔7天后如上法再涂敷1次，直至痊愈为止。

【功效主治】用治神经性皮炎。

【验方举例】用本方治疗神经性皮炎患者80例，一般轻者涂药1次，重者涂药2次，均获痊愈。

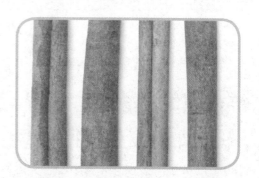

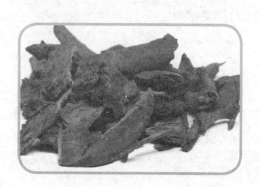

第三十六节

皮肤瘙痒

皮肤瘙痒简称皮痒症，中医称痒风，可分全身性和局限性两种。它是很多皮肤病共有的一种自觉症状，如湿疹、荨麻疹、过敏性皮炎等都可以产生剧烈的瘙痒。其临床表现为皮肤先出现剧烈瘙痒，而无任何原发皮疹，由于搔抓而出现抓痕、血痂、色素沉着等。全身性皮痒症以老年人较多见，冬季易发。病因复杂，老年人的皮肤及其附属器官皮脂腺、汗腺等萎缩，皮肤因而干燥无华，血液循环不良，皮肤的适应能力下降，过冷过热的刺激等易引发瘙痒。皮毛、化纤品衣物等的刺激，饮酒、食辛辣食物等也常为诱因。还有神经精神机能障碍、糖尿病、甲状腺功能异常、肝炎、肾炎、肿瘤、胆道疾患以及寄生虫感染等，都可以引起皮肤瘙痒症。发作常有定时，例如入睡前、精神变化、气温变化、食辛辣刺激食物时易发作。

1 银耳竹叶茅根饮

【原材料】银耳10克，竹叶5克，白茅根30克，金银花3克，冰糖适量。

【制用法】将竹叶、白茅根洗净加水适量煎熬，煮沸后15分钟取液1次，反复3次，把药液合并待用。另将银耳用温水泡开，择洗干净。用药液将银耳上火烧沸后，改文火熬至银耳熟烂，加入冰糖。最后把洗净的金银花撒入银耳汤中，略煮沸即可服用。时时饮之。

【功效主治】滋阴润燥、熄风止痒。适用于血热蕴肤型皮肤瘙痒。

【验方举例】家庭实用验方，效果显著。

2 干姜桂枝枣汤

【原材料】干姜9克，红枣10枚，桂枝6克。

【制用法】3味一起加水适量，煎为汤。饮汤，食枣。每日1剂，连服7～8剂。

【功效主治】疏风散寒。可辅治风寒侵表型皮肤瘙痒症。

【验方举例】民间良方，效果显著。

3 豆奶核桃芝麻饮

【原材料】黄豆50克，大米60克，核桃仁、白芝麻各30克，牛奶300毫升，白糖适量。

【制用法】将黄豆浸水泡1日，视豆浸胀后待研；大米用水浸1小时，与核桃仁、白芝麻、泡好的黄豆拌匀，加入牛奶、清水，倒入小磨里磨出浆，过滤入锅煮沸，加白糖少许，即可饮用。不拘时，时时饮之。

【功效主治】补虚损、养血润肤。适用于血虚风燥型皮肤瘙痒症。

【验方举例】用本方治疗皮肤瘙痒症患者12例，有效率达98.6%。

4 风疹瘙痒茶

【原材料】生黄芪10克，野菊花15克，土茯苓20克，荆芥穗7克。

【制用法】将以上各药共研粗末，置保温瓶中，冲入适量沸水，加焖10多分钟。代茶频频饮服。每日1剂。脾虚血燥者不宜饮用。

【功效主治】清热解毒、祛风利湿。适用于痒疹属风热湿毒者。如风团样瘙痒性丘疹，风团红肿消退后，可遗留丘疹剧痒，常对称分布于四肢、躯干和面部。

【验方举例】用本方治疗患者11例，10例痊愈，1例无效。

5 祛风止痒汤

【原材料】荆芥、薄荷、蕲蛇、地肤子、蝉蜕各10克，防风、当归、威灵仙各12克，何首乌20克，甘草6克。

【制用法】将上述诸药加适量水煎。口服。每日1剂，每日2次。

【功效主治】祛风止痒，益血干燥。主治皮肤瘙痒。

【验方举例】患者，男，50岁，全身瘙痒3年余，每遇冬令则瘙痒更甚，诊为皮肤瘙痒症。处上方去地肤子，加生地黄20克，丹皮、玄参各12克。服2剂后见效，再进4剂，瘙痒全止，为巩固疗效，又连服6剂，随访迄今未见复发。

6 二地止痒汤

【原材料】熟地黄、生地黄、赤芍各10克，当归10～12克，川芎6～9克，女贞子、枸杞子、玉竹、麦冬、菟丝子、浮萍、防风、防己、枳壳各10克，生黄芪、首乌、刺蒺藜、白鲜皮各15～30克。

【制用法】将上述诸药加适量水煎。口服。每日1剂，每日2次。

【功效主治】养血滋阴，祛风止痒。主治全身性瘙痒症。

【验方举例】治疗167例，总有效率为98%。其中痊愈45例，显效60例，

有效 59 例，无效 3 例。

7 木香枣仁汤

【原材料】木香 10 克，炒枣仁 20 克，陈皮、大腹皮、地肤子、带皮苓、苦参、白鲜皮、防风、荆芥各 9 克，浮萍 6 克。

【制用法】将上述诸药加适量水煎。口服。每日 1 剂，每日 2 次。

【功效主治】行气安神，散风利湿。主治各种顽固性皮肤痒症。

【验方举例】此方治疗患者 29 例，其中治愈 23 例，好转 5 例，无效 1 例，总有效率 96.5%。

8 百部蛇床子熏洗

【原材料】百部、蛇床子、艾叶、枯矾各 15 克。

【制用法】加水 1500 毫升，煮沸 20 分钟滤药液。先熏后洗，每日 1 剂，熏洗 1 ~ 2 次，每次 30 分钟。

【功效主治】清热杀虫，祛风止痒。主治皮肤瘙痒。

【验方举例】经临床验证，本方对皮肤瘙痒有较好疗效。

9 凉血祛风汤

【原材料】生地黄 30 克，白鲜皮、玄参、苦参、银花、连翘各 15 克，地肤子、丹皮、赤芍各 12 克，紫草、荆芥、防风各 10 克，升麻、薄荷、甘草各 6 克，蝉蜕 3 克。

【制用法】每天 1 剂，水煎 2 次内服；药渣再煎反复擦洗患处。一般用药 2 剂即可。

【功效主治】治皮肤瘙痒症。

【验方举例】患者，女，17 岁。全身性皮肤瘙痒 1 月余。以夜晚尤剧，奇痒难忍，经用西药内服及外用，稍有缓解，但停药后复剧痒。患者全身皮肤致密丘疹，并有抓痕、血痂及色素沉着；舌质淡红，脉弦细。即予上方，每天 1 剂，内服并外洗。2 剂后告愈，继服 2 剂以资巩固，后未再复发。

10 润肤止痒液

【原材料】生甘草、蛇床子各 30 克。

【制用法】煎 2 遍和匀，去渣浓缩成 200 毫升，瓶装备用。同时涂患部，每日 2 ~ 3 次。

【功效主治】润肤，祛风，止痒。用治皮肤瘙痒症。

【验方举例】患者，男，62 岁。就诊日期：1985 年 11 月 1 日。皮肤瘙痒 2 月余，皮表未见原发损害。入冬以来瘙痒异常，部位不定，皮肤干燥、脱屑。予本方外用，当日见效，2 周后瘙痒消除，皮肤滑润。

第三十七节

疥疮

疥疮俗称"癞疥疮"，是由于疥螨寄生在人体皮肤表层内引起的一种慢性传染病，小儿易得。疥疮的传染性很强，接触了患者用过的衣服、鞋、袜等物等都会传染。疥螨通常喜欢侵犯皮肤细嫩的部位，例如指缝、手腕、肘窝、腋窝、腹股沟等处。其临床表现为皮肤的损害处表现为隧道（疥虫钻过的地方，呈一条细小的灰白色或黑色线条）、丘疹、水疱、脓疱以外，阴茎、阴囊、阴唇、肛周等处感染后还可出现绿豆至黄豆大小的结节。疥疮常有剧烈的瘙痒，夜间为重，有的患者因搔抓、水烫等刺激继发感染，还会出现毛囊炎、疖肿。少数患者还可能并发肾炎。中医认为此病多因湿热内蕴，虫毒侵袭，郁于皮肤所致。得了疥疮应立即进行隔离治疗，以便彻底阻断传染源。

1 东丹硫磺散

【原材料】东丹15克，铁屑15克，明矾15克，花椒15克，硫磺15克，六一散15克。

【制用法】将上述诸药共研细末，过筛备用。先用葱白捣烂如泥，放在碗内，用文火烤热熏手掌，再用麻油擦在掌中蘸药粉乘热搓患处。

【功致主治】杀虫止痒。主治疥疮。

【验方举例】经临床验证，本方对疥疮有较好疗效。

2 硫黄软膏

【原材料】5%～20%的硫黄软膏。

【制用法】小儿用5%～10%浓度，成人用10%～15%浓度。先用川椒15克，白鲜皮、地肤子各30克，煎水外洗，或用温肥皂水洗涤全身后。再搓药，一般先搓好发部位，再搓全身，每天早、晚各1次，连续3天，第4天洗澡，换洗衣、被、床单，此为1个疗程。

【功致主治】杀虫止痒。主治疥疮。

【验方举例】患者，3岁，男，用此方法治疗1个疗程，停药后观察1周，无新的皮损出现，痊愈。

3　双黄油

【原材料】熟鸡蛋15个，明雄黄7.5克，血竭3.5克。

【制用法】把蛋黄压碎放入铜勺中，取文火熬炼，待蛋黄成糊状时，将研细的雄黄、血竭放入勺中，用竹筷搅动至油出、药渣呈黑黄色时取出，去渣留油，装入玻璃瓶中备用。使用时，先热水肥皂洗浴后，用双黄油反复擦患处，隔晚1次。用药后要换衣服被褥，换下的衣服要煮沸消毒。用药期间忌食辛辣、油腻之物。

【功效主治】解毒，杀虫。用于疥疮。

【验方举例】双黄油乃一中医多家四世相传验方，临床具有简便廉价的特点。曾治30例，均于用药1～5次后痊愈。

4　百部硫磺汤

【原材料】百部、蛇床子、大枫子、藜芦、川黄连、硫磺各30克，川花椒、苦参各15克。

【制用法】将上药加水2000毫升，煎至1500毫升，睡前外洗患处。1剂药可用2天。

【功效主治】清热解毒，祛风杀虫。主治疥疮。

【验方举例】用此方治疗疥疮患者89例，经用药1剂或2剂后，其中治愈者（瘙痒停止，皮疹消失，经观察1个月未复发者）85例，好转（瘙痒减轻，皮疹减少）3例，无效（瘙痒及皮疹无变化）1例。

5　蛇床子百部水

【原材料】百部、蛇床子、大枫子、藜芦、川黄连、硫磺各30克，川花椒、苦参各15克。

【制用法】将上药加水2000毫升，煎至1500毫升，睡前外洗患处。1剂药可用2天。

【功效主治】用治疥疮。

【验方举例】用本方治疗疥疮患者89例，经用药1～2剂后，其中治愈（瘙痒停止，皮疹消失，经观察1个月未复发者）85例；好转（瘙痒减轻，皮疹减少）3例；无效（瘙痒及皮疹无变化）1例。

6　大枫子硫磺散

【原材料】大枫子（去壳）30克，木鳖子（去壳）30克，水银30克，明矾30克，雄黄30克，硫磺45克，川椒15克，蛇床子30克。

【制用法】将上述诸药共研为细末，菜油调涂患处，1日3次。

【功效主治】祛风止痒。主治疥疮。

【验方举例】经临床验证，本方对疥疮有较好疗效。

7 地肤子凡士林膏

【原材料】地肤子50克，蛇床子50克，羚羊角粉10克，氟轻松15片，扑尔敏20片，灰黄梅素20片，硫黄100克，凡士林500克。

【制用法】将上述诸药共研为细末，凡士林调备用。涂患处，1日3次。

【功效主治】杀虫止痒。主治疥疮。

【加减】兼感染者加呋喃西林粉5克。

【验方举例】经临床验证，本方对疥疮有较好疗效。

8 九里光花椒水

【原材料】藜芦、苍术、九里光、荆芥各50克，花椒20克。

【制用法】将上药煎水外洗，每日洗2次。

【功效主治】用治疥疮。

【验方举例】用上药治疗疥疮患者，一般洗至3剂获得治愈。

第三十八节

手足癣

手足癣又称"脚湿气""香港脚"，有30%～40%的人群患有此病。它主要是由真菌引起的皮肤传染病。可通过公用拖鞋、公用洗脚盆、公共浴池及毛巾互相感染。手癣又称为鹅掌风，大多由足癣感染而来，常因搓足引起。多发于春夏季节，这时温暖潮湿的环境为真菌生长、繁殖提供了的条件。人的足部汗腺较发达，而鞋袜使汗液不易挥发，如果不常洗脚或脚汗多，就容易引起真菌的生长繁殖。真菌生命力极强，真菌在脱离毛发、指（趾）甲、皮屑等处也可以存活和保持毒性一年以上。所以说，手足癣病人脱落的皮屑是传染媒介。足癣并非小病，如果处理不当，可导致全身发疹，若继发感染，可发生丹毒，重者导致败血症。

1　苍术明矾洗剂

【原材料】苍术、黄柏各15克，川牛膝10克，龙胆草30克，明矾40克。

【制用法】将上述诸药加适量水煎。浸泡患处。每日2次或3次，每次30分钟，泡后让其自然干燥。

【功效主治】下气散血，消肿止痛。主治手足癣。

【验方举例】本方源于《家庭医生报》，经验证，对手足癣有很好的疗效。

2　一味马钱子方

【原材料】马钱子适量。

【制用法】将马钱子放入盛有芝麻油的锅中，炸至胀鼓，剖开呈黄色即可，过滤即得马钱子药油。将患癣的手足洗净，晾干。取马钱子药油涂搽于患

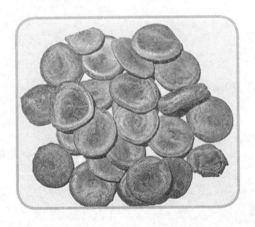

处，边搽边搓边热烘。隔日1次。用药5次为1个疗程。

【功效主治】散血热，消肿止痛。主治手足癣。

【验方举例】患者，女，32岁。患手癣5年，初起为小泡，泡破后脱屑严重，瘙痒并疼痛。遂予以外搽马钱子药油并加热烘暖患部。隔日1次。2日后复诊，瘙痒明显减轻，燥裂处疼痛缓解。连续4次用药而治愈。随访1年，未见复发。

3　艾叶熏洗

【原材料】艾叶200～250克。

【制用法】艾叶200～250克，加水适量，煎煮5～6沸，过滤药汁入大口瓶内。将患处皮肤对准瓶口热熏，待药液温热微烫时，浸泡患部10～20分钟，每日2次。药液冷后可加热。

【功效主治】止痒。主治手癣。

【验方举例】本方源于《家庭保健报》，经验证，对手癣有很好的疗效，无论糜烂型、鳞屑角化型、水疱型，均可应用。

4　米醋花椒水

【原材料】米醋1000毫升，花椒250克。

【制用法】将上述诸药加适量水煎。

趁热浸泡患手，每日2小时，连浸7天。

【功效主治】解毒杀虫，散瘀消肿。主治手癣。

【验方举例】本方源于《中国中医药报》，经验证，对手癣有很好的疗效。

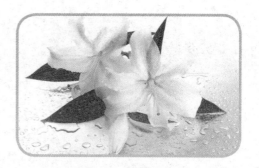

5　三草丁香水

【原材料】龙胆草、败酱草、金钱草、丁香、射干、苦参各20克，枯矾10克。

【制用法】将上药水煎30分钟后，约得药液2000毫升，倒入盆中，浸洗患足，每次30分钟，早、晚各1次。每剂药可用2次。3剂为1个疗程。

【功效主治】用治脚癣。

【验方举例】用本方治疗脚癣患者83例，经用药1～2个疗程后，均获治愈。

6　苏木公英汤

【原材料】苏木、蒲公英、钩藤各30克，防风、防己、川花椒、黄芩、白矾各15克。

【制用法】将上药加水2500毫升，煮沸后待温，浸洗患脚，每日1剂，早、晚各浸洗1次，每次浸泡30～60分钟，每3天为1个疗程。

【功效主治】用治足癣。

【验方举例】用上药治疗湿烂型脚癣患者120例，一般经1～3个疗程治愈，少数经4～5个疗程治愈。仅6例无效。

7　海桐皮百合洗剂

【原材料】海桐皮、百合各30克。

【制用法】将上述诸药加适量水煎20分钟。待温度适宜浸泡患处。每日1～3次。

【功效主治】下气散血，消肿止痛。主治手足癣。

【验方举例】本方源于《家庭医生报》，经验证，对手足癣有很好的疗效。

8　藿香洗剂

【原材料】藿香25克，生大黄2克，黄精、明矾各10克，白醋500克。

【制用法】以白醋浸泡上药24小时，经煮沸冷却后，将患部浸洗3～4小时。用药期间，5天内不用肥皂或接触碱性物质，一般1～2剂即可告愈。

【功效主治】主治手足癣。

【验方举例】患者，女，50岁。患手、足癣，局部起水疱，奇痒。历时3～4年，经多方治疗，病情反复不愈，后用上方2剂而愈。随访5年无复发。

第三十九节

手足皲裂

手足皲裂又称为"皲裂疮",是冬季较为常见的一种皮肤病,多见于老年人和妇女。中医认为,手足皲裂是因为外受风寒侵袭,引起肌体气机不调,血脉运行不畅,四肢末端经脉失养,乃至皲裂。另外,鱼鳞病、皲裂性湿疹、角化干燥型手足癣等皮肤病患者,都有可能引发手足皲裂。临床表现为手指、足跟、足缘及手足掌侧皮肤干燥、增厚,并出现顺皮纹方向的裂隙,深浅、长短不一,严重者裂隙伴有出血和明显的疼痛。在治疗上应养血、润肤、除燥。

1 白甘寄奴膏

【原材料】白芨、甘草、刘寄奴、甘油(不用纯甘油,要加入一半75%酒精)、凡士林按2:2:1:20:20比例配方。

【制用法】将白芨、甘草、刘寄奴分别研细末,再过120目筛,凡士林加温溶化,待冷却,再将上药和甘油、凡士林混合拌匀装瓶备用。先将患处用热水浸泡10～30分钟,揩干,剪去硬皮,去掉污垢,然后敷上药膏。早晚各1次,一般用3～7天即可治愈。

【功效主治】养血,润肤。主治手足皲裂。

【验方举例】患者,男,61岁。双足皲裂4年余,每到冬季必发,常出血,痛苦不堪。检查:双足后跟、足缘共见8条2～4毫米之深裂缝,渗血。诊断:双足皲裂。予上膏外擦,3天后痊愈。嘱患者每年冬季用上药膏外擦。随访3年未见复发。

2 忍冬手裂膏

【原材料】忍冬藤400克,生草乌150克,川芎150克,当归100克,白芨100克,冰片100克。

【制用法】将上药浸泡于2000克香油中,24～48小时后,加热炸枯,滤渣,再投黄蜡适量,置冷成膏,装盒备用。先将患部浸入55°热水中,泡数分钟，再取药膏匀擦，再用热水袋熨数分钟，1日2次，14次为1个疗程，一般2～4个疗程可愈。

【功效主治】散寒活瘀。主治手足皲裂。

【验方举例】患者，女，65岁。双手皲裂、疼痛十余年，冬重夏轻。检查：双手掌皮肤干燥、角化、皲裂、渗血。诊断：双手皲裂。予上药膏治疗，3个疗程痊愈。随访2年未见复发。

3 补骨脂赤芍洗剂

【原材料】补骨脂15克，赤芍10克，蜂房20克，地肤子10克，地骨皮10克。

【制用法】将上述诸药加适量水煎。取药液浸泡患处20分钟，再用热水洗去药液，将云南白药粉少许撒在伤湿止痛膏上，贴于手足皲裂处，每天1次，连用10天。

【功效主治】消炎抗菌，敛疮生肌。主治手足皲裂。

【验方举例】经临床验证，本方对手足皲裂有较好疗效。

4 柏树胶松香散

【原材料】柏树胶、松香各30克。

【制用法】将上述诸药共研成细末，混合均匀，贮瓶备用。将药粉撒于胶布上，用文火烊化，紧贴于裂口处，每天1次，连用至愈。

【功效主治】活血通络。主治手足皲裂。

【验方举例】经临床验证，本方对手足皲裂有较好疗效。

5 白芨膏

【原材料】白芨10克，凡士林100克。

【制用法】先将白芨研成细末，再将凡士林加入白芨粉中调成软膏。外涂患处，每天3次。

【功效主治】养血除燥。主治手足皲裂。

【验方举例】经临床验证，用本方治疗患者10例，痊愈9例，好转1例。

6 二白大黄散

【原材料】白蔹、白芨各30克，大黄50克。

【制用法】先将上药炒黄研成细末，贮瓶备用。取药粉少许加适量蜂蜜调成糊状外涂皲裂患处，每天3次，10天为1个疗程。

【功效主治】养血，润肤。主治手足皲裂。

【验方举例】利用本方治疗患者25例，痊愈18例，好转6例，无效1例。

第四十节

痈、疖疮

痈也称为疽，为多个相邻的毛囊及其所属皮脂腺或汗腺急性化脓性感染，或由多个疖融合而成。发于颈项部时称为"对口疮""砍头疮"；发于背部时又称"搭背"，是比较严重的皮肤及皮下组织金黄色葡萄球菌感染。临床表现为皮肤肿胀，紫红、疼痛，迅速扩展，可达鸡蛋大小。病变较疖广而深，疼痛剧烈，并伴有食欲不振、畏寒、发热、头痛、白细胞增多等全身反应。几天后，肿块中央出现很多脓头，中央部逐渐坏死、溶解、塌陷，内含有脓液和大量的坏死组织，故流出很多脓血性分泌物。愈合需1个月左右，多见于成年人和糖尿病患者。

疮疖，又称疖或疖肿，是皮肤浅表组织的急性化脓性外科病症。多发于夏天炎热季节，任何部位均可发生，以头、面、背及腋下部位多见。主要因为天气炎热，暑毒蕴阻于皮肤，或生痱子后被抓破感染所致。临床表现为红肿热痛，突出皮肤表面，疮疖数目不等。一般疖肿脓出后而愈。

1 消疖汤

【原材料】黄芪、土茯苓各 15～20 克，地龙、银花各 10～20 克，皂角刺 10 克，山慈姑 10 克。

【制用法】山慈姑焙干研粉，随药液冲服，余药水煎取 300 毫升，分 2 次服，每日 1 剂，一般服药 5～10 剂。

【功效主治】消痈散结，托毒生肌。主治疖病。

【验方举例】本方治疗疖病患者 27 例，痊愈 11 例（药后疖肿消失，随访 2 个月无复发），显效 9 例（药后病灶减少约 70%），有效 5 例（药后病灶减少约 30%），无效 2 例。

2 蒲公英败酱草汤

【原材料】鲜蒲公英 90 克，败酱草 30 克，赤芍 18 克。

【制用法】将上述诸药加适量水煎。口服。每日 1 剂，每日 3 次。

【功效主治】消痈散结，托毒生肌。主治肠痈。

【验方举例】本方源于《中国中医药报》，经验证，对肠痈有很好的疗效。

3　鱼腥草金银花汤

【原材料】鲜蒲公英、鱼腥草、金银花、薏苡仁各30克。

【制用法】将上述诸药加适量水煎。口服。每日1剂，分4次服。宜连服1周。

【功致主治】清热，解毒。主治肺痈。

【验方举例】用此方治疗7例，均获治愈，一般只需3～5天。

4　茯苓车前子汤

【原材料】蒲公英30克，茯苓、车前子、川牛膝各15克，金银花18克。

【制用法】将上述诸药加适量水煎。口服。每日1剂，每日2次。气虚者，加黄芪；血虚者，加当归、丹参。

【功致主治】清营托毒，化湿开郁。主治附骨疽。

【验方举例】用本方治疗疔疮患者35例，其中，痊愈30例，好转3例，无效2例。

5　蒲公英散

【原材料】蒲公英30克，明矾末少许。

【制用法】共捣，以温开水调。敷患处，每日1换，以愈为度。

【功致主治】活血散瘀，消肿软坚。主治臁疮。

【验方举例】本方源于《中国中医药报》，经验证，对臁疮有很好的疗效。

6　疔疖膏

【原材料】麻油200克，制松香500克，松节油25毫升，黄蜡250克，川白蜡50克，制没药、铜绿、百草霜各125克，制乳香100克。

【制用法】上药制成膏药，外贴患处，每日换1次，7日1个疗程，必要时可连续用2个疗程。

【功致主治】活血散瘀，消肿软坚，提脓拔毒，生肌长肉。主治疖病。

【验方举例】本方治疗疖病120例，痊愈（疖肿消散或溃后愈合，全身症状消失，随访无复发）92例（76.7％），好转（疖肿消散，全身症状消失，随访期内有复发）21例（17.5％），无效7例（5.8％）。

7　野菊花金银花汤

【原材料】蒲公英、紫花地丁、金银花各30克，野菊花、紫背天葵各15克，生甘草9克。

【制用法】将上述诸药加适量水煎。口服。每日1剂，每日3次。连服5～10日。

【功效主治】提脓拔毒，生肌长肉。主治疗疖。

【验方举例】本方源于《中国中医药报》，经验证，对疗疖有很好的疗效。

第四十一节

皮肤溃疡

皮肤溃疡中医称"臁疮"。它分为急、慢性两种。急性溃疡多见于皮肤外伤感染，皮肤软组织细菌感染，慢性溃疡是由急性溃疡未得到及时治疗演变而成的，也可能是由其他疾病继发而成，例如糖尿病、下肢静脉曲张等。中医认为此病由火毒所致，《黄帝内经》说"热胜则腐"，热毒与气血相搏，阻滞气血，导致气滞血瘀、日久生腐。治疗上以清热解毒、祛腐生肌为主。

1 皮粘散

【原材料】炉甘石60克，朱砂6克，琥珀3克，硼砂4.5克，黄连15克，熊胆1.2克，冰片0.6克。

【制用法】炉甘石置火中烧红，用黄连15克煎水淬7次，阴干后碾细水飞。余药共研极细末，与炉甘石细末研匀，装瓷瓶备用。将药粉直接撒布于溃疡面，膏药敷贴，每天1次。若口腔或外阴部溃疡应先用凉茶洗净，再敷药粉，不盖药膏。浅表小溃疡亦可油调外敷。

【功效主治】解毒止痛，生肌敛口。主治皮肤溃疡。

【验方举例】患者，男，67岁，1996年3月27日初诊。左小腿内侧溃烂。查其左胫前、踝关节上方见4厘米×3厘米慢性溃疡面，肉色秽暗，脓腐浸渍，气味腥臭，疮口边缘凸起似灰白色的缸口，周围皮肤乌黑僵硬。外用皮粘散撒敷疮面，盖紫草油纱，每天1次。1周后脓腐明显减少，2周后溃疡缩小。外盖生肌玉红膏，继用3周收口而愈。

2 红药膏

【原材料】松香 50 克，樟丹 20 克，银珠 10 克，梅片 1 克，蓖麻油适量。

【制用法】先将油烧开入松香搅拌待溶解，稍冷却再入樟丹、银珠继续搅拌均匀冷却，最后入梅片（研细），入罐内待用。疮口用 1% 新洁尔灭清洁创面，再用庆大霉素注射液 8 万 u，冲洗创面，稍等片刻，将红药膏刮入一层无菌纱布块上，大小决定于创面大小再敷于疮口用无菌敷料包扎，注意不宜太厚、太紧。一日或隔日一次。

【功效主治】化腐生肌，去瘀生新。主治顽固性小腿溃疡。

【验方举例】26 例患者，男 24 例，女 2 例，年龄 31 ～ 72 岁。病程最短者 13 个月，最长者 7 年零 6 个月，多发一侧小腿下 1/3 处。内侧 21 例，外侧 5 例，溃疡一处或多处，平均 2 处，创口凹陷，创面肉色灰白，周围皮肤紫黑，板硬，时流灰黑或带绿色臭脓水，创口最小 0.5 厘米 ×1 厘米、最大 4.5 厘米 ×7 厘米，久不收口。大面积伤口 3 周后由伤口边缘向中心增长，平均 0.5 厘米有 16 例占 62.5%，平均增长 0.3 厘米的 8 例，增长 0.1 厘米 2 例，治疗病程 7 ～ 71 天，平均为 38.5 天，病例均治愈。

3 紫草油

【原材料】紫草 100 克。

【制用法】将紫草放入烧热至 60℃～ 70℃的麻油中浸泡，放置 24 小时，将油滤出。先用 75% 酒精消毒患面（有坏死组织用 30% 双氧水擦洗，再用生理盐水冲洗拭干），随后涂上紫草油，每日 2 次，直到愈合。

【功效主治】去腐生肌。主治皮肤溃疡。

【验方举例】本方源于《当代健康报》，经验证，对皮肤溃疡有很好的疗效。

4 桑蚕茧白矾膏

【原材料】桑蚕茧 1 个，白矾少许。

【制用法】将白矾装入蚕茧内，烧炭，研末，香油调。外用。涂患处。

【功效主治】去瘀生新。主治皮肤溃疡。

【验方举例】经临床验证，对皮肤溃疡有很好的疗效。

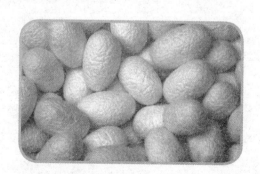

5 苍术黄柏汤

【原材料】苍术、黄柏、牛膝、丹参各15克，茯苓、蒲公英各20克，川芎12克。

【制用法】本方亦可随证加减。每日1剂，水煎服。并清创后，用脱疽膏（含紫草、当归、血竭、冰片、珍珠粉、麻油等）纱条敷患处，无菌纱布包扎；弹力绷带缠缚创面上、下10厘米处。2～3天换药1次。感染用抗生素。

【功效主治】治下肢静脉性溃疡。

【验方举例】用中药内服外治下肢静脉性溃疡36例，痊愈25例，显效8例，好转2例，无效1例，总有效率为97.20%。

6 紫草松香膏

【原材料】紫草、猪蹄甲粉（洗净，焙至焦黄研末）、松香各30克，植物油250毫升。

【制用法】将紫草置植物油中煎沸5分钟后，去掉紫草，离火后，再加入松香，待松香溶化，加入猪蹄甲粉，搅拌均匀，贮瓶备用。用时，按常规清洁创面，再将上药膏摊涂于消毒纱布上敷于创面，包扎，2～5天换药1次。

【功效主治】主治下肢溃疡。

【验方举例】用上药治疗下肢溃疡及其他皮肤溃疡患者30例，均获治愈。

第四十二节

红眼病

红眼病又称急性结膜炎，中医又叫"天行赤眼"。此病多发生在夏秋季节，是感受风邪热毒，侵袭眼部引起的疾病。现代医学称为急性结膜炎是由病毒传染引起的一种急性传染病。其具有发病急、传播快、流行广、传染性强的特点。临床表现主要为发病急、眼痛、眼胞发肿、目热怕光、眼粪多而黏结等特征。中医上采用的治疗方法是清热解毒、祛风止痒。

1 复方菊花煎

【原材料】菊花9克，密蒙花9克，谷精草9克，山栀6克，金银花15克，连翘15克，川黄连6克，桑叶9克，生地黄9克，赤芍9克，茅根15克，桔梗6克。

【制用法】每日1剂，水煎服。

【功效主治】清热解毒，凉血消炎。主治急性结膜炎，症见两目红肿疼痛，有异物感，分泌物多，视物不清。

【验方举例】用此方治疗9例病人，治愈7人，好转2人，有效率100%。

2 银花连翘汤

【原材料】银花、连翘、野菊花、夏枯草各15克，竹叶、薄荷、桔梗、大力各9克，芦根18克，甘草3克。

【制用法】将上述诸药加适量水煎。口服。每日1剂，每日3次。

【功效主治】疏风散热，佐以解毒。主治轻度红眼病患者。

【验方举例】经临床验证，本方对轻度红眼病有较好疗效。

3 苦瓜末

【原材料】苦瓜1个，灯心草适量。

【制用法】苦瓜剖开去瓤，晒干，焙干研末，灯心草煎汤。每次取苦瓜末5克，灯心草汤送服，每日2次。

【功效主治】适用于风热型急性结膜炎。

【验方举例】用本方治疗患者18例，均有良好的作用，治愈率达100%。

4 枸杞子车前桑叶汤

【原材料】鲜枸杞子苗30克，鲜车前草30克，鲜桑叶60克。

【制用法】将枸杞子苗、车前草、桑叶洗净。将其放入锅中，加水煎汤服用。

【功效主治】清热解毒，利水明目。治疗热毒壅盛之急性结膜炎。

【验方举例】民间验方，屡用屡验。

5 复方黄连散

【原材料】飞浮石500克，黄连22克，月石16克，轻粉15克，朱砂6克，梅片50克，珍珠3克，胡椒1粒。

【制用法】上药分别各研极细末，然后混合再研，以齿上无声，色泽均匀为度，装入磁瓶备用。以细玻璃棒一根，一端用冷开水打湿，蘸药末少许，点于内眼角内，闭目数分钟，每日3～5次。

【功效主治】主治急、慢性结膜炎，流泪，睑缘赤烂，沙眼，眼痒如虫行等。

【验方举例】经临床统计，对急性结膜炎疗效 100%，慢性结膜炎疗效为 93% 以上，过敏性眼炎疗效为 100%，沙眼疗效为 87% 以上。

6 柴胡板蓝根汤

【原材料】柴胡、板蓝根、野菊花各 15 克，黄连、黄芩、陈皮、大力、薄荷、僵蚕、升麻、大黄各 9 克，元参 12 克，甘草 3 克。

【制用法】将上述诸药加适量水煎。口服。每日 1 剂，每日 3 次。

【功效主治】疏风散热，佐以解毒。主治重度红眼病患者。

【验方举例】经临床验证，本方对重度红眼病有较好疗效，数剂可愈。

7 赤芍白头翁汤

【原材料】赤芍、白头翁各 30 克，柴胡、谷精草各 20 克，麻黄 6 克，番泻叶 5 克。

【制用法】将上述诸药加适量水煎。口服。每日 1 剂，每日 3 次。

【功效主治】祛风散热。主治红眼病。

【加减】有风热表证（恶寒发热、咳嗽、脉浮数、舌苔薄黄）加蔓荆子、木贼各 10 克；热毒甚者加夏枯草 20 克、秦皮 10 克；有出血点或血性分泌物加蒲黄、槐花各 10 克。

【验方举例】用此方治疗患者 51 例，其中治愈 29 例，好转 18 例，无效 4 例。治疗时间一般 3～5 天。

8 白菊花霜桑叶汤

【原材料】白菊花、霜桑叶、蒲公英各 20 克，浮萍 15 克。

【制用法】将上述诸药加适量水煎。每日煎服或洗之。

【功效主治】清热解毒。主治红眼病。

【验方举例】经临床验证，本方对红眼病有较好疗效，2 剂即可治愈。

9 霜桑叶熏

【原材料】霜桑叶 10～20 张。

【制用法】将霜桑叶放入大一点的煮药罐内，加水 1000 毫升，煮开 15 分钟。眼睛对药罐熏洗，距离越近越好，以眼睛能承受住热气为度。每日 3 次。

【功效主治】消肿，散瘀。主治红眼病。

【验方举例】治疗 126 例，结果治愈 116 例（92%），好转 8 例，无效 2 例。治愈时间 1～2 日。

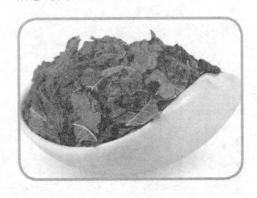

第四十三节

沙眼

沙眼是由沙眼衣原体感染引起的一种慢性眼病。因眼睑结膜血管模糊，粗糙不平，形似沙粒，故名沙眼。中医又称为椒疮。沙眼是眼科最常见的传染病，主要是因为脾胃积热，复感风热邪毒，内热与外邪相结，壅阻于睑里。其临床表现为初起感觉眼部不适，或微有痒涩感。翻转胞睑，可见睑里靠两眦处红赤且有少量细小颗粒，色红而硬或伴有少量质黄而软的粟状颗粒。随着病势发展，睑里红赤加重，颗粒也会增多，布满睑里，甚至胞睑肿硬。此病会危害视力，应积极治疗。

1 栀子桃仁汤

【原材料】栀子、桃仁、红花、赤芍各10克，当归、生地黄各15克。

【制用法】将上述诸药加适量水煎。口服。每日1剂，每日2次。

【功效主治】清热消毒，散热消肿。主治沙眼。

【验方举例】经临床验证，本方对沙眼有较好疗效。

2 赤芍玄参汤

【原材料】赤芍、玄参、连翘、防风、荆芥各10克，白鲜皮15克，甘草5克。

【制用法】将上述诸药加适量水煎。口服。每日1剂，每日3次。

【功效主治】疏风清热，明目。主治沙眼。

【验方举例】民间验方，屡用屡验。

3 白矾黄连熏洗液

【原材料】白矾、胆矾、黄连各3克，木贼6克。

【制用法】将上述诸药加适量水煎。熏洗患眼，每晚1次，1剂可熏洗1周。如熏洗时感觉刺激强，可酌加适量开水。

【功效主治】疏风清热明目。主治沙眼。

【验方举例】经临床验证，本方对沙眼有较好疗效。

4　蚕砂夏枯草洗液

【原材料】蚕砂30克，夏枯草50克。

【制用法】将上述诸药加适量水煎去渣。澄清后洗眼，每日2次或3次。

【功效主治】清热解毒。主治沙眼。

【验方举例】用本方治疗沙眼患者12例，均获得痊愈。

5　黄连秦皮滴露

【原材料】猪胆1个，炉甘石30克，黄连、秦皮各10克。

【制用法】将炉甘石研粉，黄连、秦皮煎汁去渣，将胆汁挤入煎开，过滤后用文火收成膏汁，再加入炉甘石粉，搅匀。每日滴眼2次，每次1小滴。

【功效主治】清热明目。主治沙眼。

【验方举例】用本方治疗沙眼患者16例，其中痊愈12例，好转3例，1例效果不明显。

6　菊花龙胆草汤

【原材料】菊花9克，龙胆草4.5克。

【制用法】将上述诸药加适量水煎。口服。每日1剂，每日2次。

【功效主治】祛风清热。主治沙眼。

【验方举例】经临床验证，本方对沙眼有较好疗效。

第四十四节

麦粒肿

　　麦粒肿又称为"针眼"，此病多半是在患者的抵抗力减弱、营养不良或患有眼睑缘炎时，感染了金黄色葡萄球菌所致。麦粒肿分为外麦粒肿和内麦粒肿两类。外麦粒肿是患者眼睫毛根的皮脂腺或毛囊发生了急性化脓性炎症。其临床主要表现是眼睫毛根部会出现局限性红肿和疼痛。眼睑上还会出现局部水肿和充血，有胀痛和压痛感，接近眼睑缘等部位可出现硬结，经数日后会逐渐软化，并可在眼睫毛根部形成黄色的脓疱，这些脓疱可自行破溃排脓。内麦粒肿是患者的眼睑板腺发生了急性化脓性炎症，其症状与外麦粒肿相似，但因眼睑板腺生长在致密的组织内，所以该病患者会感觉到非常疼痛。内麦粒肿常从眼结膜的表面上穿破排脓，如其致病菌的毒性强烈，其炎症还可扩散至整个睑板组织形成眼睑脓肿。

1 三黄汤

【原材料】黄芩 15 克，黄连 10 克，生大黄 10 克。

【制用法】将上述诸药加适量水煎。一半内服，一半乘热熏蒸敷洗患处，连用 5 剂。

【功效主治】清热燥湿，泻火解毒。主治麦粒肿。

【验方举例】本方源于《家庭医生报》，经验证，对麦粒肿有很好的疗效。

2 鲜鱼腥草根蛋

【原材料】鲜鱼腥草根 1 根或 2 根。

【制用法】取鲜鱼腥草根 1 根或 2 根，每根长约 5 厘米。将鸡蛋圆顶部戳一小孔，把草根 1 根或 2 根塞进蛋内，用胶布封闭小孔，将蛋煮或蒸熟。根据食量大小，每日 2 次，每次 1 只或 2 只，以 2 天为 1 个疗程。

【功效主治】清热燥湿。主治早期麦粒肿。

【验方举例】本方源于《中西医结合眼科杂志》，经验证，对麦粒肿有很好的疗效。

3 银蒲解毒汤

【原材料】金银花 30 克，蒲公英 30 克，天花粉 15 克，黄芩 5 克，赤芍 15 克，菊花 15 克，荆芥穗 10 克，白芷 10 克，全蝎 10 克，甘草 10 克。

【制用法】上药加水约 1000 毫升，浸泡 1 小时后，煎至 400 毫升左右。每日 1 剂。药渣再加水适量煎煮，滤出药液，分 2 次用消毒纱布蘸药液热敷患处。

【功效主治】散风清热，泻火通便。主治麦粒肿。

【验方举例】本方源于《中国乡村医生》，经验证，对麦粒肿有很好的疗效。

4 茱萸散

【原材料】吴茱萸粉适量。

【制用法】茱萸粉适量（中药吴茱萸研细粉，过 100 目筛），用适量食醋调成膏状，置于敷料上，每晚睡前贴敷双足的涌泉穴，晨起取掉。患眼局部滴 0.25％氯霉素眼药水，每日 4 次，睡前用红霉素眼膏点眼 1 次。如有轻度发热等全身症状者可口服先锋霉素，按每日30毫克/千克剂量，分3～4次口服。

【功效主治】引热下行。主治儿童麦粒肿。

【验方举例】治疗119例，治愈101例，有效14例，无效4例。

5 天花蒲公英粉

【原材料】天花粉、天南星、生地黄、蒲公英各等量。

【制用法】将上药共焙干后，研成细粉，用食醋和液体石蜡油调成膏状，经高压消毒后备用。用时，根据麦粒肿的大小，用不同量的膏剂，涂在纱布或胶布上敷贴局部，每日换药1次。

【功效主治】主治麦粒肿。

【验方举例】用此方治疗麦粒肿患者143例，均在用药1～5次获得痊愈。

6 生地黄石斛汤

【原材料】生地黄15克，石斛10克，天花粉15克，连翘10克，金银花10克，黄芩10克，黄柏10克，夏枯草15克，焦白术10克，白扁豆10克，党参10克，枳壳6克。

【制用法】将上述药物浸泡30分钟，煎煮成药汁。口服。每日1剂，每日2次。

【功效主治】清热祛湿，活血散结。

主治麦粒肿。

【验方举例】本方源于《中国中医眼科杂志》，经验证，对麦粒肿有很好的疗效。

7 草决明汤

【原材料】草决明30克。

【制用法】先上药加水1000毫升，煎至400毫升。1次服下，每日1剂，小儿酌减。

【功效主治】清热解毒，消炎退肿。主治麦粒肿。

【验方举例】本方源于《四川中医》，经验证，对麦粒肿有很好的疗效。

8 大黄汤

【原材料】黄芩、黄连、生大黄各15克。

【制用法】每日1剂，水煎，一半内服，一半乘热熏蒸敷洗患处。热重者，加银花30～60克；血瘀者，加红花、赤芍各10克；牵引致头痛者，加菊花、川芎各10克。

【功效主治】清热燥湿，泻火热毒。主治麦粒肿。

【验方举例】患者，女，23岁。右上睑内眦角处长出一粒小白点，感羞明而疼痛。曾外用氯霉素眼药水和金霉素、红霉素软膏，并肌内注射青霉素治疗无效，且由眼痛牵引致头痛。诊见右眼内侧结膜充血，呈红、肿、热、痛。治用本方加银花30克，红花、菊花、川芎各10克。水煎两次为400

毫升药汁，用一半分2次内服，另一半乘热时先蒸患处，冷时加温敷洗患部。日用1剂，；连进3剂而愈。追访半年，未见复发。

第四十五节

夜盲症

夜盲症是指夜间或在白天的黑暗处视物不清，中医认为是脾胃虚弱及命门火衰所致。脾胃虚弱的夜盲，多见于小儿，临床表现为腹大、面黄肌瘦、头发稀疏、白天视力正常，到了夜间或光线暗处则不能视物。命门火衰者，临床表现为视力逐渐下降，并伴有头晕无力、畏寒怕冷、没有胃口、遗精阳痿、苔白、脉细无力等。

1 菊花丸

【原材料】菊花100克，巴戟30克，肉苁蓉100克，枸杞子100克。

【制用法】将上述诸药制成蜜丸。口服。每次服10克，每日3次。

【功效主治】补肾壮阳，明目。适用于命门火衰引起的夜盲症。

【验方举例】经临床验证，本方对命门火衰引起的夜盲症有较好疗效。

2 枸杞子叶猪肝汤

【原材料】枸杞子鲜叶100克，猪肝

100克。

【制用法】将上述诸药加适量水煎。口服。每日1剂。

【功效主治】补肝明目。主治夜盲症。

【验方举例】用本方治疗夜盲症患者13例，一般都在3～5剂后出现好转。

3 朱砂蒸鸡肝

【原材料】鸡肝1副，朱砂0.5克（水飞为末）。

【制用法】将朱砂与鸡肝拌匀，放入小碗内，加水少许，隔水蒸熟。食用，每日或隔日1次。

【功效主治】养肝，宁神，益气，明目。辅助治疗夜盲症。

【验方举例】用此方加减治疗患者38例，其中痊愈27例，好转11例，平均疗程为15天。

【原材料】龙胆草、黄连各30克。

【制用法】将上述材料共为细末。饭后用熟羊肝趁热蘸药末食用。

【功效主治】养肝明目。主治夜盲症。

【验方举例】用此方治疗夜盲症患者11例，治愈7例，好转3例，无效1例。

【原材料】猪肝、小米各100克，菠菜150克，盐、姜、葱适量。

【制用法】将猪肝切片，菠菜洗净去根切段，大米淘净；先煮大米成稀薄粥，然后放入肝和菠菜，放少许葱花、姜片及盐，至猪肝熟即可。饮粥吃肝及菜，每日1～2次。泄泻者不宜食。

【功效主治】补肝养血、明目。用于肝阴血不足所致的贫血、夜盲症。

【验方举例】家庭食疗验方，效果显著。

第四十六节

鼻炎

鼻炎又称鼻窦炎，属中医鼻渊、脑漏的范畴，临床表现为鼻塞不通、鼻流浊涕、经久不止、头额胀痛等。《疮疡经验全书》言："鼻居面中，为一身之血运。而鼻孔为肺之窍，其气上通于脑，下行于肺。若肺气清、血气流通、百病不生。肺气盛，一有阻滞，诸病生焉。"这说明肺开窍于鼻，鼻炎与肺脏密切相关，治疗上多从肺从痰论治。不论是外感风寒、风热犯肺，肺气失宣，均可导致鼻窍不通，流涕脓浊，头额疼痛等。所以临床上治疗本病多以清热解毒，通窍排脓，健脾利湿，活血化瘀之品治疗而获效。

1 鼻渊合剂

【原材料】桑叶6克，芦根30克，辛夷6克，薄荷6克，苍耳子10克，白芷6克。

【制用法】将上述诸药加适量水煎。口服。每日1剂，每日2次。

【功效主治】疏散风热，滋润肺燥，升清降浊，宣通鼻窍。主治急性鼻窦炎、慢性鼻窦炎急性发作。

【验方举例】本方源于《健康时报》，经验证，对急性鼻窦炎、慢性鼻窦炎急性发作期有很好的疗效。

2 鼻渊方

【原材料】生黄芪30克，生白术9克，青防风9克，苍耳子9克，辛夷9克，香白芷9克，薏苡仁30克，制附子9克，败酱草15克，甘草3克。

【制用法】将上述诸药加适量水煎。口服。每日1剂，每日2次。

【功效主治】益气排脓，祛湿通窍。主治慢性化脓性鼻窦炎。

【验方举例】用此方治疗患者19例，其中痊愈9例，好转8例，无效2例，总有效率为89.5%。

3 任氏鼻渊汤

【原材料】双花20克，公英30克，黄芩10克，栀子10克，生石膏60克，桔梗15克，丹参12克，辛夷6克，菊花12克，芥穗15克，细辛3克，竹叶6克。

【制用法】将上述诸药加适量水煎。水煎15分钟，每日1剂，分2次分服。10剂为1个疗程。

【功效主治】散风清热，通窍排脓。主治鼻窦炎。

【验方举例】用此方治疗慢性鼻炎患者68例，经用药1～2个疗程后，治愈65例，显效2例，无效1例。

4 升麻解毒汤

【原材料】升麻6克，葛根15克，赤芍、黄芩、鱼腥草各12克，蒲公英20克，桔梗、白芷、苍耳子各10克，生甘草6克。

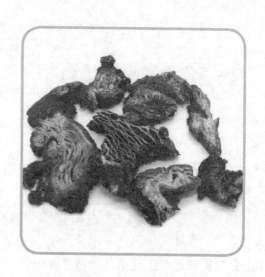

【制用法】将上述诸药加适量水煎。口服。每日1剂，每日2次。

【功效主治】清解热毒。主治急性鼻窦炎。

【验方举例】用上方治疗患者30例，痊愈9例（30%），好转18例（60%），无效3例（10%）。

5 苍耳子黄芩汤

【原材料】苍耳子9～15克，黄芩9克，葛根9克，桔梗6克，蒲公英15克，车前草12克，白芷3克，生甘草6克。

【制用法】将上述诸药加适量水煎。口服。每日1剂，每日2次。

【功效主治】清湿热，通鼻窍。主治湿热型鼻窦炎。

【验方举例】用此方治疗鼻炎患者207例，其中治愈192例，无效15例。治愈者随访时间最长3年，未见复发。

6 蒲公英野菊花汤

【原材料】蒲公英30克，野菊花12克，黄芩15克，鱼腥草15克，败酱草15克，板蓝根10克，白芷15克，辛荑15克，苍耳子10克，蔓荆子10克，赤芍10克，川芎6克，桔梗10克，藁本6克，生甘草3克。

【制用法】将上述诸药加适量水煎。口服。水煎2次，分2次饭后一小时服。

【功效主治】清热解毒，活血消肿。主治慢性鼻窦炎。

【验方举例】用此方治疗慢性鼻炎18例，痊愈（自觉症状消失，鼻下甲不大）8例，显效（自觉症状消失，偶尔有鼻塞，鼻下甲不大）6例，好转（自觉症状仍有鼻塞，但比治疗前好转，鼻下甲稍大）4例。

7 芫花酊

【原材料】芫花根（干品）30克，75%酒精100毫升。

【制用法】将芫花根制成粗末，浸入酒精内，密封贮存，15日后去渣即成。本品外用，用黄豆大小的干棉球，蘸芫花酊，拧干，外裹薄层医用脱脂棉，成一棉卷，塞入鼻腔内。棉卷之位置，以深塞为宜，过浅则达不到治疗的目的。对慢性鼻炎患者，可塞中隔与下甲之间；对副鼻窦炎患者，则塞中鼻道较好。若觉刺激黏膜有灼热感后，5～10分钟取出，用温热生理盐水冲洗鼻腔。每日塞1次，每次持续1～2小时后取出或自行脱出。连用5次为1个疗程。

【功效主治】消肿解毒，活血止痛。适用于鼻炎。

【验方举例】民间验方，屡用屡验。

8　辛荑花汤

【原材料】辛荑花6克，番白芷5克，南薄荷5克，杭菊花10克，酒川芎5克，明藁本5克，北国辛3克，酒生地黄10克，青连翘10克，节石菖蒲5克，酒条芩10克，炒防风5克。

【制用法】将上述诸药加适量水煎。口服。每日1剂，每日2次。

【功致主治】辛通清热，宣肺利窍。主治慢性鼻窦炎。

【验方举例】本方源于《健康时报》，经验证，对急性鼻窦炎、慢性鼻窦炎急性发作期有很好的疗效。

9　黄芩通窍膏

【原材料】辛夷、黄芩、白芷、苍耳子、儿茶（捣碎）各适量。

【制用法】上述药浸泡30分钟煎煮2次，合并滤液浓缩至60毫升，静置24小时后过滤，羧甲基纤维素钠25克、冰片（处方量）与适当甘油研匀，一并加入微温的滤液中放置数小时，再加入甘油150毫升研匀。

【功致主治】清散瘀滞，通利窍道。主治慢性鼻炎。

【验方举例】治疗301例，显效136例；有效86例，无效79例。

10　苍耳桔梗桂枝茶

【原材料】桔梗10克，桂枝7克，苍耳子10克，红茶20克。

【制用法】4味共放锅内，加清水500毫升，用文火煎30分钟，过滤去渣，留取药汁300毫升。1日分2次或3次服完，加温为宜。

【功致主治】清热除风。适用于鼻炎、副鼻窦炎等症。

【验方举例】临床应用效果佳。

第四十七节

鼻衄

鼻衄又称为鼻出血，多发生在初春季节。鼻出血的原因很多，大多是由于鼻腔病变引起的，也可由全身疾病所引起。鼻出血多既可单侧，亦可双侧，还可间歇反复出血，亦可持续出血。出血量多少不一，轻者仅鼻涕中带血，重者可引起反复出血。多数出血可自行好转或自行停止。鼻出血多发生于鼻中隔前下部位，该处有血管丛，称为鼻中隔易出血区（黎氏区）。也有少数病例出血部位在鼻腔后方或其他部位。此处出血大多数在偏曲突出部位和凹凸的部位，空气进入鼻腔后在此直接刺激和旋转，最容易造成出血。老年人鼻涕中带血丝要多加注意，谨防鼻咽部肿瘤。

1 黑山栀酒

【原材料】黑山栀50克，三七末3克，百草霜15克，黄酒300毫升。

【制用法】将前3味药放入容器中，加入黄酒300毫升，煎煮至150毫升，离火，去渣取汁，候温备用。每日1剂，分2～3次服完。

【功效主治】消炎、活血、止血。适用于鼻衄。

【验方举例】临床验证，效果明显。

2 生地黄汁粥

【原材料】生地黄汁约50毫升（或干地黄60克），粳米60克，生姜2片。

【制用法】将鲜生地黄洗净切段，榨取汁备用。或用干地黄煎取药汁备用。先用粳米加水煮粥，粥沸后加入地黄汁和生姜，再煮成稀粥。每日2次，温服。

【功效主治】清热生津，凉血止血。适用于阴虚燥热所致的鼻出血、热病后期、阴液耗伤、低热不退、劳热骨蒸、口干作渴。

【验方举例】家庭实用验方，屡用屡验。

3 栀子花汤

【原材料】鲜栀子花50朵。

【制用法】去除绿色花托后，用适量

瘦猪肉煮成肉片汤。口服。每日1次，服3次为1个疗程。

【功致主治】清热解毒。主治肺热型鼻衄。

【验方举例】患者，男，16岁，学生。经常鼻出血，感冒、食辛辣食物等均可诱发鼻出血。经中、西药及五官科多种方法治疗，仅能取得短期疗效，仍经常反复发作。连服本方3次后，鼻衄未再发生。

4 鼻衄汤

【原材料】白茅根30克，大蓟15克，小蓟15克，藕节10克，蒲黄炭10克，血余炭15克，川牛膝10克，白芨10克，仙鹤草15克，丹皮10克，甘草3克。

【制用法】将上述诸药加适量水煎。口服。每日1剂，每日2次。

【功致主治】清热，凉血。主治鼻衄。

【验方举例】患者，某，男，22岁，流鼻血2天，出血量多，色鲜红。碰触鼻部及附近的颜面部或无明显诱因即出血，经塞鼻压迫方能止血，伴有鼻干，口渴欲饮，便秘。经检查：鼻黏膜干燥，糜烂，舌质红，苔薄黄，脉数。为胃火炽盛，以上方加石膏20克，鼻出血时用棉球蘸大黄粉塞鼻，2剂后，鼻腔出血停止，再服3剂后症状全部消失。1个月后随访无复发。

5 地骨皮侧柏叶散

【原材料】地骨皮、侧柏叶各等量。

【制用法】将上述材料焙干研末。每次10克，日服2次。

【功致主治】清热解毒。主治鼻衄。

【验方举例】经临床验证，本方对鼻衄有较好疗效。

6 猪皮红枣羹

【原材料】猪皮500克，红枣250克，冰糖适量。

【制用法】猪皮去毛洗净，加水煮炖成稠黏的羹汤，再加红枣煮熟，入冰糖。每日3次，佐餐吃，每次150克，连用1周。

【功致主治】适用于阴虚火旺型鼻血。

【验方举例】用此方治疗患者21例，其中治愈14例，显效6例，无效1例，有效率为95.2%。

7 木通饮

【原材料】木通、龙胆草、柴胡各8克，黄芩、山栀、泽泻、车前子、生地黄各12克，当归、甘草各10克。

【制用法】每日1次，分2次凉服。可加茅根、藕节各12克以增加凉血止血之功效。阴液亏耗者，可去车前、泽泻，加玄参、麦冬各15克，具有清

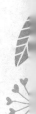

肝泻火，凉血止血的功效。

【功效主治】适用于出血猛，易止又出的肝火上逆证。

【验方举例】用此方治疗患者18例，其中治愈12例，好转5例，无效1例，有效率为94.4%。

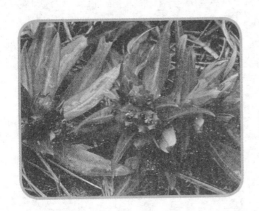

8　育阴止衄汤

【原材料】仙鹤草10克，血余炭10克，南沙参6克，北沙参6克，干地黄12克，白芍10克，当归头10克，旱莲墨10克，藕节10克。

【制用法】每日1剂，水煎服。

【功效主治】益肾养血，滋阴止衄。用治鼻衄（阴虚型），症见鼻衄日久，继续发生，常伴有头眩耳鸣，目昏心悸，体疲乏力，鼻燥咽干，脉多细数，舌淡少苔。

【验方举例】用此方治疗47例，用药2～5天，治愈32例，显效13例，无效2例，总有效率为95.7%。

第四十八节

咽炎

咽炎，属于中医喉痹的范畴，它是一种常见的喉科疾病，常常累及气管。分为急性咽炎和慢性咽炎。其病理变化主要是因为咽黏膜层充血，黏膜下结缔组织及淋巴组织增生，黏液腺肥大。临床表现为咽部干燥、发痒、灼热及异物感等。慢性咽炎病变部位特殊，病因复杂，症状顽固，易反复发作。其发病率高，常为呼吸道慢性炎症的一部分，多为急性咽炎反复发作或延误治疗转为慢性咽炎。或因慢性扁桃体炎、龋病等影响所致。各种刺激，例如粉尘、颈部放疗、烟酒过度等。身体慢性疾病，例如失眠多梦、精神抑郁、易怒等心神不安等症均可继发本病。

1 连梅汤加减

【原材料】乌梅、黄连、麦冬、生地黄、玄参、沙参、石斛、射干各10克，山豆根5克。

【制用法】将上述诸药加适量水煎。口服。每日1剂，每日3次。

【功效主治】清热解毒。主治慢性咽炎。

【验方举例】本方源于《广西中医药》，经验证，对慢性咽炎有很好的疗效。

2 玄海泡剂

【原材料】玄参10克，胖大海2枚，生甘草、桔梗、藏青果各5克，僵蚕3克。

【制用法】沸水冲泡。频频服用，10天为1个疗程。

【功效主治】清热利咽。主治慢性咽炎。

【验方举例】本方源于《安徽中医学院学报》，经验证，对慢性咽炎有很好的疗效。

3 滋阴清热汤

【原材料】玄参15克，丹皮15克，桑叶15克，浙贝母15克，生地黄20克，生石膏20克，麦冬9克，白芍9克，薄荷6克，甘草6克，马勃6克，牛蒡子6克。

【制用法】将上述诸药加适量水煎。口服。每2天1剂，分3次服下。连服4周为1个疗程，戒辛辣之品。

【功效主治】疏风散热。主治慢性肥厚性咽炎。

【验方举例】本方源于《江苏中医》，经验证，对慢性肥厚性咽炎有很好的疗效。

4 运脾和胃汤

【原材料】白术、山药、木香、茯苓、花粉、焦山楂、焦神曲、莱菔子各10克。

【制用法】将上述诸药加适量水煎。口服。每日1剂，每日2次。10剂为1个疗程。

【功效主治】活血去瘀，消肿止痛。主治小儿慢性咽炎。

【验方举例】本方源于《北京中医》，经验证，对小儿慢性咽炎有很好的疗效。

5 利咽汤

【原材料】生地黄10克，麦冬15克，沙参15克，女贞子12克，马勃10克，青皮10克，陈皮10克，桔梗10克，甘草5克。

【制用法】将上述诸药加适量水煎。口服。每日1剂，每日2次。10剂为

1个疗程。

【功效主治】疏散风热，解毒利咽。主治慢性咽炎。

【验方举例】本方源于《吉林中医药》，经验证，对慢性咽炎有很好的疗效。

6 清咽汤

【原材料】生甘草、桔梗、荆芥、防风、薄荷各6克，前胡5克，枳壳、大力子各10克。

【制用法】水煎服，每日1剂。

【功效主治】解表散热，宣肺祛痰，解毒消肿。适用于一切咽喉肿痛，形寒恶热，头身疼痛，汗少不得宣达，风痰壅塞，汤水难咽。

【验方举例】用本方治疗患者19例，3剂后痊愈者16例，好转者2例，显效1例，继服，全部治愈。

7 桔梗消炎汤

【原材料】桔梗8克，薄荷3克，胖大海1枚，金银花10克，麦冬12克，木蝴蝶6克。

【制用法】将以上中药混合，用开水浸泡10分钟代茶饮，每日2剂。

【功效主治】消火解毒，理气散瘀。主治急性咽炎。

【验方举例】治疗18例，痊愈13例（72%），无效5例（28%）。

8 利咽饮

【原材料】肉桂3克，沙参15克，石斛15克，生地黄15克，麦冬15克玄参15克，阿胶9克，凤凰衣3克，金果兰6克，射干12克，牡蛎30克，桔梗6克。

【制用法】将上述诸药加适量水煎。频频服用，10天为1个疗程。连续服药1个月为1个疗程，治疗期间停用其他药物。

【功效主治】疏气化痰。主治慢性咽炎。

【验方举例】本方源于《上海中医药杂志》，经验证，对慢性咽炎有很好的疗效。

9 天冬橘络茶

【原材料】天冬30克，橘络15克。

【制用法】将天冬制为粗末，与橘络一同放入杯内，用沸水冲泡，代茶饮用。每日1剂。

【功效主治】养阴清肺，润燥化痰。用治肺热伤阴型咽炎。

【验方举例】治疗患者数例，均获良效。

第四十九节

扁桃体炎

扁桃体炎为"乳蛾"，分为急性扁桃体炎和慢性扁桃体炎。它是一种儿童时期最常见的呼吸道病变，其临床表现为扁桃体肿大、有或无脓性渗出物。扁桃体位于口腔深处，在舌腭弓和咽腭弓之间的咽峡侧壁，它是机体防御系统的一部分。扁桃体随着年龄增长而变化，在童年时发达，成年后逐渐萎缩。扁桃体地处咽喉要冲，与外界关系密切，它富含各种吞噬细胞，具有吞噬和消灭病菌的作用。但是在机体抵抗力降低的时候，又很容易被病菌袭扰而引起发炎。急性扁桃体炎的临床表现为发热、咽痛，吞咽时疼痛加重，可放射至耳部，引发中耳炎、鼻窦炎、肾炎等，甚至导致心脏、肾脏、关节等方面的严重疾病。慢性扁桃体炎的症状不很明显，临床表现为咽痛、咽干、咽部不适、口臭等，可见发炎处充血、暗红、表面凹凸不平，有时颌下淋巴结肿大。

1 蒲辅周经验方

【原材料】僵蚕 4.5 克，升麻 2.4 克，荆芥 2.4 克，桔梗 3 克，连翘 3 克，香豆豉 15 克，射干 2.4 克，薄荷（后下）2.1 克，竹叶 3 克，芦根 12 克，甘草 2.4 克，葱白（后下）3 寸。

【制用法】将上述诸药加适量水煎。口服。每日 1 剂，每日 2 次。

【功致主治】清热解毒，消肿止痛。主治扁桃体炎。

【验方举例】用此方治疗扁桃体炎

52 例，痊愈 46 例，好转 4 例，无效 2 例，总有效率达 96.16％。

2 消炎茶

【原材料】蒲公英、金银花各 400 克，薄荷 200 克，甘草 100 克，胖大海 50 克，淀粉 30 克。

【制用法】先取薄荷、甘草、胖大海及蒲公英 200 克，金银花 200 克，磨成细粉，过筛备用；将剩下的蒲公英、金银花加水煮 2 次，合并煎液，过滤，浓缩至糖浆状，与淀粉浆混合均匀，成软块，过20目筛制粒，烘干。沸水冲泡10分钟，喝上面的澄清液，每次10克，日服3次。

【功效主治】清热解毒。适用于扁桃体炎、急性咽喉炎等。

【验方举例】用本方治疗扁桃体炎患者20例，痊愈16例，好转3例，效果不明显者1例。

3 吴茱萸二黄敷

【原材料】吴茱萸、黄连、黄芩、连翘以2：1：2：2比例。

【制用法】将上述诸药研极细粉混合备用。每天临睡前取药粉20克左右用醋适量调和，捏成小饼状，外敷于双足心涌泉穴处，再贴以肤疾宁固定，次日晨起时取下。3天为1个疗程，连用2个疗程。

【功效主治】清热解毒，消肿止痛。主治扁桃体炎。

【验方举例】本方源于《中国中医药报》，经验证，对扁桃体炎有很好的疗效。

4 升麻元明粉汤

【原材料】升麻30克，元明粉20～30克。

【制用法】将上述诸药加适量水煎。口服。每日1剂，每日2次。小儿酌减。

【功效主治】升阳发表，泻热攻下。主治急性化脓性扁桃体炎。

【验方举例】用此方治疗急性扁桃腺炎39例，用药3天后，痊愈28例，好转9例，无效2例，有效率为94.9%。

5 大柴胡汤

【原材料】生大黄（后下）6～15克，柴胡、黄芩各6～12克，半夏、枳实各5～10克，赤芍12～15克，蒲公英、大青叶各20～30克，生甘草梢6克。

【制用法】将上述诸药加适量水煎。口服。每日1剂，每日2次。

【功效主治】清热解毒，除湿消肿。主治急性化脓性扁桃体炎。

【验方举例】用此方治疗急性化脓性扁桃体炎100例。治疗结果，痊愈89例（3天内热退，扁桃体脓性分泌物消失，咽充血轻），占89%；好转4例（3天内热退或降至低热，局部分泌物明显减少，症状明显减轻），占4%；无效7例（3天以上体温不降，症状无好转），占7%；总有效率为93%。

6 消蛾汤

【原材料】蝉蜕、僵蚕、片姜黄、桔梗、山豆根、黄芩、蒲黄各10克，甘草6克，元参 15 克，生大黄（后下）9 克。

【制用法】将上述诸药加适量水煎。口服。每日 1 剂，每日 2 次。小儿酌减。

【功效主治】疏风清热，利咽消肿。主治急性扁桃体炎。

【验方举例】用此方治疗急性扁桃体炎患者 76 例，其中，治愈者 73 例；无效者 3 例。治愈者一般服药 2～3 剂。

7 玉屏风散加味

【原材料】生黄芪 40 克，防风 30 克，白术 20 克，僵蚕 20 克，陈皮 20 克，紫河车 20 克。

【制用法】将上述诸药研细末。口服。每日 2 次，每次 5 克，早晚空腹服用。15 日为 1 个疗程，共计 2 个或 3 个疗程。

【功效主治】健脾益肺。主治小儿慢性扁桃体炎。

【验方举例】用此方治疗扁桃体炎 100 例，用药 1～2 日后，其中治愈 95 例，有效 12 例，无效 3 例，总有效率为 97%。

8 连翘玄参汤

【原材料】金银花、连翘各 25 克，玄参、生石膏各 30 克，山豆根 15 克，黄连、牛蒡子、酒大黄、黄芩各 9 克，桔梗、甘草各 10 克。

【制用法】每日 1 剂，水煎，分 3 次

或 4 次内服。儿童剂量酌减。并耳垂放血数滴，每日 1 次。

【功效主治】主治扁桃体炎。

【验方举例】用此方治疗扁桃体炎 100 例，用药 1～2 日后，其中治愈 95 例，有效 12 例，无效 3 例，总有效率为 97%。

9 玉叶茶

【原材料】玉叶花藤 30 克，牡荆叶 30 克，薄荷 5 克。

【制用法】将玉叶花藤毛、牡荆叶研制成末，与薄荷包在一起为 1 剂。每日 1 剂，开水冲泡，代茶饮。

【功效主治】清热解暑。主治扁桃体炎、感冒、支气管炎、咽炎、肠炎，防治中暑。

【验方举例】家庭实用验方，屡用屡验。

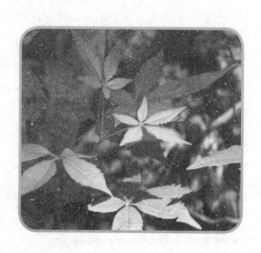

10 桑菊茶

【原材料】桑叶3～5克，菊花3～5克，薄荷叶2～3克。

【制用法】把干桑叶晒后搓揉碎。把桑叶碎片同菊花、新鲜薄荷叶一同放入茶杯内，用沸水浸泡5～10分钟即可。或把桑叶、菊花及薄荷叶适量一同放入搪瓷杯内，加水适量，煮沸后即可饮用。每日2～3次，当清凉饮料每天饮用1～2杯。连用3～5日。

【功效主治】清热解毒、消炎利咽。适用于小儿急性扁桃体炎、咽喉疼痛、小儿夏季风热感冒、发热、头痛、目赤、咳吐黄痰。

【验方举例】用此方治疗扁桃体炎100例，用药1～2日后，其中治愈95例，有效12例，无效3例，总有效率为97%。

第五十节

口臭

口臭指口内出气臭秽，这多是由某些口腔疾病、鼻咽喉疾病和其他疾病（肺痈、胃火、食滞）所致的一个症状。火热之邪犯胃，会引起胃火口臭。另外，还会伴有面赤身热、口渴饮冷、口舌生疮、牙龈肿痛等症状。过饱伤胃、缩食停滞，也会引起口臭，脘腹胀痛，不思饮食等。还有的患者是由热痰犯肺或热痰郁久化脓化腐引起，除口臭外，兼咳吐痰浊或脓血，胸痛短气等。另外，阴虚的人也常有口臭，伴有鼻干、干咳、大便干结等症状。对于口臭，应积极进行治疗。

1 冰糖芦根饮

【原材料】鲜芦根120克，竹茹20克，冰糖40克。

【制用法】将鲜芦根、竹茹洗净，与冰糖同放入炖盅内，加清水适量，隔水中火炖1小时，去渣，代茶饮。

【功效主治】清热生津，润肺和胃，除烦止呕。用于胃热口臭。

【验方举例】实用验方，效果显著。

2 麻子仁枇杷清肺汤

【原材料】火麻仁 30 克，枇杷叶、桑白皮、黄柏、枳实、厚朴、白芍、北杏、知母、麦冬各 9 克，大黄（后下）6 克，黄连、甘草各 4.5 克。

【制用法】将上述诸药加适量水煎。口服。每日 1 剂，每日 2 次。

【功效主治】清热利湿，消肿。主治口臭。

【加减】加番泻叶 4.5 克，加强通便作用。

【验方举例】经临床验证，本方对胃肠燥热，腹部胀满引起的口臭有较好疗效。

3 竹叶石膏汤

【原材料】生石膏、芦根各 30 克，生地黄、金银花各 12 克，竹叶、麦冬、法夏、连翘、桔梗各 9 克，甘草 3 克。

【制用法】将上述诸药加适量水煎。口服。每日 1 剂，每日 2 次。

【功效主治】清肺胃热，润燥。主治口臭。

【验方举例】经临床验证，本方对口臭有较好疗效。

4 香薷除臭方

【原材料】大黄 10 克，香薷、藿香、益智仁、砂仁、草果、山姜、高良姜、山柰、甘松、香附、桂皮各 10 克。

【制用法】共研细末。每日早晚各擦牙 1 次。

【功效主治】清肺热，健脾胃。主治口臭。

【验方举例】用本方治疗口臭患者 25 例，有效 24 例，占 96%。

5 藿香苍术液

【原材料】藿香（鲜品尤佳）15 克，苍术 10 克。

【制用法】加水煎取药液 500 毫升后，再放入冰片 1 克溶化。每天含漱 3 次或 4 次，至痊愈为止。

【功效主治】降浊解毒。主治口臭。

【验方举例】用本方治疗口臭患者 13 例，痊愈 11 例，好转 2 例，有效率达 100%

6 白砂糖水

【原材料】白砂糖 150 克。

【制用法】加水煎煮至汤浓为度。饮用。

【功效主治】降浊解毒。治中虚脘痛、食鱼蟹引起的反胃不适及吃蒜口臭等。

【验方举例】经编者多次观察，该方确有良效。

7 大黄冰片

【原材料】大黄炭100克，冰片10克。

【制用法】将上药共研为细末，装瓶内密闭备用。用时，取此药粉适量刷牙漱口，每日早、晚各1次。

【功效主治】主治口臭。

【验方举例】用本方治疗口臭患者12例，经用药3～7天后，口臭症状均消失。

8 葛根木香煎

【原材料】葛根30克，木香、陈皮、藿香、白芷各12克，丁香5克。

【制用法】将上药水煎，每日1剂，分多次先含5分钟，吐出，再喝药1口。

【功效主治】主治口臭。

【验方举例】用上药治疗口臭者30例，均获治愈。

【注意】本方不宜久煎。有口腔溃疡者禁用。

第五十一节

口腔溃疡

口腔溃疡，是口腔黏膜疾病中最常见的溃疡性损害，具有周期性复发的规律，所以常称为复发性口疮。历代医家将口疮的病因、病机概括分为虚、实两类。实证的表现是：发病迅速，病程短，一般7～10天逐步愈合，愈后不留瘢痕；溃疡好发于口腔前半部，多见于唇、舌、颊、口底等部，龈、腭少见。初起的红赤稍隆起，中央出现溃点，逐渐扩大凹陷，呈绿豆粒大或黄豆粒大小，圆形或椭圆形，表面多覆有黄白色膜，周围绕有红晕。虚证的表现是：发病稍缓，病程长，易反复发作，间歇期时间长短不等，终年不断，此起彼伏，溃疡多发于口腔前半部，但久病者逐渐向口腔后部移行，侵及软腭及腭弓；溃疡大小不等，周围微红不肿；溃点数量少而分散；溃疡疼痛轻微或不痛。本病属中医"口疮""口疡"范畴，发病与心肾不交、虚火上炎或脾胃湿热有关。治宜滋阴清火，清泄胃热。

1 温中除火汤

【原材料】生黄芪 30 克，党参 20 克，白术 15 克，茯苓 12 克，炙甘草 6 克，肉桂 3 克，土茯苓 20 克。

【制用法】将上述诸药加适量水煎。口服。每日 1 剂，每日 2 次。

【功致主治】补中益气，温中除火。主治口腔溃疡。

【验方举例】本方治疗口腔溃疡 39 例，治愈 24 例（61.5%），显效 9 例（23.1%），好转 6 例（15.4%），总有效率 100%。

2 吹口散

【原材料】硝芽、青黛、儿茶各 24 克，月石 40 克，冰片 16 克，僵蚕 9 克。

【制用法】将上述材料共研末装瓶备用。酌情用药，涂患处。

【功致主治】消肿化腐，清热解毒。适用于红白口疮，咽喉肿痛，疮疖初起，奶癣溃烂。

【验方举例】王福山医师方。

3 泻心饮

【原材料】生地黄 30 克，木通 30 克，生甘草 6 克，川黄连 3 克，知母 9 克，黄柏 9 克，女贞子 15 克，墨旱莲 15 克，龟版 9 克，生熟谷芽各 15 克。

【制用法】将上述诸药加适量水煎。口服。每日 1 剂，每日 2 次。

【功致主治】清热化湿。主治溃疡生于舌。

【验方举例】经临床验证，本方对溃疡生于舌者有较好疗效。

4 复方连术汤

【原材料】川黄连 3 克，苍术 30 克，胡黄连 10 克，人中黄 10 克，生甘草 10 克。

【制用法】将上述诸药加适量水煎。口服。每日 1 剂，每日 2 次。

【功致主治】清热化湿，泻火解毒。主治复发性口腔溃疡。

【验方举例】本方治疗复发性口腔溃疡 63 例，治愈 61 例（96.8%），好转 2 例（3.2%），总有效率为 100%。

5 养阴清热汤

【原材料】生地黄 15 克，熟地黄 15 克，白芍 12 克，天冬 10 克，麦冬 10 克，黄芩 12 克，丹皮 12 克，玄参 12 克，栀子 10 克，桔梗 12 克，山药 12 克，地骨皮 12 克，女贞子 12 克，生甘草 10 克。

【制用法】将上述诸药加适量水煎。口服。每日 1 剂，每日 2 次。

【功效主治】滋阴清热。主治复发性口腔溃疡。

【验方举例】本方治疗复发性口腔溃疡64例，治愈44例（68.8%），好转18例（28.1%），无效2例（3.1%），总有效率96.9%。

6 玉竹封髓丹

【原材料】玉竹9克，天冬9克，干地黄9克，黄柏（盐水炒）4.5克，砂仁3克，炙甘草3克，蜂蜜。

【制用法】将上述诸药加适量水煎。口服。每日1剂，每日2次。

【功效主治】益阴增液。主治口腔溃疡。

【验方举例】用此方治疗口腔溃疡40例。其中发热者36例。每个患者均可见到口腔内有单个或多个溃疡。少数为疱疹，尚未溃破。多数患者兼见咽充血，口腔黏膜红肿，齿龈红肿等症。经服此方，4天内退热者占发热病例的90.6%，口腔溃疡在热退后1～2天愈合。

7 清化散

【原材料】川芎（酒洗）45克，大黄（酒蒸）45克，子黄芩（酒炒）45克，黑丑（炒）30克，薄荷25在，滑石粉30克，槟榔片38克，枳壳25克，连翘30克，赤芍（微炒）30克。

【制用法】共研极细面。周岁小儿每次0.5克，2～3岁1～1.5克，随年龄增大酌增。

【功效主治】清火解毒，消积导滞。主治小儿口腔溃疡。

【验方举例】用上药治疗口腔溃疡患者100例，一般用药后1～3天溃疡愈合，最长者不超过4天。

8 新加三才封髓汤

【原材料】天冬10克，生地黄15克，太子参10克，盐黄柏10克，砂仁6克，生甘草3克，藿石斛10克，润玄参10克，莲子心5克。

【制用法】将上述诸药加适量水煎。口服。每日1剂，每日2次。

【功效主治】滋阴清热，降心火。主治口腔溃疡。

【验方举例】用此方治疗口疮患者7例，均获治愈。其中最快者服药3剂。最慢者服药9剂。

9 蔡氏溃疡散

【原材料】硼砂30克，赤石脂20克，儿茶30克，血竭3克，朱砂3克，珍珠粉1.5克，冰片1克，薄荷霜1克，荸荠粉10克，柿霜4克。

【制用法】将上述诸药研末，装入喷

粉器内。喷于患处，每日3次。

【功致主治】清热解毒，化腐生肌，收湿敛疮。主治口腔溃疡。

【验方举例】用此方治疗口腔溃疡46例，其中显效36例，有效8例，无效2例。疗程最长者35天，最短者28天。显效病人，观察两年以上未见复发。

10　牛黄珍珠散

【原材料】牛黄1.3克，麝香1克，珍珠1.5克，黄连4.5克，硼砂4.5克，朱砂1.8克,元明粉4.5克,冰片4.5克。

【制用法】上药混均，共研细末，贮瓶备用。用喷粉器将药末喷于患处或用探针蘸药末搽于患处。

【功致主治】清热解毒，活血散结。主治口腔溃疡。

【验方举例】用此方治疗31例，其中治愈20例（口腔溃疡及其症状完全消失，随访半年以上无复发）；有效11例（口腔溃疡点消失或明显减少，但半年内曾有复发，继服上方仍然有效）。治愈病例用药最短3天，最长7天。

第五十二节

牙周炎

牙病，最常见的是牙周炎，它是一种由菌斑微生物引起的感染造成的破坏性疾病，龈下菌斑中滋生着大量毒力较大的牙周致病菌，如牙龈类杆菌，中间类杆菌等。发生在牙龈、牙周韧带、牙骨质和牙槽骨部位，主要特征为牙周袋的形成及袋壁的炎症。菌斑堆积加重，并由龈上向龈下扩延，导致牙齿逐渐松动，牙龈的急、慢性炎症。组织的破坏逐渐加重，最终将导致牙齿丧失，它被称为口腔健康的"头号杀手"，是导致成年人牙齿丧失的主要原因。被医学界定论为继癌症、心脑血管疾病之后，威胁人类身体健康的第三大杀手。引起牙周炎的原因有很多，像牙菌斑、口腔卫生不良、牙石、食物嵌塞等都是其影响因素。

1 酒煎鸡蛋方

【原材料】白酒 100 毫升，鸡蛋 1 只。

【制用法】将白酒倒入瓷碗内，用火点燃白酒后，立即将鸡蛋打入，不搅动，不放任何调料，待火熄蛋熟。1 次服下，每日 2 次，轻者 1 次，重者 3 次。

【功效主治】益气活血，止痛。适用于牙周炎。

【验方举例】治疗牙周炎 167 例，治愈 159 例，一般服 1～3 次而愈，无效 8 例。凡属实热症牙周炎，屡用屡效。

2 黄丹皮水

【原材料】生地黄、天花粉各 20 克，丹皮、连翘、当归各 15 克，升麻、黄连、竹叶、大黄、虎杖各 10 克，生石膏 30 克。

【制用法】将上药水煎服，每日 1 剂，分 2～3 次内服，连续用药至症状消失止。

【功效主治】用于治疗牙周炎。

【验方举例】采用清胃散加味治疗急性牙周炎 50 例，痊愈 28 例，显效 17 例，有效 4 例，无效 1 例。总有效率为 98%。

3 六月雪蒲公英汤

【原材料】六月雪、蒲公英、耳钩草、威灵仙各 10 克。

【制用法】将上述诸药加适量水煎。口服。每日 1 剂，每日 2 次。

【功效主治】清热解毒，消肿止痛。主治牙周炎。

【验方举例】用此方治疗 74 例患者，男 42 例，女 32 例，年龄最小者 10 岁，最大者 40 岁；病程均在半年至 2 年以上；疗程 15 天至 3 个月之间。治疗后其中 62 例获痊愈，9 例显效。

4 黄花蜢蜞草汤

【原材料】黄花蜢蜞草 30 克，元参 10 克，半边莲 15 克。

【制用法】将上述诸药加适量水煎。口服。每日 1 剂，每日 2 次。

【功效主治】清热止痛，祛风散肿。主治牙周炎。

【验方举例】用此方治疗 36 例患者，结果治愈 21 例，显效 13 例，无效 2 例，有效率 94.4%。

5 清胃败毒汤

【原材料】当归 6 克，黄连 6 克，生地黄 12 克，丹皮 9 克，黄芩 9 克，升麻 9 克，生石膏 30 克。

【制用法】将上述诸药加适量水煎。口服。每日 1 剂，每日 2 次。便秘加大黄 9 克（后下）；牙龈肿甚加天花粉 15 克, 连翘 9 克, 竹叶 6 克, 牙龈出血明显加骨碎补、生槐花各 9 克, 白茅根 10 克, 墨莲草 15 克。

【功致主治】清热解毒。主治牙周炎。

【验方举例】患者, 男, 30 岁。右下后牙龈痛 2 天, 加重 1 天, 伴发热, 张口受限, 大便干燥. 小便黄赤。诊见牙龈充血肿胀, 舌质红, 苔黄, 脉洪数, 为急性牙周炎。证属脾胃积热, 胃实火循经上炎。用清胃败毒汤 2 剂, 后复诊, 牙龈红肿基本消退。上方中石膏减半, 再服 2 天痊愈。

6 固齿汤

【原材料】首乌 20 克, 枸杞子 20 克, 石膏 30 克, 菟丝子 15 克, 寄生 15 克, 牛膝 15 克, 栀子 15 克, 升麻 15 克, 白芷 6 克。

【制用法】将上述诸药加适量水煎。口服。每日 1 剂, 每日 2 次。牙痛甚者加川芎 10 克、细辛 6 克; 牙龈红肿加大黄 6 克; 腰膝酸痛者加杜仲 15 克; 若牙不痛者去白芷。

【功致主治】补肾养血。主治肾气虚损型牙周炎。

【验方举例】患者, 男, 43 岁。诉近年来觉牙齿酸痛无力, 以咀嚼时为甚, 牙齿松动, 胸闷心烦。诊见上、下牙龈均有轻度肿胀, 色偏暗, 以下牙为甚, 后牙有不同程度松动, 舌质红, 苔薄黄, 脉弦细。诊断为慢性牙周炎, 属肾气虚弱。投上方 1 剂, 嘱忌酒及辛辣食物。2 日后复诊, 牙齿松动减轻, 咀嚼时自觉有力, 但仍感松动。以前方再服 2 剂, 牙酸痛等症消失, 已不觉松动, 牙龈肿胀已减, 舌质红, 苔薄白, 脉平。于上方去杜仲、栀子、白芷、细辛, 再服 2 剂加以巩固。

7 菊花汤

【原材料】菊花、生甘草、贼骨各 30 克。

【制用法】将上述诸药加适量水煎。口服。每日 1 剂, 每日 2 次。

【功致主治】清热止痛。主治牙周炎。

【验方举例】患者, 男, 30 岁。左下后牙痛 7 天, 面颊肿胀, 张口困难。伴口臭、头痛、恶寒发热, 遇冷热食物时疼痛加重, 齿龈周围红肿、出血, 有牙周袋、叩痛、牙齿松动, 颌下淋巴结触及, 压痛明显, 小便黄赤, 舌质红, 苔腻, 脉弦数。诊断为牙周炎, 牙周脓肿, 证属阳明湿热, 即投上方, 每日 1 剂, 忌食辛辣、烟、酒, 1 周后诸症消失。

8 生地黄连翘汤

【原材料】生地黄、连翘各12克，丹皮、升麻、当归、大黄各10克，黄连、竹叶各6克，生石膏30克（先下），天花粉15克。

【制用法】将上述诸药加适量水煎。口服。每日1剂，分2次服。

【功致主治】清热止痛。主治急性牙周炎。

【验方举例】用此方治疗急性牙周炎患者56例，其中，痊愈32例，显效19例，有效4例，无效1例。有效率为98.2%。治愈的32例患者，一般服药3～5剂即愈。

第五十三节

牙痛

牙痛是临床常见的症状，一般是由牙齿或牙周局部的疾患所引起。中医认为，牙痛多与脏腑功能失调或外邪侵淫有关。临床辨证大致分为风热牙痛、胃火牙痛及虚火牙痛等类型。风热牙痛是由风火邪毒侵犯，伤及牙体及牙龈肉，邪聚不散，瘀阻脉络而为病。胃火牙痛是胃火素盛，又嗜食辛辣，或风热邪毒外犯，引动胃火循经上蒸牙床，伤及龈肉而为病。肾主骨，齿为骨之余，虚火牙痛是指肾阴亏损，虚火上炎，灼烁牙龈，牙失荣养，致牙痛。俗话说："牙痛不是病，痛起来真要命"，对于牙痛，应尽早治疗。

1 黑豆煮酒

【原材料】黑豆60克，黄酒200毫升。

【制用法】将黑豆洗净晾干，浸入黄酒内，12小时后一同置于砂锅内，文火煮至豆烂，取汁频频漱口。

【功致主治】消肿止痛。适用于火热内盛所致的牙痛、牙龈肿痛等。

【验方举例】民间验方，屡用屡验。

2 沙参煲鸡蛋

【原材料】沙参30克，鸡蛋2个，白糖或冰糖适量。

【制用法】将沙参、鸡蛋加水同煮，待蛋熟去壳，再放入后同煮半小时，加入白糖或冰糖。

【功效主治】清热养阴生津、益脾胃。适用于肾虚牙痛。

【验方举例】家庭实用验方，效果显著。

3 白芷冰片膏

【原材料】白芷、细辛、制川乌、制草乌、冰片各10克。

【制用法】将上药共研细末，过80目筛，混合后用适量医用凡士林调成膏状。将龋洞内食物残渣清除后，取药膏适量放入龋洞。

【功效主治】祛风散寒，散热止痛。主治龋齿痛、风火牙痛。

【验方举例】经本方治疗牙痛患者15例，属于风火牙痛的一般3～5剂即可好转。

4 代赭石生地黄煎

【原材料】代赭石30克（捣细），生地黄30克，川牛膝20克，制乳香10克，制没药10克，甘草10克。

【制用法】将上述诸药加适量水煎。口服。每日1剂，每日2次。连服2～4剂。

【功效主治】清热止痛。主治牙痛。

【加减】牙龈肿胀甚者，可加金银花30克；痛剧者加细辛3克；大便干燥者加大黄10克（后下）。

【验方举例】本方源于《家庭医生报》，经验证，对胃火、风火、肾虚等原因引起的牙痛有很好的疗效。

5 薄荷细辛散

【原材料】薄荷、细辛、肉桂、良姜各10克。

【制用法】共研细末和匀备用。牙痛时取少许放手心中轻轻吸入鼻内即可。

【功效主治】清热解毒，消肿止痛。主治牙痛。

【验方举例】采用此方治疗牙痛150例，治愈108例。其中虚火牙痛50例，治愈19例；牙痛伴牙龈红肿100例，治愈89例。

6 生石膏熟地黄汤

【原材料】生石膏30克，熟地黄30克，细辛3克（后下）。

【制用法】将上述诸药加适量水煎。口服。每日1剂，连服3～5剂。

【功致主治】泻火润燥。主治牙痛。

【验方举例】采用此方治疗牙痛 81 例，除 1 例因牙周炎已化脓而无效外，其余 80 例均在服药 2～3 天后疼痛消失，有效率 98.7%。

7 玄参细辛汤

【原材料】玄参 5 克，细辛 3 克，升麻 3 克。

【制用法】将上述诸药加适量水煎。口服。每日 1 剂，每日 2 次。

【功致主治】清热，止痛。主治牙痛。

【验方举例】用此方治疗牙痛 40 例，有效率在 98%。

8 生地黄地骨皮汤

【原材料】生地黄 15 克，地骨皮 15 克，茶叶少许。

【制用法】先将生地黄、地骨皮用水煎，煎沸后放入茶叶，再煎沸即可。口服。每日 1 剂，每日 2 次。

【功致主治】消肿止痛。主治牙痛。

【验方举例】用此方治疗牙痛 28 例，其中治愈 26 例，缓解 2 例。

9 桑叶汤

【原材料】桑叶 15～20 克。

【制用法】将上述诸药加适量水煎。口服。每日 1 剂，每日 2 次。

【功致主治】牙痛。

【验方举例】经临床验证，本方对牙痛有较好疗效。

10 蜂房玄参汤

【原材料】露蜂房、墨旱莲各 10 克，玄参 25 克，骨碎补 30 克，熟地黄 15 克，丹参 12 克。本方可随证加减。

【制用法】每日 2 剂水煎，头煎顿服，2 煎含漱，每日数次；10 天为 1 个疗程。对照组用甲硝唑片 0.2 克，每日 3 次口服，首剂加倍；7 天为 1 个疗程。均停用其他治疗。

【功致主治】用于治疗牙周炎。

【验方举例】用上药治疗牙周炎 60 例（两组各 30 例），分别显效 24 例、16 例，改善 5 例、19 例，无效 1 例、5 例，总有效率分别为 96.67%、83.33%（$P < 0.05$）。

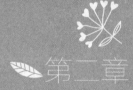

第二章

老年疾病莫发愁，
验方疗疾人无忧

脂肪肝◎肝炎◎胆石症◎冠心病◎高血压◎糖尿病
◎高脂血症◎肺结核◎肺气肿◎慢性肾功能衰竭◎老年痴呆◎痛风◎风
湿性关节炎◎类风湿关节炎◎肩周炎◎颈椎病
◎骨结核◎足跟痛◎坐骨神经痛◎腰肌劳损◎白癜风
◎斑秃◎中耳炎◎耳鸣◎耳聋◎青光眼◎白内障

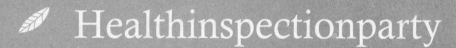

Healthinspectionparty

第一节

脂肪肝

正常人肝脏内含有少量脂肪，占肝重的 2%～4%，如果过量的脂肪聚积于肝脏，并超过肝重的 5% 以上，就形成了脂肪肝。病情轻者没有任何症状，可在体检时被发现；病情重者有肝肿大，肝区闷胀疼痛、乏力、恶心、腹胀等不适。肝脏 CT 和 B 超有助于确诊。根据肝细胞内脂滴大小不同，又可分为大泡型脂肪肝和小泡型脂肪肝两大类。造成脂肪肝的原因很多，肥胖是一个重要原因，另外，酗酒、糖尿病、肝炎患者吃糖过多等原因都会引起脂肪肝。脂肪肝是肝脏疾病发展过程中一个非常重要的中间环节，它是一个可逆的病理过程，首先要去除病因，例如戒酒，停止对肝脏有毒药物接触等。饮食在脂肪肝治疗中十分重要，肥胖病人要多吃水果、蔬菜，不吃或少吃含胆固醇及三酰甘油高的食物，减轻体重，便可使肝脂肪消退，逐步恢复正常。

1 清肝化浊汤

【原材料】茵陈 30 克，连翘 20 克，郁金、泽泻、决明子、丹参各 15 克，苍术 12 克，半夏、黄芩各 9 克，大黄 6 克。

【制用法】将上述诸药加适量水煎服。口服。每日 1 剂，每日 2 次。2 个月为 1 个疗程。丙氨酸升高者，加垂盆草、岗稔根各 30 克；肝区胀痛者，加延胡索、香附各 9 克；大便溏薄者，去大黄，加炒白术 12 克，炒薏苡仁 15 克；血脂高者，加何首乌、生山楂各 15 克；

倦怠乏力者，加党参、黄芪各 9 克；肝内光点密集、门静脉增宽者，加莪术 15 克，桃仁 9 克。

【功效主治】清肝活血，化浊降脂。主治脂肪肝。

【验方举例】治疗脂肪肝 36 例，治愈 8 例，显效 16 例，有效 8 例，无效 4 例，总有效率 88.9%。

2 寄生巴戟天汤

【原材料】寄生、巴戟天、何首乌各 12 克，象贝母、赤芍、白芥子各 15 克，郁金、枳壳各9克，丹参、泽泻、决明子各30克。

【制用法】将上述诸药加适量水煎服。口服。每日1剂，每日2次。30日为1个疗程。脾虚证者，加白术、苍术；食积者，加焦山楂、焦神曲、焦麦芽；湿热者，加栀子；丙氨酸氨基转移酶升高者，加垂盆草。

【功效主治】养肝健脾。主治脂肪肝。

【验方举例】此方治疗脂肪肝68例，结果：临床治愈23例，显效26例，有效17例，无效2例，总有效率为97.1%。

 3 柴胡粥

【原材料】取生山楂、郁金、海藻各15克，佛手、柴胡各9克，粳米60克，红糖适量。

【制用法】将前5味药材以水煎制，滤渣取汁，然后同粳米、红糖一同煮为粥，1日1剂，可分2次食完。

【功效主治】疏肝理气。适用于肝郁气滞型脂肪肝。症见胁肋胀满不适、隐痛、乏困无力、腹胀、嗳气、便秘、舌苔薄、脉弦细。

【验方举例】家庭实用食疗验方。

 4 荷叶竹茹乳

【原材料】取苍术、竹茹、荷叶、郁

金各6克，牛乳约250毫升。

【制用法】先将苍术、竹茹、荷叶、郁金加水同煎，滤渣取汁，然后与牛奶搅匀后稍煮即成。1日3次，每次服20～30毫升。

【功效主治】健脾疏肝，化痰祛湿。适用于痰湿困阻型脂肪肝。症见胸胁隐痛、形体肥胖、胸闷、疲惫不堪、头昏思睡、舌苔白腻、脉弦滑。

【验方举例】用此方治疗患者19例，有效15例，好转2例，无效2例。

 5 丹红黄豆汁

【原材料】取红花50克，丹参100克，黄酒、冰糖、蜂蜜各适量，黄豆约1000克。

【制用法】先将黄豆洗净，加水浸泡约1小时后，同煎约30分钟，滤取药汁后与豆汁混合，加入适量冰糖、蜂蜜，放入锅中蒸2小时，即可装瓶1日2次，每次1小勺，可在饭后1小时左右服下。

【功效主治】健脾疏肝，化瘀活血。适用于瘀血阻络型脂肪肝。症见胁肋刺痛或胀痛，痛有定处、拒按，患者还会出现四肢麻木、头痛、面色晦暗、皮肤瘀斑、舌质呈紫暗色、舌有瘀斑或瘀点、脉弦细或涩。

【验方举例】用本方治疗脂肪肝患者19例，均出现不同程度的好转。

第二节

肝炎

病毒性肝炎是由病毒引起的传染病，主要症状为乏力，食欲不振，肝功能异常，部分病人可有发热及黄疸等，有的病程迁延或反复发作成为慢性；少数人发展成为重症肝炎，重症肝炎病情凶险，死亡率高，死亡原因主要为肝昏迷、肝功能衰竭、电解质紊乱及继发性感染。病毒性肝炎可分为甲、乙、丙、丁、戊五种类型，各型之间无交叉免疫，可同时或先后感染，混合感染或重叠感染，使症状加重，甲型病毒性肝炎和戊型病毒性肝炎以粪——口传播为主，常见发热，黄疸，呈急性经过，罕见迁延成慢性；乙型病毒性肝炎和丙型病毒性肝炎，多经输血或血制品以及密切接触传播，易迁延发展成慢性，甚至肝硬化。已证实乙型肝炎病毒感染与肝癌有一定关系，丁型病毒性肝炎需依赖于乙型肝炎病毒而存在并复制，常与乙型肝炎病毒呈混合感染或在乙型肝炎病毒阳性的慢性乙肝病程中重叠感染。

1 三草煎剂

【原材料】白花蛇舌草30克，金钱草20克，益母草10克。

【制用法】上药加水600毫升，浓煎去渣取汁400毫升，加糖适量。口服。每日1剂，每日3次。每次服100毫升，连服2周为1个疗程。儿童剂量减半。

【功致主治】利疸退黄，散结消肿。主治急性病毒性肝炎。

【验方举例】此方共治93例，治疗1个疗程后检查，治愈90例，显效3例，总有效率达100%。

2 清肝活血汤

【原材料】生地黄、丹参、蒲公英、垂盆草、白花蛇舌草各20克，女贞子、五味子、枸杞子各15克，川楝子10克，生甘草5克。

【制用法】文火水煎，每日1剂。久病未愈成肝硬化，证见乏力，肿块，舌质有淤点者，加鳖甲、龟板、生牡蛎或吞服鳖甲煎丸；疼痛明显者，加延胡索、赤芍；午后潮热、骨蒸潮热者，加地骨皮、知母、银柴胡；牙龈少量出血者，加茜草根炭、白茅根、墨旱莲、水牛角片；素体脾胃气虚者，加太子参、生黄芪、谷麦芽。

【功致主治】养阴柔肝，活血止痛，清热解毒。主治慢性乙型肝炎，证属肝肾阴虚，余毒未净。

【验方举例】临床验证，效果显著。

3　柴胡当归饮

【原材料】柴胡 10～15 克，当归10 克，白芍 12 克，白术 10 克，茯苓10 克，连翘 15～18 克，蒲公英 15克，葛根 15 克，升麻 6～10 克，茵陈 30～60 克，板蓝根 12 克，苍术15 克，川朴 15 克，郁金 15 克，丹参15 克，甘草 6 克。

【制用法】水煎服，每日 1 剂；小儿用量酌减。

【功致主治】清热解毒，利湿活血。主治急性病毒性肝炎。

【验方举例】用此方治疗 39 例患者，其中临床痊愈 17 例，显效 15 例，有效 5 例，无效 2 例，总有效率为94.8%。

4　丹参芍药汤

【原材料】丹参、赤芍、苦参、白花蛇舌草、蒲公英、薏苡仁、败酱草各30 克，炙鳖甲 10 克，穿山甲、茯苓各 15 克，制大黄 18 克，生甘草 6 克。

【制用法】每日 1 剂，水煎服；3 个月为 1 个疗程。连续用药至症状消失为止。

【功致主治】清热解毒，活血化瘀。主治丙型肝炎。

【验方举例】用本方治疗丙型肝炎患者 19 例，其中痊愈 15 例，有效 2 例，无效 2 例。

5　丹参芍药煎

【原材料】丹参、赤芍、苦参、白花蛇舌草、蒲公英、薏苡仁、败酱草各30 克，炙鳖甲 10 克，穿山甲、茯苓各 15 克，制大黄 18 克，生甘草 6 克。

【制用法】每日 1 剂，水煎服；3 个月为 1 个疗程。连续用药至症状消失为止。肝脾肿大、质硬者，加桃仁、生牡蛎；血脂高者，加金钱草、山楂、决明子；脾虚泄泻者，加党参、炒白术、扁豆；齿、鼻衄者，加小蓟、白茅根。

【功致主治】清热解毒，活血化瘀。主治丙型肝炎。

【验方举例】用清热解毒活血化瘀法治疗丙型肝炎 60 例，用药 2～3 个疗程后，临床基本治愈 11 例，显效 28 例，有效 13 例，无效 8 例，总有效率为86.67%。肝功能 4 项（丙氨酸转氨酶、谷草转氨酶，r－谷氨酰转肽酶，碱性磷酸酶）指标及血清白、球蛋白治疗后明显改善（$P < 0.01$ 或 0.05）。

第三节

胆石症

胆石症是指胆囊或肝内外胆管某部位发生结石。这与代谢紊乱、胆汁郁滞引起胆汁成分异常和胆道系统感染有关。胆石按其中的成分可分为纯固醇、胆色素钙盐及混合性三类，以胆色素结石较常见。可呈单个、多个或泥沙样。常伴有胆囊炎及胆管炎。两者互为因果。平时并无症状，病发时突然右上腹发生剧烈难忍的阵发性的胆绞痛。有时可伴有黄疸和发热。生活中，如果经常感到上腹沉重、腰背及右肩酸胀、打嗝、嗳气等不适症状，就应该警惕患上了胆石症。不少胆石症发作的病人还容易被误诊为心绞痛、冠心病，这应当引起注意。中医认为，此病是由于肝胆气滞、湿热淤积所致。治疗上采用清热利湿、行气止痛、利胆排石的治疗方法。

1 麻油胡桃

【原材料】胡桃仁、冰糖、麻油各500克。

【制用法】将胡桃仁、冰糖、麻油同放入搪瓷或陶器皿中，隔水蒸3～4小时。每日服3次，饭前服用，服时加温，于1周至10天内服完；老年或慢性胆囊炎患者剂量由小到大。脾虚泄泻患者，麻油用量可减少250克。治疗期间避免受惊劳累，饮食不宜过饱，不宜食煎炸食品，如有炎症和外感发热，应停服此药。

【功效主治】补肾润肠，适用于胆石症。

【验方举例】家庭实用验方，效果显著。

2 三金大黄汤

【原材料】金荞麦30克，鸡内金20克，郁金15克，生大黄6克（后下），石韦30克，胡桃寄生15克。

【制用法】将上述诸药加适量水煎。口服。每日1剂，每日2次。2个月为1个疗程。

【功效主治】疏肝理气，利胆排石。主治胆石症。

【验方举例】本方治疗胆石症36例，

临床痊愈 20 例。占 55.6%；显效 12 例，占 33.3%；无效 4 例，占 11.1%。总有效率为 88.9%。

3 五金玉米须汤

【原材料】金钱草 30 克，海金沙 15 克，鸡内金 10 克，金铃子 10 克，川郁金 10 克，玉米须 15 克。

【制用法】将上述诸药加适量水煎。口服。每日 1 剂，每日 2 次。肝胆结石加枳壳 6 克，朴硝 6 克；大便不通加玄明粉 12 克（后入）；尿路结石加石韦 12 克，猫须草 12 克；有绞痛者加元胡 10 克，生甘草 3 克。

【功效主治】清热、利胆、排石。主治胆结石。

【验方举例】患者，男，62 岁，患胆囊结石症 4 年。经常右胁部胀痛，多发清晨四五点左右。服上方 60 余剂，诸症皆消。

4 柴胡茵陈汤

【原材料】木香、郁金、黄芩、木通、栀子、车前子、大黄、半夏各 9 克，柴胡 9～15 克，茵陈 15 克。

【制用法】将上述诸药加适量水煎。口服。每日 1 剂，每日 2 次。

【功效主治】清热利胆。主治湿热型胆石症。

【验方举例】经临床验证，对湿热型胆石症效果甚佳。

5 金钱草煎剂

【原材料】柴胡、广郁金、枳壳、木香（后下）、炒山栀子、茵陈各 10 克，生大黄 6 克（后下），金钱草 30 克，焦山楂 15 克。

【制用法】将上述诸药加适量水煎 3 次，共取药汁 600 毫升，和匀。口服。每日 1 剂，每日 3 次。早、中、晚饭前 20 分钟顿服，连服 35 天。

【功效主治】疏肝利胆，清热利湿，理气排石。主治胆石症。

【验方举例】治疗 64 例，显效 28 例，有效 36 例，有效率达 100%。

6 向日葵鸡内金煎剂

【原材料】向日葵叶 30 克，鸡内金 15 克，地肤子 15 克。

【制用法】将上述诸药加适量水煎。口服。每日 1 剂，每日 2 次。

【功效主治】清热利胆。主治胆石症。

【验方举例】经临床验证，效果甚佳。

7 茵陈玉米须茶

【原材料】玉米须 30 克，茵陈、蒲公英各 15 克。

【制用法】将上药方药量加大10倍，共研为末。每次用50～60克，置于保温瓶中，冲入沸水适量，盖闷20分钟，代茶频饮。每日1剂。低血糖、低血压患者不宜长期服用。

【功致主治】清热利湿，利胆消黄。适用于胆囊炎、胆石症，症见恶寒发热、右上腹疼痛，有时伴皮肤、巩膜黄染、皮肤瘙痒。

【验方举例】民间验方，屡用屡验。

8 内金山楂麦芽饮

【原材料】鸡内金、青皮、郁金、大金钱草各10克，山楂、炒麦芽各20克。

【制用法】将上述6味同放锅中，水煎，去渣取汁服。代茶饮，每日1剂。

【功致主治】适用于气滞型胆结石，症见上腹胀痛、时发时止、饱闷、嗳气、食欲不振等。

【验方举例】临床用本方治疗胆石症患者25例，其中23例痊愈，1例出现明显好转，还有1例无效。

第四节
冠心病

冠心病，即冠状动脉粥样硬化性心脏病，是由于冠状动脉粥样硬化使血管腔阻塞，导致心肌缺血缺氧而引起的心脏病，又称"缺血性心脏病"。患者常有原发性高血压、高血脂、糖尿病等冠心病易患因素。生活中常表现为胸闷、心慌、胸前区疼痛等。它属于中医的"厥心痛""真心痛""胸痹"等范畴，本病发生与七情内伤、肾气不足、饮食失节等有关。可分为虚实两证。治疗上虚证常采用的方法是温通心阳、补益气血、养心安神。实证常采用的方法是活血化瘀、理气通络。

1 蜂蜜首乌汤

【原材料】蜂蜜、首乌、丹参各25克。

【制用法】先将两味中药水煎去渣取汁，再调入蜂蜜拌匀，每日1剂。

【功致主治】益气补气，强心安神。

治冠状动脉粥样硬化性心脏病。

【验方举例】患者，男，66岁，常服用上方，冠心病痊愈。

2 党参酸枣仁汤

【原材料】党参、酸枣仁各15～30克，黄芪18～30克，麦冬、桑寄生各12～15克，五味子3～6克，益母草30克。

【制用法】将上述诸药加适量水煎。口服。每日1剂，每日2次。1个月为1个疗程，用1～3个疗程。

【功效主治】益气安神，补益气血。主治冠心病。

【验方举例】此方治疗24例，结果显效10例，改善12例，总有效率为91.7%。

3 党参川芎汤

【原材料】党参、全当归各20克，黄芪30克，川芎、枸杞子、制何首乌、牡丹皮各15克，丹参25克，炒白术、茯苓、淫羊藿、桂枝各10克，炙甘草8克。

【制用法】将上药水煎，每日1剂，分1～2次口服，20天为1个疗程。

【功效主治】治冠心病有奇效。

【验方举例】用本方治疗冠心病患者85例，经用药1～2个疗程后，显效

者53例，有效者32例。

4 桂花醋泡花生米

【原材料】米醋、生花生米、桂花各适量。

【制用法】把花生米、桂花放入醋中浸泡24小时，每日起床后进食花生米10～15粒。或用米醋适量，每天晚上浸泡生花生米10～15粒，第2天早晨连醋一起服用。

【功效主治】用于治疗冠心病阴阳两虚，证见心悸气短、心胸闷痛。

【验方举例】民间常用方，对冠心病疗效显著。

5 冠痛灵汤

【原材料】黄芪30克，石菖蒲、丹参、鸡血藤各15克，藏红花1.5克，人参、川芎、郁金、决明子、枳壳各10克，三七3克，琥珀末2克。

【制用法】每日1剂，水煎服。心绞痛发作时将人参、三七、琥珀、血竭研末，按2∶2∶1∶1药量配伍，每次服2份，每日3次，6周为1个疗程。

【功效主治】益气活血，通脉止痛。主治气虚血瘀型心绞痛。

【验方举例】本方治疗心绞痛32例，总有效率87.5%。

6 栝楼薤白半夏粥

【原材料】栝楼12克，薤白、半夏各10克，粳米50克，白砂糖适量。

【制用法】将栝楼、薤白、半夏煎取浓汁，去渣，加入洗净的粳米共煮粥，待粥将熟时，加入白砂糖，稍煮即可。每日2次，早、晚温热服。本品温燥，内热盛者不宜用。

【功效主治】通阳散结、行气化痰。适用于冠心病、胸背痛、不能平卧、气短等症。

【验方举例】家庭实用验方，临床使用效果显著。

7 红桃蜜

【原材料】红果1000克，桃仁60克，蜂蜜250克。

【制用法】先将红果洗净，剔除果核备用，把桃仁捣碎后用水煎30分钟，去渣留汁。用瓷盆把红果、桃仁汁及蜂蜜加盖，置入蒸锅内，蒸约1小时即成。每日2次，每次1匙，长期服用可以软化血管，还能助消化、消积滞。

【功效主治】活血化瘀、降脂降压。适用于血脂较高、瘀血内停的冠心病。

【验方举例】用本方治疗冠心病患者105例，其中100例痊愈，3例好转，还有2例效果不明显。

8 通心络胶囊

【原材料】人参、水蛭、全蝎、土鳖虫、蜈蚣、蝉蜕、赤芍、冰片各10克。

【制用法】每日1剂，水煎分早、晚2次口服，连续服用3个月为1个疗程。

【功效主治】益气活血，通络止痛。主治冠心病心绞痛。

【验方举例】治疗冠心病心绞痛患者90例，对照组给予救尔心胶囊，前者在改善临床疗效方面明显优于后者（$P < 0.05$）。

9 黄芪党参汤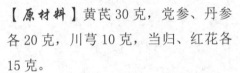

【原材料】黄芪30克，党参、丹参各20克，川芎10克，当归、红花各15克。

【制用法】将上述诸药加适量水煎。口服。每日1剂，每日2次。

【功效主治】补气养血，活血通络。主治冠心病。

【验方举例】患者，女，72岁。经常于夜间突发左侧胸前区疼痛，持续几分钟至十几分钟，可自然缓解。经本方治疗，效果明显好转。

10 人参三七汤

【原材料】人参90克，三七30克，水蛭30克，丹参30克，没药15克，石菖蒲 60 克，香附 60 克，血竭 15 克，鸡血藤 15 克，茯苓 15 克，远志 15 克，琥珀 15 克。

【**制用法**】上药共研细末。空腹服。每次 2 克，1 日 3 次。病情严重时可适当加大剂量，缩短服药间隔时间。

1 个月为 1 个疗程。

【**功效主治**】益气活血，化瘀通滞。主治冠心病。

【**验方举例**】本方治疗 34 例，治愈 9 例，显效 17 例，有效 7 例，无效 1 例，总有效率为 97．1%。

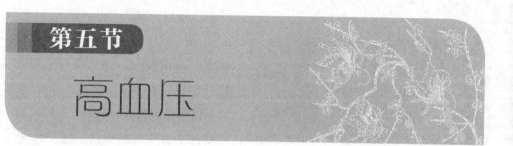

第五节

高血压

高血压是以体循环动脉血压增高为主的综合征。当成人收缩压 ≥ 18.7 千帕或舒张压 ≥ 12 千帕时，即可诊断为高血压。高血压可分为原发性高血压和继发性高血压两大类。前者是以动脉血压增高为主要表现的常见疾病，属于中医的"头痛""眩晕""肝风"等范畴；后者是由某些疾病引起的，它是其中的一个主要症状。高血压轻者可无明显症状，随着病情加重，可有头晕、耳鸣眼花、失眠健忘、心悸等症状，晚期可并发心、脑、肾疾病。中医认为，本病多因精神紧张、忧思郁结，或过食肥甘、饮酒过度所致。

1 玉米须煎饮

【**原材料**】玉米须 60 ～ 80 克。

【**制用法**】将玉米须晒干，洗净，加水煎。每日饮 3 次，坚持服用。

【**功效主治**】利尿，利胆，止泻。玉米须中含有大量钙、磷、铁等微量元素，并含有丰富的谷氨酸，可促进脑细胞的新陈代谢，有利于人体内的脂肪与胆固醇的正常代谢。对治疗高血压病及慢性肾炎，有很好的作用。

【**验方举例**】经临床治疗 51 例，有效 45 例，好转 6 例，总有效率 100%。

2　杜仲汤

【原材料】杜仲皮、杜仲叶各 12 克。

【制用法】将上述 2 味药材加适量水煎。口服。每日 1 剂，每日 2 次。

【功效主治】通络降压。主治高血压。

【验方举例】本方源于《陕西中医》，经验证，对高血压有很好的疗效。

3　葵叶汤

【原材料】鲜向日葵叶 120 克。

【制用法】洗净煎汤。每日 3 次分服。

【功效主治】治高血压。

【验方举例】《江西中医药》介绍：一男性，年 67 岁，患高血压，头晕眼花、四肢瘫痪、语言謇涩、神志欠清、体温偏高。经连服本品煎剂十余天，血压、体温均恢复正常。

4　茯苓山药茶

【原材料】党参、炒白术、茯苓、生山药、枸杞子、山茱萸、丹皮、怀牛膝各 12 克，炙甘草 6 克，生地黄、泽泻、龟版（先煎）各 15 克，黄芪 30 克，菊花 18 克（后下）。

【制用法】每日 1 剂，水煎服，30 天为 1 个疗程。

【功效主治】治高血压。

【验方举例】用上药治疗青少年高血

压 68 例，其中治愈 54 例，好转 10 例，无效 4 例，总有效率为 94.12%。

5　五皮汤

【原材料】桑白皮 50 克，大腹皮 30 克，赤茯苓皮 15 克，陈皮 9 克，生姜皮 6 克。

【制用法】将上述诸药加适量水煎。口服。每日 1 剂，每日 2 次。如头痛剧烈，伴恶心、呕吐、失眠时，加天麻、钩藤；如精神错乱、躯体木僵，抽搐、视力模糊，加天麻、僵蚕；如胸闷痛时加栝楼皮、丹参。

【功效主治】行气导滞，利水散浊。主治高血压。

【验方举例】此方治疗 50 例高血压患者，症状消失，血压恢复到发病前水平 38 例，有效果 6 例，好转 2 例，无效 4 例，总有效率 92%。

6　夏枯草山楂汤

【原材料】磁石、夏枯草、鱼腥草、山楂、夜交藤各 30 克，牛膝、草决明、石决明各 20 克，青葙子 15 克，地龙 10 克。

【制用法】将上述诸药加适量水煎。口服。每日 1 剂，每日 2 次。

【功效主治】清热降压。主治高血压。

【验方举例】经验证，对高血压屡用屡验。

7 白薇百合汤

【原材料】白薇、百合、酸枣仁、龙齿（先煎）、青木香、木瓜各9克，甘草3克，鲜生地黄24克，茯苓12克，石决明15克，栀子7.5克，

【制用法】将上述诸药加适量水煎。口服。每日1剂，每日2次。

【功效主治】原发性高血压。

【验方举例】患者，男，48岁，头痛耳鸣，心悸，少寐1年，用上方2周，血压下降，以后病情一直稳定。

8 柴胡槐花汤

【原材料】柴胡、黄芩、枳实、白芍、郁金、龙骨（先煎）、牡蛎（先煎）、蒲黄、五灵脂、槐花各15克。

【制用法】将上述诸药加适量水煎。口服。每日1剂，每日2次。

【功效主治】通络降压。主治头晕目眩、胸胁痛、舌红苔黄、脉弦数等症状的原发性高血压。

【验方举例】患者，男，45岁，证见头晕，目眩，口苦，咽干，胁痛，胸痛彻背，颜面潮红，舌红苔黄，脉弦数。服药后诸症逐渐消失。

9 金银菊花茶

【原材料】金银花、菊花各26克。

【制用法】沸开水冲泡10～15分钟，冲泡2次弃掉另换。口服。每日1剂，1剂分4份，每日4次。可连服1个月或更长时间。若头晕明显者，加桑叶12克；若动脉硬化、血脂高者，加山楂24～30克。

【功效主治】软化血管。主治高血压。

【验方举例】此方治疗高血压患者46例，其中单纯高血压病27例，单纯动脉硬化症5例，高血压伴有动脉硬化14例。服药3～7天后头痛、眩晕、失眠等症状开始减轻，随之血压渐降至正常者35例，其余病例服药10～30天后均有不同程度的效果。

10 三生首乌汤

【原材料】生海蛤壳、桑寄生各30克，生牡蛎、杜仲、何首乌各12克，白蒺藜、杭菊花各10克，磁石15克。

【制用法】将上述诸药加适量水煎。口服。每日1剂，每日2次。

【功效主治】滋阴潜阳。主治阴虚阳亢型高血压。

【验方举例】长期临床观察，对阴虚阳亢型高血压屡用屡验。

11 五皮汤

【原材料】桑白皮50克，大腹皮30克，赤茯苓皮15克，陈皮9克，生姜皮6克。

【制用法】将上述诸药加适量水煎。口服。每日1剂，每日2次。如头痛剧烈，伴恶心、呕吐、失眠时，加天麻、钩藤；如精神错乱、躯体木僵；抽搐、视力模糊，加天麻、僵蚕；如胸闷痛时加栝楼皮、丹参。

【功效主治】行气导滞，利水散浊。主治高血压。

【验方举例】此方治疗50例高血压患者，症状消失，血压恢复到发病前水平38例，有效果6例，好转2例，无效4例，总有效率92%。

第六节

糖尿病

糖尿病是由于胰岛素绝对或相对不足，引起糖、脂肪、蛋白质、水及电解质等代谢紊乱，从而出现高血糖和糖尿。早期无明显症状，晚期的特点是"三多一少"（多食、多饮、多尿和消瘦），重症常并发酮症酸中毒、高渗性昏迷等。中医认为糖尿病属于中医的"消渴"范畴，多由阴虚、饮食不节、情志失调、劳欲过度等引起。阴虚燥热为其主要病机，治疗上以养阴生津、润燥清热为基本原则。

1 黑木耳扁豆散

【原材料】黑木耳、扁豆各等份。

【制用法】将上述材料晒干，共研成面。每次9克，白水送服。

【功效主治】益气，清热，祛湿。主治糖尿病。

【验方举例】患者，男，55岁，患糖尿病2年，证见口渴腰酸，疲倦无力，汗出尿频，心悸善饥，经多方用药无明显好转，后每天服上方，连用2个月，尿糖转阴，血压正常。

2 煮玉米粒

【原材料】玉米粒1000克。

【制用法】加水煎煮至粒熟烂。分4次服食，连服1000克。

【功效主治】清热，利尿，降低血糖。用治糖尿病尿味带甜、身有水肿、尿量增多。

【验方举例】据《锦方实验录》介绍：患者袁某患糖尿病2年余，尿带甜味，身有水肿，尿量增多，经中西医治疗无效，服此方而愈。

3 黄精制首乌丸

【原材料】黄精20克，肉苁蓉、制首乌、金樱子、怀山药各15克，赤芍、山楂、五味子、佛手片各10克。

【制用法】将上述诸药制成小丸。口服。每次服6克，每天3次。

【功效主治】益气养阴，滋阴补脾。主治肾虚型糖尿病。

【验方举例】治疗170例肾虚型糖尿病获近期治愈49例，显效22例，有效77例，无效22例，总有效率为87.1%。

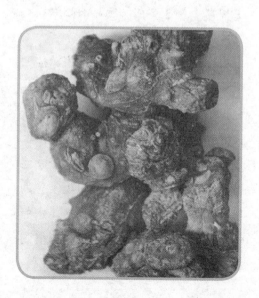

4 苍术泽泻汤

【原材料】苍术25～30克，黄芪、党参、茯苓各20克，葛根15～20克，黄连6克，泽泻15克。

【制用法】将上述诸药加适量水煎。口服。每日1剂，每日2次。

【功效主治】健脾化湿。主治糖尿病。

【验方举例】经临床验证，屡用屡效。

5 桑根地黄汤

【原材料】桑根白皮30克，生葛根10克，生、熟地黄各15克，苍术、玄参各10克，知母12克，天花粉、怀山药各15克。

【制用法】将上述诸药加适量水煎。口服。每日1剂，每日3次。便干、腹胀不适者，加生军或制军（即大黄）；外阴反复痒者，加黄柏；视力下降，视物不清者，加青葙子、沙苑子、草决明。

【功效主治】养阴生津，滋阴润燥。主治糖尿病。

【验方举例】临床应用，疗效斐然。

6 黄芪茯苓汤

【原材料】生地黄、茯苓各15克，枸杞子20克，怀山药、天花粉各30克，太子参25克，知母、牛膝、生甘草、牡丹皮、泽泻各 10 克。

【**制用法**】将上药水煎，每日 1 剂，分 2～3 次口服。半个月为 1 个疗程。若气虚者，加黄芪 30 克，白术 15 克；若胃热肺燥者，加麦冬 10 克，生石膏 20 克；若湿热重者，加苍术 15 克。

【**功效主治**】主治糖尿病。

【**验方举例**】用上药治疗糖尿病患者 51 例，其中显效 42 例，好转 8 例，无效 1 例。

7 益肾祛脂汤

【**原材料**】制首乌、制黄精、生地黄各 12 克，鬼箭羽、炙僵蚕各 10 克，丹参、泽兰、泽泻、生山楂各 15 克，天花粉 30 克。

【**制用法**】每日 1 剂，水煎服。

【**功效主治**】滋肾活血，化浊祛脂。主治老年糖尿病合并高脂血症，属肾阴不足、痰浊瘀阻者尤为适宜。

【**验方举例**】本方治疗老年糖尿病合并高脂血症 38 例，显效 12 例，有效 22 例，无效 4 例，总有效率为 89.5%。

8 桃竹山玉饮

【**原材料**】红花 3 克，猪苓 18 克，生首乌、生黄芪各 30 克，生山药、牡丹皮、山茱萸、玉竹、蚕茧、玉米须

各 10 克。

【**制用法**】每日 1 剂，水煎，分 4 次服。

【**功效主治**】益肾化瘀，清热凉血，健脾养肺，利湿泄浊，润肠降糖。治老年性糖尿病。本方通过化瘀降糖，改善体质，通利湿浊，减少糖类物质吸收起效。对降低血糖和改善渴喜多饮，多食易饥，尿频量多，神疲气少等症状均有作用。

【**验方举例**】本方治疗糖尿病 2 型 30 例，结果显效 4 例，有效 17 例，无效 9 例，总有效率 70%。

9 麦冬茶

【**原材料**】麦冬（鲜品）全草 50 克。

【**制用法**】切碎，水煎。口服。每日 1 剂，代茶饮。凡脾胃虚寒泄泻、痰饮湿浊及外感风寒咳嗽者均忌用。

【**功效主治**】养阴润肺，清心除烦，益胃生津。主治糖尿病。

【**验方举例**】患者，男，50 岁。症见烦渴，能食善饥，尿频量多。化验：空腹血糖 12.6 毫摩／升，尿糖（+++），诊为糖尿病。证属肺胃燥热。遂按上方用鲜麦门冬全草水煎代茶饮服。连服 3 个月，查血糖、尿糖均正常。为巩固疗效，以每日 30 克鲜麦冬，水煎代茶饮服月余。随访 4 年，病情得到有效控制。

第七节

高脂血症

　　高脂血症是指血浆中胆固醇（或三酰甘油）明显超过正常范围的一种慢性病症，一般以测定血浆胆固醇和三酰甘油含量为诊断本病的结论。血脂增高是脂质代谢紊乱的结果。病因可由遗传、环境以及饮食失调等引发。其临床表现主要为：头痛、四肢麻木、头晕目眩、胸部闷痛、气促心悸等症状。高脂血症可分为原发性和继发性两种，前者较罕见，属遗传性脂质代谢紊乱疾病；后者多为未控制的糖尿病、动脉粥样硬化、肾脏综合征、黏液性水肿、甲状腺功能低下、胆汁性肝硬化等疾病所伴发的并发症。

1　参丹麦芽饮

【原材料】山楂50克，丹参30克，玄胡索、菊花、红花各15克，麦芽40克。

【制用法】水煎服，每日1剂，日服3次。口服。每日1剂，每日2次。

【功致主治】消食积，化瘀血，理肝气。主治高脂血症。

【验方举例】治疗51例，结果显效20例（占39.2%），有效18例（占35.3%），无效13例，总有效率为74.5%。

2　双耳汤

【原材料】白木耳、黑木耳各10克，冰糖5克。

【制用法】黑、白木耳温水泡发，放入小碗，加水、冰糖适量，置蒸锅中蒸1小时。饮汤吃木耳。

【功致主治】滋阴益气，凉血止血。适于血管硬化、高血压、冠心病患者食用。

【验方举例】患者，男，58岁，服用上方，血脂恢复正常。

3　冬青蜂蜜膏

【原材料】冬青子1500克，蜂蜜适量。

【制用法】将冬青子加水煎熬2次，每次1小时，去渣，合并两次药液浓缩成膏状，烤干碾碎，加入适量蜂蜜混匀，贮瓶备用。用时，每日服用量相当于生药冬青子 50 克，分 3 次空腹服。服药 1 个月后抽血复查。

【功效主治】主治高脂血症。

【验方举例】用上药治疗高脂血症患者 11 例，其中 10 例有效。三酰甘油最高下降 128 毫克，最低下降 57 毫克，β-脂蛋白芨胆固醇也有一定程度的降低。治疗中未发现不良影响。治疗前后血常规检查未见异常。

4　海带绿豆饮

【原材料】海带 150 克，绿豆 150 克，红糖 150 克。

【制用法】将海带浸泡，洗净，切块。绿豆淘洗净，共煮至豆烂，用红糖调。口服。每日 2 次。

【功效主治】清热，养血。主治高脂血症。

【验方举例】患者，男，66 岁，患高脂血症，服上方痊愈。

5　夏枯草汤

【原材料】夏枯草 12 克，天麻 6 克，石决明 20 克。

【制用法】将上述诸药加适量水煎。口服。每日 1 剂，每日 2 次。7 ～ 10日为 1 个疗程。

【功效主治】平肝潜阳，清肝降火。主治高脂血症。

【验方举例】临床多次验证，屡用屡效。

6　制首乌枸杞子汤

【原材料】制首乌 20 克，枸杞子 15克，熟地黄 20 克，黄精 30 克，淫羊藿 30 克，泽泻 40 克，生山楂 30 克。

【制用法】将上述诸药加适量水煎。口服。每日 1 剂，每日 2 次。

【功效主治】益肾填精，健脾渗湿。主治高脂血症。

【验方举例】患者，男，45 岁，高血脂，取上方 20 剂后，诸证悉除。

7　丹参山楂汤

【原材料】制首乌 15 克，丹参 15 克，山楂 15 克，黄芪 12 克，地龙 12 克，陈皮 6 克，苍术 6 克，赤芍 10 克。

【制用法】将上述诸药加适量水煎。口服。每日 1 剂，每日 2 次，3 个月 1个疗程。痰郁中焦、腰膝酸弱者，加杞、菊地黄汤；胸闷肢麻者，加半夏白术天麻汤；痰郁阻络者，加夏陈六君汤及僵蚕、红花等；痰郁痹胸者，加栝楼桂枝汤及降香、郁金；痰郁阻窍者，加温胆汤及石菖蒲、郁金、熟地黄等。

【功效主治】行气化痰，化瘀消脂。主治高脂血症。

【验方举例】该方治疗 60 例，1 个

疗程结果：近期痊愈30例，好转28例，无效2例。

效率为96.7%。

8 益气调脂饮

【原材料】黄芪30克，水蛭8克，柴胡15克，山楂12克，川芎9克。

【制用法】将上述诸药加适量水煎。口服。每日1剂，每日2次。

【功效主治】益气活血，化瘀消痰。主治高脂血症。

【验方举例】本方治疗高脂血症50例，显效13例，有效19例，无效18例，总有效率64%。

9 金樱子决明子汤

【原材料】金樱子、决明子、制首乌、生薏苡仁各30克，茵陈、泽泻各24克，生山楂18克，柴胡、郁金各12克，酒大黄6克。

【制用法】将上述诸药加适量水煎。口服。每日1剂，每日2次。每2周为1个疗程。

【功效主治】滋阴降火，行滞通脉。主治高脂血症。

【验方举例】此方观察治疗30例高脂血症患者，经1～3个疗程治疗后，显效20例，占66.7%；有效9例，占30%；无效1例，占3.3%。总有

10 川军茵陈汤

【原材料】制川军10克，猪苓、泽泻、白术、茵陈各20克，何首乌、生薏苡仁、决明子、金樱子各25克，柴胡、郁金各15克，生甘草6克。

【制用法】将上药加水600毫升，文火煎至300毫升，分早、晚2次口服，10天为1个疗程，一般连服2～3个疗程。

【功效主治】主治高脂血症。

【主治】用此方治疗高脂血症患者85例，其中显效者63例，有效者20例，无效者2例。服用最少者1个疗程，最多者2个疗程。显效的63例，经随访2年，均未见复发。

11 醋泡花生

【原材料】米醋、花生仁各适量。

【制用法】以好醋浸泡优质花生仁，醋的用量以能浸透花生仁，浸泡1周。口服。每日早晚各吃1次，每次10～15粒。

【功效主治】通脉，降脂。治疗高脂血症。

【验方举例】患者，男，65岁，服用上方，血脂正常。

第八节

肺结核

肺结核中医称为"肺痨"，是由结核杆菌侵入人体肺部后引起的一种传染病，常见咳嗽、咯血、潮热、骨蒸、盗汗、消瘦等为主要临床表现。中医学对肺痨的认识历史悠久，《皇帝内经》《难经》《金匮要略》等医籍无肺痨病名，大多归于"虚损""虚劳"一类病证之中。肺痨主要有两个方面引起，一为感染"痨虫"，一为正气虚弱。"痨虫"和正气虚弱相互为因。痨虫传染是发病不可缺少的外因，正虚是发病的基础，是痨虫入侵和引起发病的主要内因。在治疗方面补虚杀虫是肺结核总的治疗原则。

1 百合蜂蜜饮

【原材料】鲜百合、蜂蜜各适量。

【制用法】百合与蜂蜜共放碗内，入锅蒸食。口服。每日1剂，每日2次。可常服食。

【功效主治】清热，润肺。主治肺结核。

【验方举例】患者，女，26岁，经服上方后病情得到好转，并逐渐稳定。

2 大蓟根煎剂

【原材料】干大蓟根100克，猪瘦肉30～60克，或者猪肺30克。

【制用法】将上述诸药加适量水煎。

口服。每日1剂，每日2次。连服3个月为1个疗程。有效而未愈者可继续服第2个疗程，2个疗程未愈者停药。服药期间停用抗结核西药。

【功效主治】清热化痰，养阴润肺。主治肺结核。

【验方举例】患者，男，56岁。胸片证实为右上浸润型肺结核，服药2个疗程即痊愈，随访1年未再复发。

3 地榆煎剂

【原材料】地榆（干品）3000克。

【制用法】地榆放入砂锅中，加水适量，煎煮2次，过滤，浓缩至12升。口服。成人每次服30毫升（相当于生药7.5克），1日4次。儿童酌减。咯血停止后，再服2～3日以巩固疗效。

【功效主治】凉血止血，清热解毒。主治肺结核咯血。

【验方举例】采用此方治疗肺结核咯血136例，均收到显著效果。

4 百部鸡汁

【原材料】生百部60克，鸡1只（雌、雄皆可）。

【制用法】将生百部水煎2次，汁液备用。鸡去内脏，于锅内加水烧熟，将鸡取出，再把煎好的百部药汁倒入鸡汁汤中，再煮5分钟，即可饮用。口服。每日1剂，每剂约1小碗，7天服完。以4次（共28天）为1个疗程。

【功效主治】温润肺气，止咳杀虫。主治轻型肺结核，慢性纤维空洞型肺结核。

【验方举例】本方来自《大众医学》，经验证，对轻型肺结核者，一般饮用1～2个疗程即显效，慢性纤维空洞型肺结核者，食疗时间要长一些。

5 四汁丸

【原材料】生藕汁、大梨汁、白萝卜汁、鲜姜汁、蜂蜜、香油、飞箩面

各120克，川贝母18克。

【制用法】将川贝母研细面，和各药共置瓷盆内，以竹箸搅匀，再置大瓷碗或砂锅内，笼中蒸熟，为丸如红枣大。每服3丸，日3次夜3次，不可间断，小儿减半。服药后如厌食油味、恶心者，急食咸物可止。忌食葱、蒜。

【功效主治】散瘀止血，养阴清热，化痰润肺。主治肺痨之喘咳、吐痰吐血等。

【验方举例】据《中医验方汇编·内科》（第1集）介绍验例：患者，10岁时患咳，食纳减少，呼吸困难，四肢无力，面黄肌瘦，久治不愈。服此方3日好转，10日病愈，后未再发。曾用此方治愈33人。

6 羊苦胆方

【原材料】羊苦胆1枚。

【制用法】洗净后蒸食之。每日1枚，3个月为1个疗程。为了便于保存和食用，把羊胆焙干，研细，过筛，成为粉末，每日服1克，亦有同等功效。

【功效主治】清热解毒，有抑制结核菌作用。

【验方举例】据《浙江中医杂志》介绍，31例病案分析，服用此方后，大部分病例均有不同程度的好转，无一例在内服羊胆期间病变发生扩散或恶化。

第九节

肺气肿

肺气肿属于中医学"喘证"之"虚喘"范畴。患者多见于老人，且多有慢性咳嗽、咳痰史，其早期症状不明显。肺气肿全称慢性阻塞性肺气肿，由于慢性支气管炎、支气管哮喘等疾病反复发作，引起细支气管不全性阻塞狭窄，使终末细支气管远端及肺泡过度充气，持久性膨胀和压力增高，导致肺内永久性过度充气，肺容积扩大。随着病情发展，逐渐出现气短、气促、胸闷，劳累后加重，感觉呼吸困难。大气污染、吸烟和肺部慢性感染等因素诱发慢性支气管炎，进一步发展而成。慢性支气管炎在并发阻塞性肺气肿时，在原有的咳嗽、咳痰等症状的基础上出现逐渐加重的呼吸困难。当继发感染时，会出现胸闷、气急、头痛、神志恍惚等呼吸衰竭症状。秋冬是肺气肿高发季节。中医治疗的总原则是宽胸理气，扶正祛邪。支气管哮喘、肺纤维化也可逐渐演变为本病。

1 三子养亲汤加味

【原材料】苏子10克，白芥子10克，莱菔子10克，生山药60克，元参30克。

【制用法】将上述诸药加适量水煎。口服。每日1剂，每日2次。

【功致主治】降气消痰，止咳平喘。主治痰涎壅盛型肺气肿。

【验方举例】本方源于刘长天方，经验证，对痰涎壅盛型肺气肿，扶正祛邪，标本兼顾。

2 熟地黄麦冬汤

【原材料】熟地黄10～20克，麦冬、白术、人参（另炖）、牛膝各10克，熟附子（先煎）5～15克，五味子5克。

【制用法】每日1剂，水煎，分2次服。肾气虚者重用熟地黄；肺虚重用麦冬；脾虚重用炒白术；元气大虚者重用人参；偏阳虚者重用熟附子。

【功致主治】滋阴清热降火，补气温阳散寒。

【验方举例】张志敏曾用此方治疗慢性阻塞性肺气肿。

3　鳖甲阿胶煎

【原材料】鳖甲 26 克，阿胶 15 克，芦根 40 克。

【制用法】将上述诸药加适量水煎。口服。每日 1 剂，每日 3 次。

【功效主治】养阴润肺、化痰平喘。主治肺气肿。

【验方举例】此方治疗肺气肿患者 29 例，治愈 10 例，显效 8 例，无效 2 例，总有效率 93.1%。

4　贼方止咳散

【原材料】化橘红、沙参、苦楝根皮、川贝母、茯苓各 25 克。

【制用法】将上药共研为细末，均分为 10 包。口服。每日早晚各服 1 包。白糖水送服。服药期间忌吃辛辣之物。儿童减半，孕妇忌服。不可连续长期服用，中病即止。

【功效主治】润肺止咳。主治肺气肿。方中化橘红，燥湿化痰，为消痰之主药。沙参清肺火、益肺阴、清毒排脓。川贝母，润肺止咳。茯苓，渗湿利窍。苦楝皮，有毒，有杀虫止疼、外用治癣疥等作用，内服较少用。众药配伍能起到清肺、化痰、止咳等作用。唯苦楝皮一味有毒，而白糖水可解。

【验方举例】临床运用多年，一般一剂即可达到止咳效果，不宜多服。

5　麻黄杏仁汤

【原材料】蜜麻黄 6 克，光杏仁 5 克，炙甘草 3 克，紫苏子 10 克，白芥子 6 克，葶苈子（包煎）6 克，蜜款冬 6 克，蜜橘红 5 克，茯苓 10 克，清半夏 6 克。

【制用法】将上述诸药加适量水煎。口服。每日 1 剂，每日 2 次。恶寒发热、鼻塞流涕等表证明显者，可酌加荆芥、防风、紫苏叶等；痰黏稠、咳吐不爽者，加桑白皮、浙贝母；胸闷不舒者，加栝楼、郁金；如痰黄之咳喘者，可加条黄芩、桑白皮、浙贝母等。

【功效主治】宣肺平喘，止咳祛痰。主治轻度肺气肿。

【验方举例】患者，女，30 岁。患者素有哮喘，多年来经常发作。近日不慎受凉，咳嗽不已，且见喘促气急，胸闷，痰多色白，脉细缓，舌质淡红苔白。证属外邪引动内饮致肺气不宣之喘咳。此方治疗，服 5 剂后，咳喘明显减轻，仍胸闷，此方加干栝楼 15 克，再进 5 剂后，诸症悉平。

6　萝卜子粥

【原材料】萝卜子（莱菔子）20 克，粳米 50 克。

【制用法】将萝卜子水研，滤过取汁约100毫升，与淘洗干净的粳米一同加400毫升水，煮成稀粥。口服。1日2次，温热食用。凡体质虚弱者不宜服用，忌与人参等补气药物同服。

【功效主治】化痰平喘，行气消食。莱菔子有祛痰的作用，主治咳喘伴痰多型肺气肿。

【验方举例】用此方治疗患者18例，其中显效8例，有效9例，无效1例，总有效率为94.4%。

7 地龙麦冬汤

【原材料】地龙、人参、麦冬、五味子、乌梅各30克，甘草10克。

【制用法】将上述诸药加适量水煎。口服。每日1剂，分2次服。

【功效主治】活血化瘀，益气固脱。主治肺气肿。

【验方举例】李若钧曾用此方治疗重度慢性阻塞性肺气肿并发弥漫性血管内凝血。

第十节
慢性肾功能衰竭

慢性肾功能衰竭，又称"慢性肾功能不全"，是一种肾脏的慢性损害，最终导致代谢产物潴留及水、电解质和酸碱平衡失调。其中，以慢性肾炎引起本病者较为多见。根据临床表现，可分为尿毒症前期和尿毒症期。患者表现为头晕、易疲劳、记忆力减退、高血压、贫血、尿毒症性气管炎、肺炎及胸膜炎、皮肤瘙痒等多种表现。中医认为，慢性肾功能衰竭主要是由于脾虚，肾阳阴俱竭，浊阴阻滞于内而上逆，或阴虚阳亢，痰火上扰。

1 保肾甲丸

【原材料】党参、黄芪、桃仁、红花、丹参、巴戟天、当归、枸杞子、地黄、杜仲、鹿角片、六月雪各适量。

【制用法】上药共研细末，水泛为丸，每丸重5克，每次服1丸。1日3次，1个月为1个疗程。

【功效主治】健脾补肾，活血化瘀。主治慢性肾功能不全。

【验方举例】22例经治疗后，显效8例，有效7例，总有效率68.18%。结合中医证型肾衰程度分析疗效，慢性肾功能不全脾肾气虚证治疗效果最好，而肝肾阴虚证治疗较差。

2 扶正泻浊汤

【原材料】党参、黄芪、黑大豆各30克，生地黄、熟地黄、生水蛭、陈皮、制半夏、苏梗各10克，枸杞子15克，土茯苓、丹参各20克，制大黄5～10克。

【制用法】将上述诸药加适量水煎。口服。每日1剂，每日2次。用生大黄20克，煅牡蛎、蚕砂、公英各30克，甘草10克，水煎取液200～300毫升，高位保留灌肠，每晚1次。西医对症处理。1个月为1个疗程。停用其他影响肾功能药。用3个疗程。血虚加当归、首乌、紫河车；阳虚加附子、淫羊藿；兼水湿加泽泻、车前子；兼湿热加黄连、黄柏；兼热毒加半支莲、忍冬藤；湿浊甚加石菖蒲、苍术、砂仁；血瘀甚加红花、川芎；外感加疏风解表药。

【功效主治】清热利尿。主治慢性肾功能衰竭。

【验方举例】本方源于《湖南中医药导报》，经验证，对慢性肾功能衰竭有很好的疗效。

3 玉米须饮

【原材料】玉米须100克。

【制用法】将玉米须加适量水煎代茶。口服。长期饮用。

【功效主治】清热，利尿。主治慢性肾功能衰竭。

【验方举例】患者，男，45岁。一年多来用玉米须治疗肾功能不全，测验结果已正常。

4 大黄丹参汤

【原材料】大黄50克，丹参30克，生牡蛎30克，蒲公英30克，益母草30克。

【制用法】将上述诸药加适量水煎。每日2次，保留灌肠40分钟。

【功效主治】通腑泻浊，活血化瘀，清热解毒。主治慢性肾功能衰竭。

【验方举例】治疗慢性肾功能衰竭患者82例，显效43例（52.4%），有效26例（31.7%），无效13例（15.8%），总有效率84.2%。

5 固肾解毒汤

【原材料】生黄芪30克，生地黄10

克，紫丹参30克，山萸肉10克，益母草30克，怀牛膝10克，猪苓15克，云茯苓10克，川黄柏6克，生大黄6～10克。

【制用法】将上述诸药加适量水煎。口服。每日1剂，每日2次。蛋白尿长期不消重用黄芪，加菟丝子；血尿明显加白茅根、茜草炭；血尿素氮、血肌酐明显升高另用生大黄、生牡蛎、槐米。煎取药液150毫升保留灌肠。

【功效主治】补肾解毒，活血化瘀，利水化浊。主治慢性肾功能衰竭。

【验方举例】治疗慢性肾功能衰竭患者30例，显效19例（63.3%），有效8例（26.6%），无效3例（10%）。总有效率90%。

6　降氮饮

【原材料】制附子5～30克，大黄5～20克，黄连5～10克，丹参、车前子各10～30克，黄芪10～50克，当归10～30克，阿胶10～15克，石菖蒲5～15克，琥珀3～5克。

【制用法】每日1剂，水煎，分2次服。

【功效主治】祛瘀，导泻，消炎利湿。主治慢性肾功能衰竭。

【验方举例】对19例慢性肾功能衰竭病人进行了临床治疗观察，采取在治疗前和服降氮饮30～50剂后分别

查内生肌酐清除率2次，取其平均数值，进行统计分析，经用t检验，$P < 0.01$，降氮饮具有显著改善肾功能的作用。

7　慢肾汤

【原材料】生大黄、泽泻、茯苓各15克，益母草、党参各20克，陈皮、芒硝（冲）各9克，黄芪30克，制附子、神曲各12克。

【制用法】每日1剂，水煎约300毫升，早、晚各1次。10日为1个疗程。

【功效主治】利湿祛毒，益气补阳。主治慢性肾功能衰竭。

【验方举例】慢肾汤配合中药灌肠治疗慢性肾功能衰竭70例，好转51例，无效19例，总有效率72.86%。灌肠方药由生大黄25克（后下），制附子20克，生牡蛎60克，益母草30克组成。

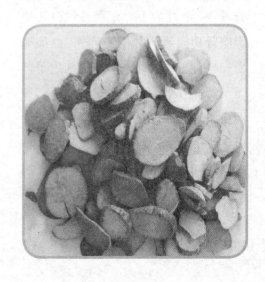

第十一节

老年痴呆

老年痴呆是老年人常见的疾病之一。它是一种常见的慢性精神衰退性疾病。对于老年痴呆症患者，病情较轻时会出现智力减退、言语错乱、健忘、神情呆钝、寡言少语等症状，病情较重时可出现喃喃自语、言语颠倒、喜怒无常、数日不知饥渴、生活完全依赖别人帮助。中医认为，老年痴呆症属于"呆病""善忘""癫证"等范畴。主要是由于精气亏损，清窍失养或心、肝、脾、肾等脏腑功能失调，痰、火、瘀等诸邪阻滞脑窍。根据中医辨证施治的理论，可将老年痴呆症分为髓海不足型、肝肾亏虚型、脾肾两虚型、痰浊阻窍型、瘀血阻窍型、肝阳上亢型、心火亢盛型。

1 补肾益髓汤

【原材料】熟地黄、龟板胶（烊化）、猪脊髓、骨碎补各15克，山茱萸18克，怀山药30克，紫河车粉（分冲）6克，五味子、川断、石菖蒲、广郁金、炙远志、川芎各10克。

【制用法】将上述诸药加适量水煎。口服。每日1剂，每日3次，1个月为1个疗程。

【功效主治】添精补肾，充髓养脑。主治髓海不足型老年痴呆。

【验方举例】本方源于《求医问药》，经验证，对髓海不足型老年痴呆有很好的疗效。一般服用1～3个疗程即

可使病情好转。

2 枸杞子地黄汤

【原材料】熟地黄、怀牛膝、怀山药、枸杞子、山茱萸、菟丝子、鹿角胶（烊化）、龟板胶（烊化）、茯苓各15克，石菖蒲、远志、川芎、丹皮、泽泻各10克。

【制用法】将上述诸药加适量水煎。口服。每日1剂，每日3次。1个月为1个疗程。

【功效主治】滋补肝肾，安神定志。主治肝肾亏虚型老年痴呆。

【验方举例】本方源于《求医问药》，

经验证，对肝肾亏虚型老年痴呆有很好的疗效。一般服用1～3个疗程即可使病情好转。

3　附子茯苓汤

【原材料】熟附子、泽泻、丹皮、白术、石菖蒲各10克，熟地黄、山茱萸、怀山药、茯苓、肉苁蓉各15克，肉桂、干姜各6克，益智仁30克。

【制用法】将上述诸药加适量水煎。口服。每日1剂，每日3次。1个月为1个疗程。

【功效主治】补肾健脾，益气温阳。主治脾肾两虚型老年痴呆。

【验方举例】本方源于《求医问药》，经验证，对脾肾两虚型老年痴呆有很好的疗效。一般服用1～3个疗程即可使病情好转。

4　涤痰汤

【原材料】人参、白术、法半夏、枳壳、胆南星、竹茹、石菖蒲、远志、浙贝母、川芎、僵蚕各10克，茯苓15克，广郁金12克，生甘草、砂仁各6克。

【制用法】将上述诸药加适量水煎。口服。每日1剂，每日3次。1个月为1个疗程。

【功效主治】健脾化痰、涤痰开窍。主治痰浊阻窍型老年痴呆。

【验方举例】本方源于《求医问药》，经验证，对痰浊阻窍型老年痴呆有很好的疗效。一般服用1～3个疗程即可使病情好转。

5　通窍活血汤

【原材料】麝香（分冲）0.3克，桃仁、红花、当归、川芎、赤芍、枳壳、香附、石菖蒲、广郁金、远志、地龙各10克，丹参、怀牛膝各15克。

【制用法】将上述诸药加适量水煎。口服。每日1剂，每日3次。1个月为1个疗程。

【功效主治】活血化瘀、醒神开窍。主治瘀血阻窍型老年痴呆。

【验方举例】本方源于《求医问药》，经验证，对痰浊阻窍型老年痴呆有很好的疗效。一般服用1～3个疗程即可使病情好转。

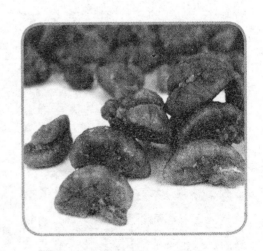

第十二节

痛风

痛风为嘌呤代谢紊乱所引起的疾患。体内嘌呤源于饮食和人体合成，过食辛辣、油腻、厚味的食物时，体内嘌呤基产生过多，将超过肾脏清除能力，那么尿酸就会在体液及组织内积聚，最后结晶析出形成结石。临床上的主要特征是血尿酸增高、关节红、肿、热、痛反复发作，痛风结石逐渐形成，多见于40岁左右中年男性。另外，精神压力大，或神经内分泌调节紊乱，肾脏的排泄功能受到影响，也可导致尿酸的积聚。痛风属于痹证的范畴，是指关节疼痛日久的痛痹及疼痛不定的风痹。本病多因湿热内蕴，兼因外感风邪，侵袭经络，气血不畅，以致局部灼热红肿，引起功能障碍，络脉阻塞而致关节畸形。痛风发作时，苔白或黄腻、脉弦滑或数而有力，关节红、肿、热、痛。治法为清热利湿，祛风通络。后期久痹入络，瘀血凝滞，关节肥厚、畸形、僵硬，治疗除了利湿通络外，还要活血祛瘀。

1　桑枝忍冬汤

【原材料】桑枝、忍冬藤各35克，牛膝、黄柏各15克，薏苡仁25克，白术、石菖蒲、萆薢、车前子（包）各12克，甘草6克。

【制用法】将上述诸药加适量水煎。口服。每日1剂，每日3次。

【功效主治】清热利湿，通络止痛。主治痛风。

【验方举例】经临床验证，对痛风有较好的疗效。

2　三角八角酒

【原材料】三角风、八角风、九节风、鸡血藤、白通草、黑马草、花椒根各6克，白酒250毫升。

【制用法】将上述诸药入白酒中浸泡7天。口服。每次服10毫升。

【功效主治】祛风通络止痛。主治痛风。

【验方举例】名老中医蒲辅周验方，经临床验证，本方对痛风有较好疗效。

3 红术威灵仙汤

【原材料】红术、白芷、防风各6克，威灵仙9克。

【制用法】将上述诸药加适量水煎。口服。每日1剂，每日3次。

【功效主治】除痹通络止痛。主治痛风。

【验方举例】经临床验证，本方对痛风有较好疗效。

4 镇痛消风汤

【原材料】车前子15克，秦艽12克，威灵仙12克，川牛膝12克，忍冬藤12克，地龙12克，黄柏10克，山慈姑10克，甘草6克。

【制用法】每日1剂，水煎服。痛甚加制川乌9克，元胡12克；热甚加野菊花15克，黄花地丁30克；活血加丹参15克；利尿加滑石15克。如红肿较甚者，局部用紫金锭调醋外搽。

【功效主治】主治痛风。

【验方举例】治疗18例，全部治愈，2～4周后血尿酸值降至正常。

5 三气饮

【原材料】当归、枸杞子、杜仲、附子各6克，熟地黄15克，茯苓、芍药（酒炒）、肉桂、牛膝、白芷、北细辛（可用独活代）、炙甘草各3克，生姜3片。

【制用法】水煎服，每次200毫升，每日3次；或生药用烧酒1200～1500毫升，浸10余日，即可服用，每次10毫升，每日3次。

【功效主治】主治风寒湿痹型痛风。

【验方举例】本方源于《景岳全书》，临床效果明显。

6 五痹汤

【原材料】片姜黄、羌活、白术、防风各30克，甘草（微炙）15克。

【制用法】上药切碎，每服12克，用水250毫升，加生姜10片，煎至200毫升，去渣温服。病在上餐后服，病在下餐前服。

【功效主治】主治风寒湿痹型痛风。

【验方举例】本方源于《太平惠民和剂局方》，临床效果显著。

7 归羌参苓汤

【原材料】当归20克，羌活12克，党参30克，苦参15克，升麻6克，葛根30克，苍术10克，黄芩12克，茵陈30克，防风15克，知母12克，泽泻20克，猪苓12克，甘草6克。

【制用法】水煎，每日1剂。动物的

肝脏、心、胃、脑等，含嘌呤量极高，通风患者应禁食。

【功效主治】主治痛风。

【验方举例】本方源于《百病良方》，临床效果明显。

8 祛风饮

【原材料】生地黄90克，玉竹15克，羌活9克，独活9克，细辛3克，制川乌9克，苍术9克，当归9克，白花蛇9克。

【制用法】每日1剂，水煎分2次服。

【功效主治】养阴祛风除湿。主治痛风。发于产后者尤佳。

【验方举例】本方为全国著名中医专家姜春华教授验方，临床效果显著。

第十三节

风湿性关节炎

风湿性关节炎是一种常见疾病，以关节疼痛（以双膝关节和双肘关节为主）、酸楚、麻木、重着、活动障碍等为主要临床症状，常因气候变化，寒冷刺激，劳累过度等为诱因而发作。发作时患部疼痛剧烈，有灼热感或自觉烧灼而扪之不热。本病迁延日久，可致关节变形甚至弯腰驼背，渐至足不能行，手不能抬，日常生活不能处理，严重者危及心脏，可引起风湿性心脏瓣膜病，应引起高度重视。本病的发病原因尚未明确，但一般认为，可能与甲型溶血性链球菌感染后引起机体的变态反应有关。

中医学认为，风湿性关节炎是由于机体内在正气虚，阳气不足，卫气不能固表，以及外在风、寒、湿三邪相杂作用于人体，侵犯关节所致。临床症状为肢体关节、肌肉、筋骨发生疼痛、酸麻、沉重、屈伸不利，受凉及阴雨天加重，甚至关节红肿、发热等。

1 鲜芋头敷

【原材料】鲜芋头1份，生姜汁1/3份，面粉1份，蜂蜜少许。

【制用法】鲜芋头去皮捣成糊状，用生姜汁、面粉、蜂蜜混合均匀后摊于塑料布上，厚约2毫米。外敷于关节周围，用绷带包扎固定，上下端要扎紧，以防药物外溢。外用。冬季每3天换药1次，夏季1～2天换药1次。

【功效主治】散风通络。主治风湿性关节炎。

【验方举例】患者，用此方法治疗风湿性关节炎，肿痛减轻，效果显著。

2 川乌粥

【原材料】生川乌头3克，姜汁2毫升，粳米50克，蜂蜜适量。

【制用法】将川乌头碾细粉末备用。先把粳米淘洗干净，加清水适量，武火煮沸，加入川乌头粉末，改用文火慢煎2小时，加入生姜汁及蜂蜜，搅拌均匀，煮10分钟即可食用。川乌头有大毒，用量不可过大，不宜久服。煮粥时间要保证1～2小时，以免导致中毒。肢体关节疼痛，局部红肿热痛属于风湿热痹者不宜食用。孕妇忌用。

【功效主治】祛风湿、利关节、温经止痛。适用于风寒湿痹、四肢及腰膝疼痛、或四肢不遂、痛重难举。

【验方举例】民间验方，屡用屡验。

3 山楂菊花茶

【原材料】生山楂片20克，菊花3克，草决明15克。

【制用法】生山楂片、菊花、草决明同入保温瓶，沸水泡半小时。频频当茶饮用，连服1个月。

【功效主治】活血祛瘀，祛风通痹，适用于风湿性关节炎、关节疼痛经久不愈、痛处固定、且感心悸、胸闷不舒、头目眩晕、唇甲青紫、舌淡红有瘀点、苔腻、脉虚弱无力。

【验方举例】经本方治疗风湿性关节炎患者12例，好转10例，显效1例，1例不明显。

4 苦丁茶

【原材料】枸骨叶（苦丁叶）500克，茶叶500克。

【制用法】上2味药晒干，共研粗末，和匀，加入适量面粉糊作粘合剂，用模具制压成方块状，每块重约4克，烘干即可，瓷罐密贮备用。又法：将枸骨叶与茶叶各等份，共研粗末，用滤泡纸袋分装，每袋4克。每日2次，每次1块或1袋，以沸水冲泡10分钟，温服。

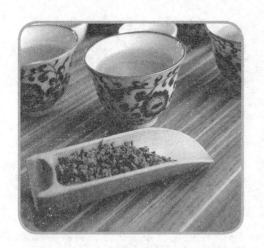

【**功效主治**】祛风活血、舒筋止痛、养阴清热、生津止渴。适用于风湿痹痛、跌打损伤、肺虚咳嗽、咽干等。

【**验方举例**】经本方治疗风湿性关节炎患者23例，在服用本验方2剂或3剂后，21例出现了不同程度的好转。

5 千年健酒

【**原材料**】千年健10克，白酒500毫升。

【**制用法**】将上药加工捣碎，浸入白酒中，加盖封固，置阴凉处，每日摇动1次，7天后过滤澄清即成。每日2次，每次15～20毫升。

【**功效主治**】祛风湿、壮筋骨。适用于风湿痹痛、筋骨无力等症。此酒最宜老人饮之。

【**验方举例**】经本方治疗风湿性关节炎患者15例，其中4例痊愈，10例好转。

6 风湿痛痹汤

【**原材料**】豨莶草12克，苍术9克，秦艽12克，防风9克，茯苓15克，猪脚筋10克。

【**制用法**】猪脚筋先浸软，切成块，各药一起装入纱布袋中，将猪脚筋块和药袋一起放入砂锅加水，文火炖煮至猪脚筋烂熟，去药袋加调料即成，喝汤吃筋。

【**功效主治**】祛风活络，消肿止痛。适用于风湿性关节炎。

【**验方举例**】临床验证，效果显著。

7 威灵仙酒

【**原材料**】威灵仙200克，黄酒600毫升。

【**制用法**】制威灵仙捣碎，置于酒中浸泡，加盖密封，置阴凉处，经常摇动，25～30日后开封过滤即成。每日2次，每次饮服15毫升。

【**功效主治**】祛风湿，通经络，止痛消炎。适用于慢性风湿性关节炎等症。

【**验方举例**】经本方治疗风湿性关节炎患者20例，其中1～2剂后出现好转的有8例，3～5剂后出现明显好转的有9例，剩下的3例效果不是很明显。

第十四节

类风湿关节炎

类风湿关节炎是一种常见的能引起关节严重畸形的慢性全身性结缔组织的疾病。本病的发病机制至今尚未完全明确，目前认为和自身免疫有关。病变的发生是由于这种不正常的免疫反应对机体产生损害而造成。一些支原体、病毒或细菌被认为是病原体，此外寒冷、潮湿、疲劳、营养、遗传、创伤、精神因素等，常与本病发生有关。

初发起病缓慢，先出现疲倦乏力，体重减轻，胃纳不佳，低热和手足麻木刺痛等前期症状，可持续几周到几个月。随后发生某一关节疼痛、僵硬，以后关节肿大日渐显著，周围皮肤温热、潮红。开始往往是一两个关节受累，游走不定。以后发展为对称性多关节受累。发病常从四肢远端的小关节开始，逐步发展至其他关节。

本病80%发生于20～25岁，女性明显多于男性。按其发展过程，可分为3期：早期，绝大多数受累关节出现肿痛及活动受限，但关节软骨仍正常；中期，受累关节活动明显受限，关节软骨出现破坏；晚期，多数受累关节出现各种畸形，纤维强直，活动困难，骨骼肌萎缩。

1 乳香川乌汤

【原材料】乳香、制没药各12克，制川乌15克，地龙、磨虫各20克，桃仁、蜈蚣各10克，青风藤、薏苡仁、生地黄各30克。

【制用法】将上述诸药加适量水煎。口服。每日1剂，每日2次。3个月为1个疗程。湿热阻络型，加防己、苍术各10克，萆薢、连翘各20克，忍冬藤30克；寒热错杂型，加桂枝10克，白芍15克，知母12克，生黄芪30克，附片20片；肝肾亏损型，加川续断、桑寄生、狗脊、附片各15克，骨碎补10克，白芍12克。

【功效主治】化瘀通络，利湿除痹。主治类风湿关节炎。

【验方举例】此方治疗患者 67 例，治愈 24 例，显效 27 例，好转 13 例，无效 3 例，总有效率为 95.5%。

2 二黄双仁汤

【原材料】大黄 9 克，黄芩 12 克，桃仁、杏仁、赤芍、干地黄各 15 克，甘草、虻虫、蟅虫各 6 克，生川芎 10 克，桑寄生 18 克，牛膝 20 克，乌梢蛇 30 克。

【制用法】将上述诸药加适量水煎。口服。每日 1 剂，每日 3 次。1 个月为 1 个疗程。气血虚弱者，加黄芪、当归；肝肾亏损者，加鹿角胶、杜仲、巴戟天。

【功效主治】活血化瘀，补肝肾。主治类风湿关节炎。

【验方举例】此方治疗患者 30 例，治疗 1 ～ 3 个月后，痊愈 16 例，显效 9 例，有效 3 例，无效 2 例，总有效率 93%。

3 桂枝川乌汤

【原材料】桂枝、制川乌（先煎）、当归、乌梢蛇各 10 克，淫羊藿、熟地黄各 15 克，鹿衔草 30 克，甘草 5 克。

【制用法】将上述诸药加适量水煎。口服。每日 1 剂，每日 2 次。若风盛者，加寻骨风、钻地风各 20 克；湿盛者，加苍术、白术各 10 克，生薏苡仁、炒薏苡仁各 15 克；寒盛者，加制草乌（先煎）、熟附片各 10 克；痛剧者，加炙全蝎 3 克（研）。

【功效主治】祛风散寒除湿。主治类风湿关节炎。

【验方举例】此方治疗类风湿关节炎患者 39 例，经过 3 ～ 6 个月的治疗，基本痊愈 17 例，显效 10 例，有效 9 例，无效 3 例，总有效率为 92.39%。

4 活经活络汤

【原材料】桂枝、白芍、知母、熟附片、红花、皂角刺、狗脊、防风各 10 克，生地黄、地龙、骨碎补各 20 克，生黄芪、桑寄生各 15 克。

【制用法】每日 1 剂，水煎服。活经活络。

【功效主治】主治类风湿关节炎。证见肌肉关节疼痛肿胀，局部触之发热，但自觉畏寒，或触之不热，或自觉发热，全身低热或热象不显，舌红、苔黄白或黄白相间或少苔，脉弦细或细数。

【验方举例】用本方治疗类风湿关节炎患者 23 例，2 ～ 3 剂后都出现了不同程度的好转。

第十五节

肩周炎

肩周炎又称"冻结肩""漏肩风""五十肩""凝肩"等，它是一种无菌性炎症，其发病往往与外伤、劳损、局部外感风寒有关。中医认为，肩周炎的发生，除了与年老正气不固有关外，主要是肩部受到风寒湿邪的侵袭引起的。肩周炎一般发生在一侧，起初肩部呈阵发性疼痛，以后疼痛逐渐加剧，或钝痛，或刀割样痛，且呈持续性。气候变化或劳累，常使疼痛加重，疼痛可向颈项及上肢扩散，当肩部偶然受到碰撞或牵拉时，常可引起撕裂样剧痛。严重时连日常生活中的端碗吃饭、穿衣伸袖以及洗脸梳头都感到困难。

1 玉竹汤

【原材料】玉竹30克，桑寄生30克，鹿含草15克，白术15克，茯苓15克，怀牛膝15克，白芍15克，炙甘草9克。

【制用法】将上述诸药加适量水煎。口服。每日1剂，每日2次。

【功效主治】疏痹散寒。主治肩周炎。

【验方举例】经临床验证，对一臂或两臂痹痛而致不能高举或转动不灵者，不论病之新久，均有效。

2 加味阳和汤

【原材料】熟地黄30克，鹿角胶（对服）、丹参、黄芪各20克，白芥子、炮姜、制乳香、当归尾各10克，炒麻黄6克，上肉桂（冲服）、北细辛、生甘草各3克。

【制用法】每日1剂，水煎分3次服。

【功效主治】温阳补血，散寒通滞。主治肩周炎。

【验方举例】100例患者服药后，痊愈83例，好转17例，全部有效。本组病例服药最短7日，最长15日，平均服药11日。

3 颈肩痛合剂

【原材料】红花、川芎、桑枝、制川乌、制草乌各9克，防风、桂枝各6克，炙黄芪、鸡血藤、八楞麻各15克，赤芍 12 克。

【制用法】水煎，每日 1 剂，早、晚分 2 次服。

【功致主治】祛风除湿，温经活血，舒筋通络。主治肩周炎。

【验方举例】配合推拿对 97 例患者分别治疗 1～2 个疗程，治愈 65 例，好转 32 例，未愈 0 例，总有效率 100％。

4 马钱散

【原材料】炒地龙 500 克，制马钱子、红花各 350 克，汉防己、醋炒乳香、醋炒没药、砂烫骨碎补、五加皮各 150 克。

【制用法】以上诸药均按炮制规范炮制，共研细末混匀装入胶囊，每粒含药 0.15 克。每次口服 5 粒，每日 3 次，温水送服。15 日为 1 个疗程，休息 5 日后行第 2 个疗程治疗。

【功致主治】温经活血，通络除痹。主治肩周炎。

【验方举例】60 例患者配合外敷追风膏治疗 1～3 个疗程，痊愈 45 例，显效 10 例，有效 2 例，无效 3 例，总有效率 95％。

5 追风膏

【原材料】葛根、白芷、海桐皮、秦

艽、木瓜、红花各 40 克，川乌、草乌各 100 克，细辛、羌活、寄生、川椒各 60 克，水蛭 30 克。

【制用法】上药共研细末，用凡士林调成软膏，治疗时取适量敷于病变部位，约 1 厘米厚，加塑料膜覆盖，胶布固定。每 5 日换药 1 次，15 日为 1 个疗程。

【功致主治】温经散寒，活血祛风，通络除痹。主治肩周炎。

【验方举例】60 例患者配合马钱子散内服治疗 1～3 个疗程，痊愈 45 例，显效 10 例，有效 2 例，无效 3 例，总有效率 95％。

6 柴胡当归饮

【原材料】柴胡 10 克，当月 10 克，自芍 15 克，陈皮 15 克，清半夏 10 克，羌活 10 克，云苓 10 克，以白酒作引。

【制用法】将上述诸药加适量水煎。口服。每日 1 剂，每日 2 次。

【功致主治】疏肝和脾，散寒祛风。主治肩周炎。

【验方举例】患者，男，49 岁，右肩阵发性痛 3 个月，后伸内旋触及腰带，内收搭肩，肘尖距胸中线差 20 厘米，上臂举 150 度，活动时痛剧，肱二头肌、长短头腱、三角肌下均有压痛，诊断为右肩周炎。进行手法活动，

予上方，服药 6 剂痊愈。随访未复发。

7 归参汤

【原材料】当归、丹参各 30 克，桂枝 15 克，透骨草 30 克，羌活 18 克，生地黄 30 克，香附 15 克。

【制用法】将上述诸药加适量水煎。口服。每日 1 剂，每日 2 次。冷痛较剧者，加制川草乌各 9 克；热痛者加忍冬藤、桑枝各 60 克；刺痛者加制乳香、制没药各 6 克；气虚者加黄芪 18 克；顽固难愈者加蜈蚣、地龙各 9 克。

【功致主治】活血通络，祛风解凝。主治肩周炎。

【验方举例】此方治疗 100 例，以服药 30 剂为标准，治愈（疼痛消失、肩关节活动自如，半年未复发者）56 例；基本治愈（疼痛消失，肩关节活动轻度受限）35 例；有效（肩痛减轻，活动有进步者）8 例；无效 1 例，总有效率达 99%。

8 制川乌丹参汤

【原材料】制川乌、丹参、生香附、透骨草、延胡索各 15 克，桂枝、干地龙、寻骨风、片姜黄各 9 克。

【制用法】将上述诸药加适量水煎。口服。每日 1 剂，每日 2 次。

【功致主治】温经散寒，祛风湿，活血通络止痛。主治肩周炎。

【验方举例】此方治疗 150 例，结果痊愈 122 例，显效 21 例，有效 7 例，总有效率达 100%。

9 二乌陈醋散

【原材料】川乌、草乌、细辛、樟脑各 90 克，冰片 10 克，老陈醋适量。

【制用法】将上方前 5 味分别研为极细末后，混合均匀备用。根据疼痛部位的大小，取药末适量，用老陈醋调成糊状，均可敷在压痛点上；厚 0.5 ~ 0.7 厘米，外裹纱布，然后用热水袋热敷 20 ~ 30 分钟，每日 1 或 2 次。

【功致主治】通络止痛。主治肩周炎。

【验方举例】本方治疗肩周炎患者 48 例，其中治愈 42 例，显效 4 例，无效者 2 例。

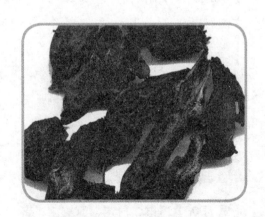

第十六节

颈椎病

颈椎病是指颈椎发生退行性改变，加上急慢性损伤，造成椎间盘、韧带、后关节囊不同程度损伤，促使颈椎代偿增生。其增生物直接或间接压迫神经而产生颈项、枕部、肩臂疼痛及麻木感，使颈部活动受限。主要表现为颈肩疼痛、上肢麻木、肌肉无力、步履蹒跚等。此病多见于中年人，发病率随着年龄的增长而增高。属于中医学"项痹"范畴，多由于长期伏案，使经气不利，督脉受损，或因风寒湿邪入侵，阻痹于太阳经脉，经隧不通；或年老正虚，气血不足，筋脉失养，髓不养骨所致。

1 桂枝白芍汤

【原材料】桂枝、白芍各18克，甘草12克，葛根25～40克，生姜6克，大枣6枚。

【制用法】将上述诸药加适量水煎。口服。每日1剂，每日2次，20天为1个疗程。局部凉甚加附子；颈项沉困加羌活、独活；手臂麻木加当归、川芎、川牛膝；病程较长加天麻、全蝎、地龙；肾虚者加鹿角霜、山茱萸、威灵仙。

【功效主治】散寒除湿。主治颈椎病。

【验方举例】患者，女53岁，平素腠理不固，常感冒。两年前患颈部疼痛，经推拿则缓解，遇阴雨寒凉症加重，渐至颈项强硬，转动不灵。服用不久即愈。

2 白芍丹参汤

【原材料】白芍、丹参、葛根各30克，钩藤（后下）、夜交藤、茯苓各20克，僵蚕、全蝎、法半夏、天麻、桂枝、生甘草各10克。

【制用法】每日1剂，水煎，分2～3次口服。10天为1个疗程。疗程间停药2～3天，再行下1个疗程。

【功效主治】主治颈椎病。

【验方举例】用此方治疗颈椎病患者

81 例，服药 1 ～ 3 个疗程治愈 76 例，显效 3 例，无效 2 例。

3 全蝎鹿含草

【原材料】全蝎 9 克，蜈蚣 2 条，鹿含草 30 克，乌蛇、当归、川芎、自然铜各 15 克。

【制用法】将上述诸药加适量水煎。口服。每日 1 剂，每日 2 次。若上肢麻木或疼痛较重者，加桑枝；若颈部强直疼痛重者，加葛根；若眩晕、昏仆者，加地龙、钩藤、泽泻；若气候剧变时症状加重者，加汉防己、秦艽。

【功效主治】祛风通络。主治颈椎病。

【验方举例】上药治疗颈椎综合症患者 19 例，其中症状完全消失或其他消失 11 例，主要症状显著改善 5 例，服药 15 剂以上症状无明显改善者 3 例。服药最少有 15 剂，最多者 60 剂，平均 36 剂。

4 益气升提汤

【原材料】黄芪、地龙、鸡血藤各 20 克，白芍 12 克，党参 15 克，当归、川芎、枳壳、柴胡各 10 克，葛根 30 克。

【制用法】水煎服，每日 1 剂分早、晚 2 次服用，15 日为 1 个疗程。连用 1 ～ 3 个疗程，随访 6 个月。

【功效主治】升阳益气，活血通脉，

解痉通窍。主治椎动脉型颈椎病。

【验方举例】本方配合手法治疗 86 例患者，治愈 32 例，显效 41 例，有效 7 例，无效 6 例，总有效率 93%。

5 颈病汤

【原材料】鹿角胶、当归、羌活、秦艽、葛根各 20 克，黄芪 30 克，川芎 10 克，姜黄、桂枝、地龙各 15 克，细辛 5 克。

【制用法】每日 1 剂，水煎，分 2 次服。

【功效主治】滋补肝肾，益气活血，疏风通络，散寒除湿。主治颈椎病。

【验方举例】本方为王文斌教授经验方，同时还强调内外兼治，除口服颈病汤之外，颈椎病患者还应做颈部功能锻炼。只有动才能使气血疏通，肌肉得以滋润，痉挛得以缓解，并滑利颈椎关节使局部症状缓解。

6 当归鸡血藤

【原材料】当归、酒白芍各 15 克，鸡血藤 30 克，苦草、通草各 6 克，细辛 3 克，桂枝、川芎、姜黄、淫羊藿、巴戟天各 10 克。

【制用法】将上述诸药加适量水煎。口服。每日 1 剂，每日 2 次。15 天为 1 个疗程。

【功效主治】活血通络，补肾助阳。主治颈椎病。

【**验方举例**】此方治疗颈椎病80例，痊愈41例，好转加例，有效12例，无效7例。治疗时间最短1个疗程，最长4个疗程。

7 葛根伸筋草

【**原材料**】葛根24克，伸筋草、白芍、丹参各15克，秦艽、威灵仙、桑枝、鸡血藤各12克。

【**制用法**】将上述诸药加适量水煎。口服。每日1剂，每日2次。药渣用布包煎汤，早晚用毛巾沾药热敷颈部及肩部肌肉，每次20分钟，10天为1个疗程。

【**功效主治**】祛风散寒除湿，舒筋活血，强筋壮骨。主治各型颈椎病。

【**验方举例**】此方治疗患者3例，均获痊愈。

第十七节
骨结核

骨结核是结核杆菌主要经血行引起的继发性慢性感染性疾病。好发于青少年。其中脊柱结核约占50%，其次是膝关节、髋关节和肘关节。主要是因为结核杆菌侵入体内，潜伏于骨与关节而致病。像儿童，稚阴稚阳之体，气血未盛，或因先天禀赋不足，肝肾亏虚，后天失养，髓弱骨嫩；成人劳力过度，伤及脾胃或房劳过度、遗精带下，致肾亏骨空，这时邪毒会乘虚而人。另外，筋骨损伤，或风寒外邪客于经络，瘀血阻滞。邪毒与气血搏击，津液不能输布，痰浊内生，气血不和、肾亏骨空，而痰浊阴邪从寒久留不去，瘀而化热，益损阴津，损筋腐骨。临床表现为缓慢起病，有低热、乏力、盗汗、消瘦、纳呆；儿童患者也可能高热及毒血症急骤起病。骨关节疼痛初起不严重，为隐痛，叩击痛，活动时加剧。早期局部肿胀，但关节周围肌肉萎缩。受累关节部位肌肉紧张、关节拘紧，活动不利。在治疗上以扶正祛邪为原则，补益肝肾、化湿除痰，消毒抗痨。

1 抗痨丹

【原材料】黄芪100克，党参45克，紫河车30克，田三七45克，当归27克，炮山甲18克，血竭25克，金毛狗脊45克，全蝎30克，桃仁18克，红花18克，蜈蚣3条。

【制用法】将上述诸药上药共研细末，过100目筛，装入1号胶囊内，每粒0.5克。口服。每日服2次，每次4粒。小儿用量酌减。

【功致主治】抗痨杀虫。主治骨结核，仅有骨质破坏，全身症状不典型，无冷脓肿或窦道形成。

【验方举例】患者，女，50岁。腰部酸痛，逐年加重5年。就诊时，腰部活动受限，轻度肿胀，椎间隙变窄，骨质破坏。服用抗痨丹，每日2次，每次4粒，服药3个月后症状明显好转，无疼痛，椎体融合，随访6年未见复发。

2 换骨丸

【原材料】骨碎补200克，乳香，没药，儿茶，白芷，乌梢蛇，全蝎各150克，蜈蚣50克，苍术，南星，炙川乌，三七，鹿角胶各150克，血竭250克。

【制用法】将上述诸药共为细面，炼蜜为10克重丸。口服。每服1丸，每日2次，白开水送服。

【功致主治】消肿排脓，祛风杀虫。主治骨结核。

【验方举例】经临床验证，本方对骨结核有较好疗效。

3 草乌铅丹膏

【原材料】草乌30克，铅丹30克，寒水石20克，乳香20克，没药20克，玄明粉20克，硼砂10克，铜绿10克，硫黄10克，轻粉2克，红升丹2克，冰片2克。

【制用法】先将轻粉、红升丹研极细粉，再将其余药研细，过100目筛，共混合，然后用蜡油（凡士林亦可）调成软膏。外用。取适量涂于纱布上，贴敷病灶部位，胶布固定。每3日更换1次。

【功致主治】滋肾温阳强筋骨，补气养血通经络。主治骨结核。

【验方举例】经临床验证，本方对骨结核有较好疗效。

4 芜菁菜子敷

【原材料】芜菁菜子适量。

【制用法】捣研成细末，以纱布包裹。敷患处，每天更换1次

【功致主治】扶正抗痨。主治骨结核。

【验方举例】经临床验证，本方对骨结核有较好疗效。

5 骨痨汤

【原材料】鹿角胶 3～9 克，大熟地黄 30 克，炮姜炭 3 克，川桂枝 6 克，白芥子 9 克，嫩桑枝 30 克，葎草 30 克，泽漆 30 克，红枣 15 克。

【制用法】水煎 2 次，温服。

【功效主治】益肾温经散寒，化痰瘀，抗痨。主治骨痨初中期及阴疽无阴虚症状者。

【验方举例】本方源于上海名中医史济柱的"骨痨汤"。临床验证，效果显著。

第十八节

足跟痛

足跟痛是临床常见病，属中医痹症范畴，一般中老年人，体型肥胖者易患此病。它包括跟下脂肪垫炎、跟骨骨刺、跖腱膜炎、跟下骨膜炎等疾患，严重影响人的正常生活和工作，危害身体健康。中医认为，足跟痛多为肝肾阴虚、精髓不足所致。在治疗上，应当活血通络、化瘀止痛、养阴益肾、填精生髓。

1 核桃艾叶熏剂

【原材料】核桃 1 个（不打破壳），艾叶 60 克，防己 30 克，皂角刺 50 克（布包），制草乌 12 克，当归 15 克，苏木 15 克，延胡索 15 克。

【制用法】将上述诸药放入砂锅内，加水 1000 毫升，煎沸 20 分钟，把药汤与核桃倒入盆内。趁热熏蒸患足，待药汤微温时，再用患足跟用力踩核桃 5～10 分钟，每晚治疗 1 次，一般

7～10 次可见效。

【功效主治】活血破瘀，温经除湿。主治足跟痛。

【验方举例】本方源于《家庭医生报》，经验证，对足跟痛有很好的疗效。

2 五加皮芒硝泡足

【原材料】五加皮 10 克，芒硝 20 克，川椒 10 克，老葱 3 根。

【制用法】将上述诸药加适量水煎

泡足,每日1～2次,每次浸泡30分钟。

【功效主治】温阳补肾,活血止痛。主治足跟痛。

【验方举例】患者,女,60岁。一走路就足跟痛,后用此方法,3天后好转。

3 当归木瓜汤

【原材料】当归、木瓜、皂角、血余炭各等量。

【制用法】将上药择净,放入锅中,加清水适量,浸泡5～10分钟后,水煎取汁,放入浴盆中,待温度适宜时足浴20～30分钟,拭干后搓双足心200～300次,以热为度,每日1次,早晚用手搓足跟部。

【功效主治】活血通络。主治足跟痛。

【验方举例】本方源于《家庭医生报》,经验证,对足跟痛有很好的疗效。

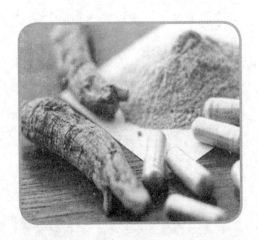

4 苏木红花汤

【原材料】苏木、透骨草、红花、七叶一枝花各30克。

【制用法】水煎汤加食醋泡洗患处。

【功效主治】主治足跟痛。

【验方举例】用此方治疗足跟痛患者2例,均获治愈。

5 茄根汤

【原材料】茄根500克。

【制用法】将茄子根择净,放入药罐中,加清水适量,浸泡5～10分钟后,水煎取汁,待温度适宜时足浴,每次20～30分钟,每日1次,每日1剂,10天为1个疗程,连续1～2个疗程。

【功效主治】祛风通络。主治足跟痛。

【验方举例】本方源于《家庭医生报》,经验证,对足跟痛有很好的疗效。

6 艾叶冰片

【原材料】艾叶、炙川乌、炙草乌、威灵仙、川牛膝、川黄柏、三棱、莪术各20克,海桐皮、透骨草各30克,肉桂、红花、冰片各15克。

【制用法】上药(除冰片外)放入较大容器内,加水浸没半小时至1小时,再加水适量,煮沸后再煮15～20分钟,去渣留汤。加入冰片搅匀,趁热将患足置于盆上熏蒸，待药汤降温适度，放入患足外洗，时间超过半小时。每日1次，每剂用2次，10次为1个疗程。

【功效主治】活血破瘀，温经除湿。主治各种原因引起的足跟痛。

【验方举例】患者，女，56岁，右足底部压痛，局部不肿，X线检查：未见骨折。无跟骨骨刺。给予上法，3天后疼痛明显减轻，再用10天后，疼痛消失，行走自如。

7 大黄独活方

【原材料】大黄、黄柏、威灵仙、独活、牛膝、透骨草各30克，芒硝5克，陈醋250克。

【制用法】上方前6味药物用纱布包好，加冷水约3000毫升，煎开约半小时后取出药包，把药液倒入盆内，加入芒硝、醋搅匀。熏洗时先以热气熏蒸，并用毛巾蘸药交替热敷痛处，待水温降至50～60℃时，将患足浸入盆内浸洗。若水温下降，可加温再洗，每次洗约1小时。每日1～2次。

【功效主治】活血祛瘀，软坚散结，除湿通络。主治各种原因引起的跟痛症。

【验方举例】患者，女，49岁。双足跟痛1月余，加重2天，跟底部压痛明显。X线提示：双足跟骨向前形成甬状骨刺，用上方2剂后疼痛明显减轻，肿胀已消，4剂后无疼痛，随访无复发。

8 黄豆根汤

【原材料】黄豆根500克。

【制用法】将黄豆根择净，放入药罐中，加清水适量，浸泡5～10分钟后，水煎取汁，待温度适宜时足浴，每次20～30分钟，每日1次，每日1剂，10天为1个疗程，连续1～2个疗程。

【功效主治】祛风通络。主治足跟痛。

【验方举例】本方源于《家庭医生报》，经验证，对足跟痛有很好的疗效。

9 南星半夏散

【原材料】生南星、生半夏、生草乌、细辛各等份，鸡蛋清适量。

【制用法】先将前4味药研为极细末后，装入瓶内备用，用时，以鸡蛋清调药粉成糊状，外涂患处，卧床休息。每日换药1次。另可用黑膏药或凡士林等，在火上烤化，掺入药粉适量调匀，趁热贴患处，外用绷带或者胶布固定。3～5天换药1次。

【功效主治】主治跟骨骨刺。

【验方举例】用本方治疗足跟骨刺患者166例，治愈160例，显效5例，无效1例。有效率99.3%。

第十九节

坐骨神经痛

坐骨神经痛是指沿坐骨神经分布的区域，臀部、大腿后侧、小腿后外侧、足背外侧为主的放射性疼痛。是多种疾病引起的一种症状，分为根性、干性坐骨神经痛。根性坐骨神经痛多由椎间盘脱出、脊椎关节炎、椎管内占位、腰骶神经根炎等引起。干性坐骨神经痛多由坐骨神经炎、髋关节病等引起。一般来说，中年男性多见，疼痛多由臀部向下放射至足部，咳嗽、喷嚏等动作常使疼痛加剧。为了减轻疼痛，患者脊柱常侧弯。

1　威灵仙木瓜汤

【原材料】威灵仙15克，木瓜、白术、川断、当归各12克，羌活、香附、桂枝、牛膝各9克，干姜6克，三七粉5克（冲服）。

【制用法】每日1剂，水煎，饭后服。

【功效主治】驱风散寒，活血止痛。主治腰椎骨质增生，梨状肌损伤，臀大肌损伤，臀中小肌损伤等所致坐骨神经痛。

【验方举例】用此方治疗坐骨神经痛（干性）26例（其中腰椎骨质增生所致坐骨神经痛者12例），痊愈4例，基本痊愈17例，好转3例，无效2例，有效率92.3%。

2　独活牛膝汤

【原材料】独活、牛膝、防风、秦艽、杜仲、白芍各9克，桑寄生18克，熟地黄15克，当归、茯苓、人参各12克，甘草、川芎各6克，细辛3克，肉桂1.5克。

【制用法】水煎服。

【功效主治】主治腰痛、坐骨神经痛。

【验方举例】用此方治疗患者35例，治愈21例，显效12例，无效2例。

3　身痛逐瘀汤

【原材料】当归12克，川芎、桃仁、红花、羌活、独活、制没药、香附、川牛膝、秦艽、地龙、伸筋草各9克，甘草6克。

【制用法】水煎2次分服，每天1剂。兼风寒者加制川乌、桂枝各9克；兼湿热者加苍术、黄柏各9克；气虚者加黄芪30克；痛剧者加蜈蚣3条。

【功效主治】治疗坐骨神经痛有奇效。

【验方举例】治疗36例，其中治愈29例，显效6例，好转1例。平均治疗17.4天。随访治愈者1年以上，无一复发。

4 两面针五加皮煎剂

【原材料】两面针、五加皮、一包根、山叉苦、一朵云、千斤拔、七片金、半棵枫、勾藤、当归、川杜仲各15～20克。

【制用法】将上述诸药加适量水煎。口服。每日1剂，每日3次。头一轮药汁浓分两次服，第二轮一次服。服3～5剂见效。

【功效主治】散寒通痹。主治坐骨神经痛。

【验方举例】经临床验证，本方对坐骨神经痛有较好疗效。

5 细河沙艾叶灸

【原材料】食用粗盐250克，细河沙250克，艾叶100克。

【制用法】将粗盐，细河沙铁锅炒热，加入艾叶（艾叶切碎），用布包好。外敷患处，若疼痛处呈线型，可来回移动。趁热炙敷10～20分钟，重新炒热再敷1次，每天睡前2～3次，连用7天可见效。

【功效主治】通络止痛。主治坐骨神经痛。

【验方举例】患者，男，48岁，患有坐骨神经痛多年，使用上述方法后，已痊愈，3年回访未复发。

6 大通筋三桠苦煎剂

【原材料】大通筋、杜里根各30克，三桠苦、七叶莲各15克。

【制用法】将上述诸药加适量水煎。口服。每日1剂，每日2次。

【功效主治】祛风散寒，除湿止痛，养血活血。主治坐骨神经痛。

【验方举例】经临床验证，本方对坐骨神经痛有较好疗效。

7 温经行痹汤

【原材料】桂枝、独活各10克，苏木、威灵仙各15克，白芍30克，徐长卿、牛膝各20克，炙甘草6克。

【制用法】每日1剂，水煎分2次或3次温服，10日为1个疗程，一般治疗1～3个疗程。

【功效主治】温经散寒，通络止痛，祛风除湿，活血化瘀，通利筋脉。主治坐骨神经痛。

【验方举例】本方治疗坐骨神经痛30例，1个疗程显效8例，有效21例；2疗程显效13例；3疗程显效4例，有效4例，无效1例，总有效率为97%。

【功效主治】祛风散寒，除湿止痛，养血活血。主治坐骨神经痛。

【验方举例】本方治疗干性坐骨神经痛61例，显效42例（68.8%），有效12例（19.7%），好转4例（6.6%），无效3例（4.9%），总有效率95.1%。

8 独威木瓜汤

【原材料】独活、桑寄生、牛膝、地龙、羌活、防风各10克，威灵仙15克，木瓜、川续断、当归各12克，干姜4克，三七6克。

【制用法】每日1剂，水煎2次，三七研末冲服，21日为1个疗程，隔月后可进行下1个疗程。

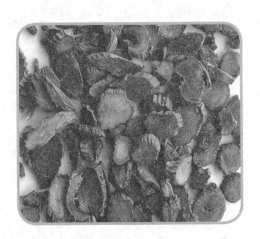

第二十节
腰肌劳损

　　腰肌劳损属中医"腰痛"范畴。主要是由于肝肾亏虚，气血运行失调，督带俱虚，再加上平时劳逸不当，外力经常、反复、持续地牵拉、挤压震荡腰部，超过了人体肌肉的代偿能力而引起，引起腰部筋膜肌肉劳损，腰椎出现退行性改变，引起腰痛。临床表现为持续性的腰痛，休息减轻，劳累加重，弯腰稍久，腰痛就会加剧。有时叩击腰部时腰痛减轻，腰部有痛点。治疗上应益气通督、破瘀壮筋。

1 伤筋散

【原材料】芫花根、川乌、草乌、威灵仙、穿山甲、樟脑各50克。

【制用法】每50克药粉加入30克鲜姜捣碎，和匀敷在痛点上，上面盖一纱布，用胶布固定（胶布过敏者可用绷带缠绕），然后在上面敷以热水袋或寒痛乐袋或红外线照射均可，热度以局部皮肤能耐受为度。夜间睡眠可不用热敷。若敷药已干可再在纱布上洒以适量热水，保持湿度。外敷48小时取下，按摩局部皮肤，间歇6小时后再重复1次，10天为1个疗程，休息3天后行第2个疗程。

【功致主治】补肾强骨，除湿止痛。主治腰肌劳损。此方中的芫花根消肿、化瘀，治风湿痛；川乌、草乌祛风除湿，温经散寒，草乌还可缓解肌肉痉挛性疼痛；威灵仙祛风除湿，通络止痛；穿山甲活血通络，软坚散结。生姜散寒并起粘附作用，樟脑能扩张局部血管，有止痛止痒作用。

【验方举例】对促进腰肌劳损恢复有较好的功效。

2 白芍木瓜饮

【原材料】白芍30～50克，木瓜、威灵仙、杜仲各15克，鸡血腾30克，防风、牛膝各12克，狗脊20克，甘草、乳香、没药各10克。

【制用法】将上述诸药加适量水煎。口服。每日1剂，每日2次。

【功致主治】补肝肾，强筋骨，祛风湿，通经络。主治腰肌劳损。

【验方举例】用此方并针刺治疗腰肌劳损，屡用屡验。

3 杜仲威灵仙补肾强骨汤

【原材料】杜仲20克，威灵仙15克。

【制用法】分别研粉，后混合拌匀。再取猪腰子1～2个（猪肾脏）破开，洗去血液，放于药粉，摊匀后合紧，共放入碗内。加水少许，用锅子置火上久蒸。吃其猪腰子，饮其汤。每日1剂。

【功致主治】补肾强骨，除湿止痛。主治腰肌劳损。

【验方举例】患者，男，54岁。因腰肌劳损而腰痛。劳动后加剧。投以上方，服5剂而愈。随访未见复发。

4 独活桑寄生

【原材料】独活、桂枝各6克，桑寄生15克，当归、木瓜各9克，白芍、牛膝、杜仲、茯苓各12克，白术、秦艽各10克。

【制用法】将上述诸药加适量水煎。口服。每日1剂，每日2次。

【**功效主治**】强腰通络，利湿消肿，行气止痛。主治腰肌劳损。

【**验方举例**】此方治疗腰肌劳损者218例，痊愈180例，好转30例，无效8例，有效率为96.3%。

【**功效主治**】补肾益精、补气活血。主治腰肌劳损。

【**验方举例**】此方治疗腰肌劳损者106例中，痊愈101例，好转5例。有效率为100%。

5　参芪杜仲汤

【**原材料**】党参、黄芪、当归各31克，杜仲24克，川断18克，牛膝、玄胡各15克。

【**制用法**】将上述诸药加适量水煎。口服。每日1剂，每日2次。肾阴虚者，加生地黄、黄柏；肾阳虚者，加肉桂、附片：脾肾两虚者，加砂仁、炒谷芽、肉豆蔻、山药。

6　杜仲粥

【**原材料**】炒杜仲10克，粳米50克。

【**制用法**】将炒杜仲投入砂锅内，加适量清水，煎取汤汁，去渣后，放入淘洗干净的粳米，文火煮粥，见粥稠米熟透即成。

【**功效主治**】补益肝肾，强壮筋骨。用于腰肌劳损。

【**验方举例**】家庭实用验方，屡用屡验。

第二十一节

白癜风

　　白癜风是一种相对普遍的皮肤病，其形成原因是色素细胞的缺失或被破坏。一般认为白癜风是和自体免疫功能紊乱相关的。白癜风使人的皮肤上出现小块的白色区域，但皮肤保持正常的结构，而且患处不痒或者其他的症状。容易出现白斑的区域为手、胳膊、脚、腿、脸等。其他的容易出现白斑的区域是腋下、嘴的周围、眼睛、鼻孔、肚脐、生殖器等。有的色素缺失是仅仅出现在很小的区域，有的是只发生在单侧躯体（节段性白癜风），但是大部分的患者是在身体的各个部位都有（泛发性白癜风），而且一般是呈对称型的。此病偶有自愈者。中医主伙，基本病机为气血失和，或精血不足，皮毛失去濡养。

1 白癜风酊

【**原材料**】蛇床子，苦参饮片各 40 克，土槿皮 20 克，薄荷脑 10 克，75% 的乙醇 1000 毫升。

【**制用法**】将以上诸药共研细末，置容器中，加入 75% 的乙醇，将药物渗透，放置 6 小时，然后加入 75% 的乙醇至 1000 毫升，浸泡数日。最后加入薄荷脑，溶化、拌匀，即成。每次取此药酒涂擦患处，每日 3～5 次。

【**功效主治**】清热、祛风、止痛。适用于白癜风。

【**验方举例**】临床上用本方治疗患者数例，效果显著。

2 补骨脂祛风汤

【**原材料**】补骨脂、黑桑椹、首乌各 20 克，黑芝麻 30 克，当归、丹参、刺蒺藜、防风、川芎各 15 克，红花 10 克。

【**制用法**】每日 1 剂，水煎取汁 200 毫升，分早、晚 2 次服用。30 日为 1 个疗程，期间停用其他药物。

【**功效主治**】补益肝肾，祛风消斑。主治白癜风。

【**验方举例**】本方治疗白癜风 41 例。第 1 个疗程，显效（皮损消失，肤色恢复正常）2 例，有效（30% 以上皮损呈正常肤色或脱色斑中有色素点生成）27 例，无效（皮损颜色无明显变化）12 例，总有效率 71%。第 2 个疗程，显效 4 例，有效 29 例，无效 8 例，总有效率 80%。

3 白芷浮萍粉

【**原材料**】白芷 30 克，浮萍 30 克，威灵仙 30 克，苍术 30 克，刺蒺藜 30 克，丹参 20 克，墨旱莲 30 克，紫草 20 克，沙苑蒺藜 30 克，何首乌 30 克，补骨脂 15 克。

【**制用法**】将上述诸药共研为细末。口服。成人每次服 5 克，小儿酌减，日服 3 次，饭后半小时冲服。

【**功效主治**】祛风利湿，活血化瘀。主治白癜风。

【**验方举例**】患者，男，36 岁。2 年前开始在面颊及前额出现白斑，大如桃核，小似杏仁，发展缓慢。用此法治疗 3 个月，白斑全部消退。

4 二白防风丸

【**原材料**】白蒺藜 50 克，白茯苓、生黄芪、补骨脂、当归、丹参、鸡血藤各 30 克，红花、防风各 15 克。

【**制用法**】将上述诸药共研末，用纯枣花蜜炼蜜为丸。口服。1 日 2 次，每次 1 丸。1 个月为 1 个疗程，治疗 1 个或 2 个疗程。

【功致主治】清热凉血，补肝肾。主治白癜风。

【验方举例】此方治疗 100 例，其中治愈 56 例，好转 41 倒，无效 3 例，总有效率为 97%。

5 女贞子墨旱莲汤

【原材料】女贞子 30 克，墨旱莲 30 克，制首乌 30 克，丹参 30 克，赤芍 30 克，川芎 12 克，生地黄 30 克，粉丹皮 15 克，紫草 12 克，白芷 15 克，刺蒺藜 12 克。

【制用法】将上述诸药加适量水煎。口服。每日 1 剂，每日 3 次。小儿及年老体弱者酌减。30 日为 1 个疗程，治疗期间禁用维生素 C 片，忌食西红柿、草莓及辛燥之物。

【功致主治】养阴，活血，行血。主治白癜风。

【验方举例】本方治疗白癜风 60 例。6 个疗程后，总有效率为 96.7%。

6 七味胡麻丸

【原材料】威灵仙 30 克，大胡麻 12 克，丹参 15 克，沙苑子 10 克，石菖蒲 10 克，苍术 15 克，刺蒺藜 15 克。

【制用法】将上述诸药研为末，水泛为丸如绿豆大。饭后口服。每次 6 克，每日 3 次，儿童酌情减量。1 个月为 1 个疗程。

【功致主治】祛风散湿，补益肝肾，荣养肌肤。主治白癜风。

【加减】皮疹若发生于头面者可加白芷、白僵蚕；发生于胸腹者可加乌药、广木香；发生于腰背者可加独、羌活；发生于上肢者可加桑枝、姜黄；发生于下肢者可加牛膝、蚕砂；泛发全身者可加桔梗、枳壳。

【验方举例】治疗白癜风 26 例，痊愈 4 例，显效（2/3 以上白斑消失）12 例，有效（白斑消失不足 2/3）6 例，无效（白斑无改善）4 例。

7 增色汤

【原材料】紫河车切块 50 克，桑椹 20 克，自然铜 50 克，龙眼肉 30 克，红枣 30 克。

【制用法】以上各物煮汤，加糖适量即可。其中紫河车、龙眼及枣可服食，并喝汤。每日 1 剂，连服 1 个疗程，或间歇服用数疗程。

【功致主治】补肝益肾、调和气血、疏风增色。用于风热血热、肝肾不足而引起的色素脱失、皮肤变白的白癜风病。

【验方举例】用上药治疗白癜风 6 例，全部治愈，无 1 例复发。

第二十二节

斑秃

斑秃俗称"鬼剃头"，是一种突然发生的局部性斑状秃发。临床表现为头部突然出现圆形或椭圆形的秃发斑，看起来平滑光亮，毛囊口清晰可见。此病发病突然，无明显诱因，就如神差鬼使，所以民间称为"鬼剃头"。此病可发生在任何年龄，以青壮年为多，男女发病率没有什么差别。发病部位有95%以上在头皮毛发处，少数发生在眉毛、胡须等处。严重患者可在数天至数月内头发全部脱落，称为全秃。

1 四味生发酒

【原材料】当归1份，党参1份，北芪1份，何首乌3份，50度白酒10份。

【制用法】上药按比例浸泡1周后使用。每日4次，每次20毫升空腹服，一般用2个月左右；同时将药酒外擦患处，1日2次，配合治疗。少洗头发，或用清水洗头。

【功效主治】活血补血，补肾气虚、肺气虚。主治气血虚性斑秃。

【验方举例】患者，男，25岁。婚前3个月突然头发脱落，有8处，小的如指头大，大的有铜板大，境界清楚，头皮光亮，思想沉重。经用补血补气酒口服，1日3次，1次30毫升；外用1天2次，半个月后开始长出白灰色绒毛发。继用2个月余，头发全长满，头发变黑变粗。

2 补骨脂茯苓散

【原材料】茯苓500克，补骨脂、墨旱莲各25克，75%乙醇200毫升。

【制用法】先将茯苓烘干，研为细末，装入瓶内备用。用时，每服6克，每日2次。或者于睡前服10克，用白开水冲服。再将补骨脂、墨旱莲加入乙醇中浸泡1周后，即可外用。用时，1天可涂搽患处数次。

【功效主治】用治斑秃。

【验方举例】用上药治疗斑秃患者8例，均在2个月内治愈。未出现不良反应。

3 益肾荣发丸

【原材料】熟地黄 250 克，制首乌 160 克，补骨脂 120 克，菟丝子 120 克，骨碎补 120 克，枸杞子 150 克，五味子 90 克，覆盆子 120 克，黑胡麻 120 克，肉苁蓉 180 克，全当归 120 克，大川芎 60 克，炙黄芪 180 克，紫河车 180 克，制黄精 180 克，璐党参 180 克，广陈皮 90 克，炒白术 120 克，白茯苓 120 克，炙甘草 60 克。

【制用法】上药晒干，共研细粉，过 100 目筛，白蜜和白水等量，泛丸如绿豆大。每次 10 克，每日 3 次，饭前白开水送服。

【功效主治】治全秃，斑秃。

【验方举例】用本方治疗患者 11 例，痊愈 8 例，好转 2 例，有效 1 例。

4 何首乌当归汤

【原材料】何首乌、当归各 30 克，杭白芍 12 克，菟丝子 10 克，淡竹叶、补骨脂、鱼鳔胶各 9 克（烊化），枸杞子、怀牛膝各 10 克，代赭石、炙甘草各 6 克，连翘心 4.5 克。

【制用法】将上述诸药加适量水煎。口服。每日 1 剂，每日 2 次。

【功效主治】补养肝血。主治斑秃。

【验方举例】此方积累病例 42 例，

均获得满意效果。一般连续服药 20 ～ 30 剂即获显效。

5 益精生发汤

【原材料】覆盆子 15 克，菟丝子 15 克，枸杞子 15 克，车前子 6 克，五味子 5 克，墨旱莲 15 克，何首乌 12 克，鸡血藤 10 克。

【制用法】将上述诸药加适量水煎。口服。每日 1 剂，每日 2 次。30 日为 1 个疗程，2 个疗程结束后评定疗效。

【功效主治】补肝肾，益精髓。主治斑秃。

【验方举例】本方治疗斑秃 60 例，有效 53 例，无效 7 例。

6 桑椹黄芪饮

【原材料】桑椹、楮实子、黄芪各 30 克，熟地黄、当归、白芍、制首乌、党参、白术、茯苓各 12 克，远志、肉桂、天麻、陈皮各 10 克，五味子、炙甘草各 6 克。

【制用法】将上述诸药加适量水煎。口服。每日 1 剂，分 5 次内服，一般服 1 个月，重症患者服 2 ～ 3 个月。

【功效主治】养营血，助心阳。主治斑秃。

【验方举例】赵义恩曾用此方治疗斑秃。

第二十三节

中耳炎

中耳炎中医称为"耳脓""耳疳"，认为是由于肝胆湿热、邪气盛行而引起。其病有虚实之分。实证的表现为耳痛、耳鸣、耳道脓液黄稠、耳内胀闷、面色红赤、听力下降。多见于急性化脓性中耳炎。中耳是一个含气的腔，仅靠耳咽管与鼻咽部和外界相通。急性化脓性中耳炎是由于化脓菌侵入中耳而发病。主要途径有二，一是病菌通过鼓膜外伤而进入中耳。二是患鼻炎时擤涕过猛而使含菌的鼻涕通过耳咽管侵入中耳。病菌侵入后引起中耳黏膜肿胀，以及脓性或黏液脓性分泌。临床表现为先有耳内闭塞发胀感，继而有剧烈的耳痛，听力受损，并可伴有高热。鼓膜往往不久就穿孔流脓。血性脓液排出后就退热，疼痛也减轻或消失。听力也大多好转。虚证的表现为脓色清稀、耳聋、耳鸣、耳道流液、面色萎黄、四肢乏力，多属于脾肾气虚。

1 苦参黄柏滴液

【原材料】冰片1.2克，枯矾1.8克，苦参、黄柏各6克。

【制用法】将苦参、黄柏烤焦，研为细末。冰片、枯矾砸碎研细末。麻油62克，烧开冷却数分钟，把4味药入麻油中调匀，装瓶备用。使用时，先用双氧水洗净耳中脓液，擦干滴入药液2～3滴，每日2次。

【功效主治】解毒散结，清热止痛。主治急、慢性中耳炎。

【验方举例】本方源于《中国中医药报》，经验证，对中耳炎有很好的疗效。急性中耳炎3天显效，慢性中耳炎6～7天可痊愈。

2 银花黄芩茶

【原材料】银花10克，黄芩6克，白糖30克。

【制用法】将银花、黄芩加水煎15～20分钟，加入白糖即成。趁热饮服，每日2剂，连用10日。

【功致主治】适用于肝火型，病程尚短者中耳炎。

【验方举例】家庭实用验方，效果明显。

3 蜈蚣冰片滴液

【原材料】蜈蚣1条，冰片3克，麻油30克。

【制用法】先将冰片研极细末，备用。麻油放铁锅内烧开，把蜈蚣折成3段放油内炸至微黑色，取出蜈蚣不用，将麻油放至温热未凉时投入冰片细末调匀，使冰片粉溶解，装瓶密封备用。先将耳内脓液洗净，然后滴入药液，每次滴1～2滴，每日滴1～2次。不能使用干药粉喷入耳内，这不利于脓液引流。

【功致主治】开窍辟秽，通络散瘀。主治属于实证的化脓性中耳炎。

【验方举例】本方源于《家庭医生报》，经验证，对化脓性中耳炎有很好的疗效。

4 复聪滴耳液

【原材料】石菖蒲、地龙、川芎各9克，全蝎3枚，55%白酒100毫升。

【制用法】将上药装入瓶内，加入55%白酒100毫升浸泡并密闭7昼夜，震荡静置，取上清液装入小塑料眼药瓶内备用。治疗时患者侧卧，病耳朝上，清洁外耳道后滴入药液每次2滴／耳，然后侧卧1小时，每日1次。

【功致主治】通络开窍。主治急性非化脓性中耳炎。

【验方举例】复聪滴耳液治疗急性非化脓性中耳炎30例，痊愈26例（86.6%），有效2例（6.7%），无效2例（6.7%），总有效率93.3%。

5 银花消炎汤

【原材料】金银花、薄荷、甘草各5克，连翘、荆芥、牛蒡子、桔梗、夏枯草、青蒿、石菖蒲、茯苓、车前子、泽泻、桑白皮各10克。

【制用法】每日1剂，水煎分早、晚2次口服，10日为1个疗程，一般治疗1～2个疗程，6岁以下小儿剂量酌减。

【功致主治】疏风解表，散邪通窍，清热利水。主治小儿急性分泌性中耳炎。

【验方举例】本方治疗小儿急性分泌性中耳炎60例，治愈41例，好转15例，无效4例，总有效率为93.3%。

6 黄丹冰片散

【原材料】黄丹1克，冰片5克，白矾10克。

【制用法】分研细末，混合装瓶备用。先用双氧化清洗耳内积脓、污垢，后用消毒棉签搽干，再取上药适量，用干净吸尔球吹入耳内，每日1次，3天为一疗程，可联用抗生素口服或静注，提高疗效。

【功效主治】清热解毒。主治中耳炎。

【验方举例】本方源于《家庭医生报》，经验证，对中耳炎有很好的疗效。

7 螵蛸散

【原材料】海螵蛸1克，麝香、冰片各0.3克，黄连1.5克。

【制用法】将上药共研为细末，置于有盖的干净小瓶内，加注射用水5毫升浸泡备用。如脓液中央有血液者，可加红花0.5克。用时，在耳垂后凹处轻轻挤压排出脓液，然后滴入5滴药液。患侧耳道向上，静卧10分钟再活动。每日滴药3次。

【功效主治】主治急性化脓性中耳炎。

【验方举例】用此方治疗急性化脓性中耳炎患者13例，均获治愈。其中年龄1～46岁，疗程3～5天。治疗慢性化脓性中耳炎患者10例，其中痊愈9例，好转1例。年龄7～53岁，疗程7～10天。

8 硼砂散

【原材料】硼砂、梅片、玄明粉各15克，朱砂10克。

【制用法】分别研极细末，混匀后备用。先用棉花将耳内脓液拭净，然后用喷粉器将药粉均匀地喷入中耳腔。每日喷药1次。

【功效主治】清热解毒。主治化脓性中耳炎。

【验方举例】用此方治疗100例（其中急性40例，慢性60例）。治后痊愈59例，湿润感23例，好转15例，有效率达97%。效果最好的仅喷药1次即已干愈，最多为12天，平均4～5天，多数2～7天。

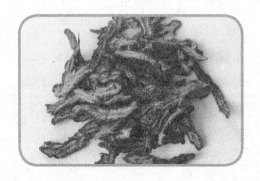

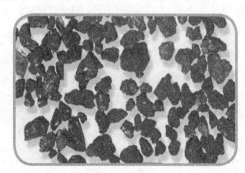

第二十四节

耳鸣

耳部疾病引起的耳鸣，又称为耳源性耳鸣，主要症状有刮风、机器运转的轰鸣声、火车、吹哨声等。造成耳鸣的病因主要有两个，一是感应神经性耳鸣，例如药物引起的听觉神经的损害，耳鸣常比耳聋早出现。老年人的感音系统退行性改变，其也是耳聋开始的先兆症状。内耳眩晕病（梅尼埃综合征）的低频耳鸣，表现为在眩晕发作前出现，也可能与眩晕、耳聋同时存在，眩晕缓解，耳鸣也逐渐减轻。二是鼓模凹陷性耳鸣，例如外耳道疾病耳垢、异物、真菌病，或炎症肿胀等堵塞，均可导致耳鸣，其轻重程度与堵塞程度有关。因此，引起耳鸣的病因很多，应去医院确诊。

1 葛根黄芪汤

【原材料】葛根30～60克，黄芪20～30克，黄精、熟地黄、山药、山茱萸、丹皮、桃仁、红花、川芎、石菖蒲、路路通、陈皮各10克。

【制用法】每日1剂，水煎分早、晚2次口服。

【功效主治】补肾益气，活血通窍。主治耳鸣耳聋。失眠加酸枣仁、远志、磁石；纳差加焦三仙。

【验方举例】本方治疗耳鸣耳聋36例，治愈6例（16.7％），有效27例（75％），无效3例（8.3％），总有效率91.7％。

2 养心宁神方

【原材料】磁石（包，先煎）30克，酸枣仁、龙骨（先煎）、茯神、远志、神曲、石菖蒲各10克，琥珀（冲对）2克，珍珠母（先煎）20克，黄连6克。

【制用法】每日1剂，水煎分早、晚2次口服，28日为1个疗程。

【功效主治】养心宁神，平肝镇惊，通窍聪耳。治神经性耳鸣。

【验方举例】上方治疗神经性耳鸣30例40耳，显效14耳（35％），有效15耳（37.5％），无效11耳（27.5％），总有效率为72.5％。

3 路路通珍珠母饮

【原材料】路路通 15 克，珍珠母（包）30 克。

【制用法】将上述诸药加适量水煎。代茶频饮。5 天为 1 个疗程。

【功效主治】养心宁神，平肝镇惊，通窍聪耳。主治耳鸣。

【验方举例】本方源于《中国中医药报》，经验证，对耳鸣有很好的疗效。

4 葛根蝉蜕丸

【原材料】葛根、蝉蜕适量。

【制用法】研成粉末，制成水丸。每次 6 克，每日 3 次。一个月为 1 个疗程。

【功效主治】清热解毒。主治耳鸣。

【验方举例】本方源于《中国中医药报》，经验证，对耳鸣有很好的疗效。2 个疗程即可见效。

5 聪耳丸

【原材料】鹿茸、磁石各 30 克，巴戟天、肉桂各 10 克，肉苁蓉、牡蛎、小茴香各 15 克，五味子 20 克。

【制用法】共为细末，炼蜜为丸，每丸 9 克。每日早晚各 1 次，每次空腹用黄酒温服 1 丸。

【功效主治】补肾聪耳。用治肾虚耳鸣。

【验方举例】用此方治肾虚耳鸣 13 例，结果治愈 8 例，有效 4 例，无效 1 例。

6 柴胡香附丸

【原材料】柴胡、香附各 30 克，川芎 15 克，龙齿 20 克。

【制用法】将上药共研细末，另加麝香 1 克混匀，制成水丸。每次口服 3 克，每日 3 次，饭后温开水送服，老人、儿童酌减。

【功效主治】补肾聪耳。主治耳鸣。

【验方举例】本方源于《中国中医药报》，经验证，对耳鸣有很好的疗效。

7 熟地黄黄柏汤

【原材料】熟地黄 50 克，黄柏 10 克，石菖蒲 10 克，山萸肉 12 克。

【制用法】上药放入砂锅内加水 500 毫升，浓煎至 250 毫升。温服。每日 1 剂，每日 2 次。

【功效主治】养阴柔肝止鸣。主治阴虚火旺所致的耳鸣。

【验方举例】用此方治耳鸣 63 例，结果治愈 45 例，显效 9 例，好转 4 例，无效 5 例。总有效率为 92%。

8 女贞子桑椹汤

【原材料】女贞子 20 克，墨旱莲 15

克，桑椹 10 克。

【制用法】上药放入砂锅内加水 500 毫升，浓煎至 250 毫升。口服。每日 1 剂，每日 2 次。半个月为 1 个疗程。

【功效主治】补肾固精。主治肝肾阴虚所致的耳鸣。

【验方举例】本方治疗耳鸣耳聋 36 例，治愈 6 例（16.7%），有效 27 例（75%），无效 3 例（8.3%），总有效率 91.7%。

9 芍药甘草汤

【原材料】白芍 10 克，炙甘草 5 克。

【制用法】每日 1 剂，水煎服。

【功效主治】养阴柔肝止鸣。用治耳鸣，呈喀喀声，属现代医学的客观性耳鸣。

【验方举例】用此方治疗 34 例，结果治愈 23 例，显效 5 例，有效 2 例，无效 4 例。

第二十五节

耳聋

耳聋是听觉系统任何部位的损伤，导致听力减退，是耳科常见的疾病。临床上可根据其听力损失程度分为轻度，中度，重度和全聋。中医学认为，风邪外袭，首先犯肺，肺失宣降，热结耳窍而失聪。或因情志不遂，忧郁过度而致。气郁化火，则肝火从内而生，上逆于耳所致。或因饮食失调，思虑劳倦，脾胃运化失职，以致水湿内停，痰郁化火，痰火互结，上蒙耳窍而致。或因素来体虚，久病精亏，房劳过度等导致肾精不足，耳窍空虚而致病。或因耳部外伤等引起脉络血瘀，耳脉闭塞、失养所致。

1 通窍活血汤加味

【原材料】桃仁 12 克，红花 12 克，地龙 12 克，川芎 12 克，赤芍 12 克，麝香 5 克，葱白 5 根，生姜 5 片，大枣 5 枚。

【制用法】将上述诸药加适量水煎。口服。每日 1 剂，每日 2 次。头痛明显者加玄胡索 12 克，郁金 12 克。

【功效主治】活血化瘀，行气通窍。

家庭养生验方精选

主治耳聋。

【验方举例】用本方治耳聋 18 例，经用药 2 个疗程后，治愈 13 例，有效 4 例，无效 1 例。

2　杞菊地黄汤

【原材料】枸杞子 12 克，杭菊花 12 克，熟地黄 12 克，山茱萸 12 克，怀山药 16 克，茯苓 12 克，泽泻 12 克，丹皮 16 克，石菖蒲 12 克，灵磁石 16 克，何首乌 16 克。

【制用法】将上述诸药加适量水煎。口服。每日 1 剂，每日 2 次。失眠较甚者加远志 12 克，酸枣仁 12 克；五心烦热、口干咽燥者加地骨皮 12 克。

【功效主治】益精补肾，滋阴降火。主治耳聋。

【验方举例】经临床验证，本方对肾精亏损型耳聋有较好疗效。

3　八珍汤

【原材料】党参 16 克，白术 12 克，茯苓 12 克，炙甘草 12 克，当归 12 克，熟地黄 16 克，白芍 12 克，川芎 7 克，陈皮 12 克，太子参 16 克。

【制用法】将上述诸药加适量水煎。口服。每日 1 剂，每日 2 次。

【功效主治】补益气血。主治耳聋。

【验方举例】经临床验证，本方对气血亏虚型耳聋有较好疗效。

4　温胆汤

【原材料】半夏 12 克，陈皮 12 克，甘草 12 克，枳实 12 克，竹茹 12 克，茯苓 16 克，生姜 5 片。

【制用法】将上述诸药加适量水煎。口服。每日 1 剂，每日 2 次。头重如裹，胸脘满闷，苔腻浊者加藿香 12 克，佩兰 12 克，苍术 12 克，厚朴 12 克。

【功效主治】清热化痰，和胃降逆。主治耳聋。

【验方举例】用本方治疗外伤性耳聋患者 39 例，经用药 3～5 个疗程后，其中治愈 36 例，有效 2 例，无效 1 例。总有效率为 97.43％。

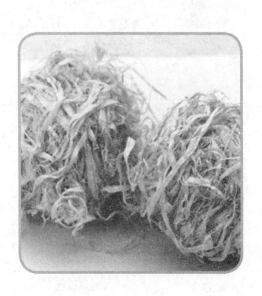

5 龙胆泻肝汤

【原材料】龙胆草12克，黄芩12克，当归12克，柴胡7克，泽泻12克，山栀子12克，车前子12克，生甘草12克，木通12克，生地黄16克，石菖蒲16克。

【制用法】将上述诸药加适量水煎。口服。每日1剂，每日2次。

【功效主治】清肝泻火，开郁通窍。主治耳聋。

【验方举例】用本方治疗耳聋患者41例，经用药1～3个疗程后，其中治愈30例，显效6例，有效5例。

6 银翘散

【原材料】银花16克，连翘12克，芦根12克，薄荷7克，牛蒡子12克，荆芥穗7克，淡豆豉12克，淡竹叶12克，石菖蒲16克，葛根16克。

【制用法】将上述诸药加适量水煎。口服。每日1剂，每日2次。

【功效主治】疏风清热，散邪通窍。主治耳聋。

【验方举例】经临床验证，本方对风邪上犯型耳聋有较好疗效。

7 葛根甘草汤

【原材料】葛根20克，甘草10克。

【制用法】将葛根、甘草水煎2次，每次用水300毫升煎半小时，两次混合。分2次服。

【功效主治】改善脑血流、增加内耳供血。治突发性耳聋。

【验方举例】用本方治突发性耳聋18例，经用药2个疗程后，治愈13例，有效4例，无效1例。

8 黄精首乌汤

【原材料】黄精、何首乌、磁石、葛根、丹参各30克，石菖蒲、川芎、当归、地龙各15克，红花、赤芍各10克，青葱管5根。

【制用法】每日1剂，水煎服。并用地巴唑20毫克，维生素E、B族维生素各10毫克，每日3次口服。20天为1个疗程。

【功效主治】治疗感音神经性耳聋。

【验方举例】用上药治疗感音神经性耳聋29例，其中治愈3例，显效16例，有效8例，无效2例，总有效率为93.10%。

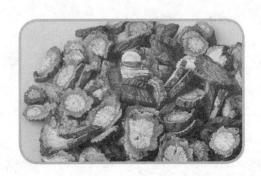

第二十六节

青光眼

　　青光眼，又称为青风内障，是一种严重的眼病，有原发性、继发性、先天性之分。多因眼内房水排出受阻或血管瘀血使眼压升高。这会使人的视网膜视神经萎缩，视力减退，甚至失明。急性充血性青光眼表现为起病急，眼压升高快，用手按摩眼球，坚硬如石。同时，人伴有热恶寒，恶心呕吐，头痛，视力减退或失明。慢性青光眼起病缓慢，眼压逐渐升高，能使人在毫无症状的情况下失明。慢性青光眼晚期的临床表现为视神经乳头萎缩凹陷，瞳孔扩大，角膜变混，眼部酸胀，头痛。先天性青光眼，多见于新生儿或婴幼儿，角膜增大混浊，整个眼球膨大。中医认为主要是劳倦过度、情绪激动、身体虚弱，导致体内产生虚火、痰火上炎。

1 羊肝谷精草汤

【原材料】羊肝100克，谷精草、白菊花各15克。

【制用法】将上述诸药加适量水煎。口服。每日1剂，每日2次。

【功效主治】清肝明目，滋阴潜阳。主治青光眼。

【验方举例】本方源于《中国中医药报》，经验证，对青光眼有较好的疗效。

2 槟榔汤

【原材料】槟榔9～10克。

【制用法】将上述诸药加适量水煎。

口服。每日1剂，每日2次。服后轻泻为度，若不泻可稍大用量。如有呕吐腹痛等为正常反应。

【功效主治】清热平肝明目。主治青光眼。

【验方举例】用本方治疗青光眼患者30例，经服药10～20剂后，痊愈18例，有效3例，无效9例。

3 决明散

【原材料】石决明、草决明各25克，木贼、栀子各15克，麦冬、蔓荆子、赤芍、夏枯草、郁金、酒大黄各10克，甘草5克。

【制用法】每日1剂，水煎，分早、晚2次口服。

【功效主治】清热平肝明目。主治青光眼小梁切除术后浅前房。

【验方举例】本方配合西医方法治疗青光眼小梁切除术后浅前房31例，10日内浅前房完全恢复为9例；11～20日内浅前房完全恢复为22例。

4 水牛角白菊花汤

【原材料】水牛角60克，白菊花30克。

【制用法】将上述诸药加适量水煎。口服。每日1剂，每日2次。

【功效主治】清肝明目。主治青光眼。

【验方举例】用此方治疗青光眼患者74例，其中治愈45例，显效12例，好转6例，无效11例，总有效率为85.1%。

5 菊花夏枯草汤

【原材料】菊花15克，夏枯草15克，黄芩10克。

【制用法】将上述诸药加适量水煎。口服。每日1剂，每日2次。

【功效主治】清热解毒。主治青光眼。

【验方举例】用本方治疗青光眼患者85例，其中痊愈60例，有效12例，无效13例。

6 黄芪生地黄煎

【原材料】黄芪、生地黄、茯苓各30克，车前子、地龙各20克，红花、赤芍各10克，甘草5克。

【制用法】每日1剂，水煎，分早、晚2次口服。

【功效主治】益气活血利水。主治青光眼术后。

【验方举例】本方用于青光眼术后，防止患者视力下降，共治疗166只眼，显效11只眼（6.6%），有效142只眼（85.6%），无效13只眼（7.8%），总有效率92.2%。

7 芦荟丁香散

【原材料】芦荟60克，丁香、黑丑、野菊花、决明子各50克，磁石100克。

【制用法】将上药共研为极细末，过120目筛后，装入胶囊，每粒0.3克，每服3～5粒，宜早、中、晚饭后用白开水送服。

【功效主治】主治青光眼。

【验方举例】用本方治疗青光眼患者85例，其中痊愈60例，有效12例，无效13例。

第二十七节

白内障

白内障是指晶状体代谢紊乱，导致晶状体蛋白质变性而发生混浊。主要原因是局部营养障碍、免疫与代谢异常、老化、遗传、外伤、中毒、辐射等。人的眼睛内部，虹膜的后面有一个双凸形透明体，这就是晶状体，光线透过正常晶状体聚焦在视网膜上，使人之能看清物体。而光线被混浊晶状体阻扰无法投射在视网膜上，就不能看清物体。世界卫生组织对晶状体发生变性和混浊，变为不透明，以至影响视力，而矫正视力在 0.7 或以下者，归入白内障诊断范围。白内障多为双眼发病，早期症状不明显，不痛不痒，不红不肿，只是觉眼前有一层白雾，看东西灰蒙蒙的，对精细的东西分辨不清。眼前出现固定不动的黑点，在光亮的背景下更为明显，视力逐渐减退，用眼镜片不能矫正。患者应立即去医院诊治，以免产生不可挽救的结果，例如高眼压可致不可逆性失明。

1　祛障明目汤

【原材料】熟地黄 15 克，党参 15 克，黄精 12 克，云苓 15 克，菊花 12 克，炒山药 15 克，制首乌 12 克，川芎 9 克，红花 10 克，沙苑子 12 克，白芍 12 克，枸杞子 12 克，当归 12 克，女贞子 12 克，制桃仁 12 克，车前子 10 克，神曲 10 克，夏枯草 10 克，陈皮 6 克。

【制用法】将上述诸药加适量水煎。口服。每日 1 剂，每日 2 次，早晚分服。

【功效主治】活血化瘀，平肝明目。适用于老年性白内障初发期。

【验方举例】经临床验证，本方对老年性白内障初发期有较好疗效。

23　化翳汤

【原材料】生石决明 30 克，草决明 15 克，谷精草 12 克，生地黄 12 克，赤芍 12 克，女贞子 12 克，密蒙花 12 克，菊花 12 克，沙苑子 12 克，白蒺藜 12 克，党参 12 克，黄芪 12 克，黄芩 12 克，炙甘草 6 克。

【制用法】将上述诸药加适量水煎。口服。每日 1 剂，每日 2 次。

【**功效主治**】清热解毒。主治老年性白内障。

【**验方举例**】本方源于《国医论坛》，经验证，对老年性白内障有较好的疗效。

3 活血祛障汤

【**原材料**】桃仁10克，红花6克，当归12克，川芎6克，熟地黄15克，白芍10克，白蒺藜6克，夜明砂10克，青葙子10克，草决明15克，菊花10克，枸杞子15克，磁石6克，神曲10克，丹参15克，益智仁10克，桑椹子10克，蝉蜕6克，陈皮6克。

【**制用法**】将上述诸药加适量水煎。口服。每日1剂，每日2次。4个月为1个疗程。

【**功效主治**】健脾和胃，益气养血。主治老年性白内障。

【**验方举例**】本方源于《湖南中医杂志》，经验证，对老年性白内障有较好的疗效。

4 消翳丸

【**原材料**】熟地黄80克，山萸肉、山药各10克，首乌、玉竹、白芍、女贞子、谷精草、桑椹子、麦冬、黄芪、枸杞子各30克，当归、黄精、石决明各40克，五味子、丹参各20克。

【**制用法**】上方17味药一同研细粉，炼蜜为丸，每粒丸重9克，每日早、晚餐后服2丸，30日为1个疗程。

【**功效主治**】补益气血，益肝滋肾。主治老年性白内障。

【**验方举例**】本方治疗老年性白内障61例，显效44例（72.1%），有效15例（24.6%），无效2例（3.3%），总有效率96.7%。

5 蔓荆子猪肉方

【**原材料**】蔓荆子5克，猪肉50克。

【**制用法**】蔓荆子研粉，猪肉剁细，两者拌匀，蒸熟，1次服完，每日1剂。连服7天即可见效，长期服用更好。

【**功效主治**】主治老年性白内障。

【**验方举例**】患者，女，85岁。65岁时，确诊为老年性白内障。患者按上方常服蔓荆子达20年，至85岁仍可以穿针引线。

6 珍珠粉

【**原材料**】珍珠粉1克。

【**制用法**】直接服用。口服珍珠粉每次1克，每日3次，2周为1个疗程。视力提高再服2周，以后改为每次1克，每日一次，维持半年。

【**功效主治**】补益气血，益肝滋肾。主治老年性白内障。

【**验方举例**】本方源于《中西医结合眼科杂志》，经验证，对老年性白内障有较好的疗效。

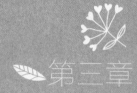

第三章

男性疾病心别痛，
验方助你振雄风

◎遗精◎早泄◎阳痿◎前列腺增生◎前列腺炎
◎急慢性肾炎◎肾盂肾炎◎泌尿系统结石
◎阴囊湿疹◎死精症◎精液不化

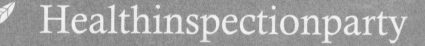

Healthinspectionparty

遗精

所谓遗精，是指在无性交活动状况下发生射精的现象。遗精是进入青春期发育后的男性常见的正常生理现象。一般而言，性功能正常的成年男子每月有1～3次遗精属正常范围，大约80%的男性都有遗精的现象。但如果1周数次或1夜数次遗精，或一个性冲动精液就流出来，或已婚男子在正常性生活的情况下，仍然出现遗精，而且伴有头昏眼花、精神委靡不振、失眠健忘、腰痛腿软等症状，则为病理状态，属于性功能障碍的一种表现。因为频繁遗精常常使大脑皮质处于兴奋性增强的状态，常会引起早泄，进而由于过分的兴奋而变为抑制，又会产生阳痿。

1　生地黄丹皮汤

【原材料】生地黄30克，丹皮10克，龟板30克（先煎），山萸肉10克，知母、黄柏各12克，赤苓、泽泻各12克。

【制用法】将上述诸药加适量水煎。口服。每日1剂，每日2次。连服7～10剂。

【功效主治】滋阴清火。主治梦中遗精。

【验方举例】本方源于《家庭医生报》，经验证，对梦中遗精有很好的疗效。

2　菟丝子韭菜子汤

【原材料】菟丝子12克，韭菜子10克，山萸肉10克，五味子12克，桑螵蛸20克，煅龙骨（先煎）30克，白石脂30克（先煎），云茯苓10克。

【制用法】将上述诸药加适量水煎。口服。每日1剂，每日2次。连服7～10剂。

【功效主治】温肾固涩。主治滑精。

【验方举例】用此方治疗遗精患者26例，全部获得治愈。

3　熟地黄金樱子汤

【原材料】熟地黄30克，金樱子30克，

芡实 30 克，莲肉、莲须各 15 克，潼蒺藜 15 克，刺猬皮 30 克，益智仁 10 克，煅龙牡 30 克（先煎）。

【制用法】将上述诸药加适量水煎。口服。每日 1 剂，每日 2 次。连服 1 个月。另用五倍子 84 克焙干，研细末，每用 6 克，以食醋调成糊状，贴敷脐中，纱布胶带固定，每天换药 1 次，两周为 1 个疗程。

【功效主治】补肾固涩。主治顽固性遗精。

【验方举例】用此方治疗遗精患者 110 例，其中 1～3 个疗程，痊愈 98 例，显效 7 例，无效 5 例。

4 刺猬皮散

【原材料】刺猬皮 50 克。

【制用法】焙黄玉极干，研成极细末，加入适量熟蜂蜜，做成如黄豆大小的蜜丸。每次 5 克，温开水送服。每日 2 次。

【功效主治】滋阴补肾。主治遗精。

【验方举例】用此方治疗遗精患者 111 例，其中 1～3 个疗程，痊愈 98 例，显效 7 例，无效 6 例。

5 松子蜜膏

【原材料】松子仁、金樱子、枸杞子各 125 克，麦冬 250 克，制蜂蜜 250 克，水适量。

【制用法】除蜂蜜外，将上述各药共洗净入锅，加适量水旺火烧开后改用中火煎熬，直至汁剩一半时，将汁倒碗另加水重熬。如此 3 次，最后弃渣将 3 次汁合并，再入锅煎煮至汁浓稠状时，干净纱布过滤，弃渣取汁，加入蜂蜜，并不断搅动收膏，待冷贮瓶备用。1 日服食 2 次，每次 5～10 毫升，早晚温开水送服。

【功效主治】具补气温胃、固精涩肠、养血明目、滋补五脏、润肌肤之效。适用于心神恍惚、饮食无味、遗精滑精者食用。

【验方举例】家庭实用验方，效果显著。

6 金樱子芡实丸

【原材料】金樱子 15 克、芡实 15 克、白莲花蕊 15 克、煅龙骨 15 克。

【制用法】共研成极细末，用米糊做成如梧桐子大小的丸子。每次服 20 克，盐酒汤送。

【功效主治】补肾固精。主治遗精。

【验方举例】经临床验证，本方对肾虚遗精有较好疗效。

7 枣皮龙骨煎

【原材料】五味子 3 克，枣皮、莲须、龙骨、白芍各 9 克，菟丝子 12 克，金樱子、远志各6克，龟版、制首乌各12克，山药15克，甘草3克。

【制用法】每日1剂，水煎服。

【功效主治】主治遗精。证见壮年早衰，遗精日久，性欲减退，肌肤瘦削，面色青黄，头痛眼花，耳聋烦躁，脑力减退，甚至不能用脑，睡眠甚差，食欲不振，舌淡无苔，脉细弱无力。

【验方举例】临床上用本方治疗遗精患者4例，均获满意疗效。

8 三味涩精酒

【原材料】覆盆子、巴戟天、菟丝子各15克，米酒500毫升。

【制用法】将前3味共捣碎，浸入白酒内，密封贮存，7～10日后滤取酒液即成。每次服10毫升，每日2次。

【功效主治】补肾涩精。适用于精液异常、滑精、小便频数、腰膝冷痛等。

【验方举例】临床上用本方治疗患者9例，其中8例患者在服用本方2剂或3剂后出现明显的好转。

第二节

早泄

所谓早泄，是指在男方还没有和女方性交，或者刚刚开始性交即阴茎插入阴道之时和刚插入之后，立即出现射精现象，致使阴茎立即软缩，性生活不能继续进行下去，而导致的性功能障碍致使女方得不到满足，或者不能随意地控制射精反射，也可归属于早泄范畴，但这是从性和谐角度讲的。

根据发病原因，早泄可分为器质性和功能性两大类。真正由于器质性病变引起的早泄极为少见，绝大多数属于功能性早泄。由于长期不能从容地从事性生活（环境不良），或过多地为在性生活中的"表现"而焦虑（怕不能满足女方），致使"精关不固"，这样就形成了快速射精的习惯。如果早泄发生在首次性交时，称为原发；如果在发生早泄之前，曾有过一个时期满意的性生活，则称为继发。早泄如长期得不到彻底的治疗，可导致中枢性功能衰弱，出现阳痿。

1　清肾汤

【原材料】焦黄柏10克，生地黄10克，天门冬10克，茯苓10克，煅牡蛎20克，炒山药15克。

【制用法】将上述诸药加适量水煎。口服。每日1剂，每日2次。

【功致主治】清热泻火，滋肾养阴。主治早泄。

【验方举例】本方源于《杂病源流犀烛》卷十八。经验证，对早泄有很好的疗效。

2　五倍龙牡散

【原材料】五倍子150克，煅龙牡、淫羊藿、熟地黄、蛇床子、肉桂各50克，丁香、细辛、当归各30克。

【制用法】上药混合研末。患者仰卧床上，脐部用75%酒精常规消毒后，根据脐部凹陷浅深大小不同，取药末5～8克用食醋调和成糊状，敷于脐孔内，后用6厘米×6厘米方形胶布固封，24小时换药1次，10次为1个疗程，治疗2个疗程。

【功致主治】固精止泄。主治早泄。

【验方举例】本方治疗40例，治愈27例，显效7例，有效4例，无效2例，总有效率为95%。

3　加减金锁固精汤

【原材料】豆蔻6克，五倍子6克，金樱子9克，海金沙9克，龙骨9克，牡蛎9克，焦白术12克，罂粟壳12克，竹叶3克。

【制用法】将上述诸药加适量水煎。口服。每日1剂，每日2次。

【功致主治】固肾涩精，健脾助胃。主治早泄。

【验方举例】本方源于《医学探骊集》卷五。经验证，对早泄有很好的疗效。

4　九天灵应散

【原材料】蛇床子15克，公丁香5克，五倍子、炮附子、露蜂房、远志、石菖蒲各10克，冰片3克。

【制用法】将上药水煎后趁热熏洗阴茎，刺激阴茎至快要射精的程度，然后停止刺激，直到兴奋高潮减退再刺激阴茎，如此反复进行。刺激过程在药液中进行。若性交时，开始阶段外用避孕套。治疗2周为1个疗程。

【功致主治】温肾益气，燥湿杀虫。主治早泄。

【验方举例】本方治疗100例，治愈34例，显效27例，有效33例，无效6例，总有效率为94%。

5 温肾固精酒

【原材料】肉苁蓉、锁阳各60克，桑螵蛸40克，龙骨30克，茯苓20克，白酒2500毫升。

【制用法】将上药共制粗末，用纱布包好，浸入白酒内，密封贮存，每日摇荡1次，15日后即成。每次服10～20毫升，每日2次。

【功效主治】温阳补肾、固精。适用于肾阳虚衰所致的阳痿、早泄、便溏、腰酸等。

【验方举例】民间实用验方，效果比较明显。

6 知柏三子汤

【原材料】知母、黄柏、金樱子、枸杞子各10克，五味子6克。

【制用法】每天1剂，煎2遍和匀，早晚分服，或研细末炼蜜为丸，每粒10克，每次服1粒，日2次。

【功效主治】知母、黄柏滋肾阴泻相火；五味子、金樱子固肾涩精；枸杞子补肾益精。

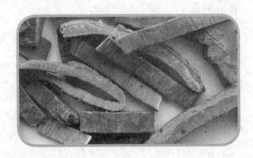

【验方举例】患者，男，25岁。就诊日期：1978年10月25日。婚前屡犯手淫，每当房事即早泄，已半年。心烦眠差，多梦，脉弦数，此肾阴不足相火偏旺，精关不固也。予本方治之，服2周后心静眠安，服2月后早泄大见好转。

7 安神汤

【原材料】人参3克，石莲肉12克，莲须3克，麦冬6克，远志6克，芡实6克，甘草3克。

【制用法】将上述诸药加适量水煎。口服。每日1剂，每日2次。

【功效主治】养心安神。主治早泄。

【验方举例】本方源于《仙拈集》卷二。经验证，对早泄有很好的疗效。

8 五倍子方

【原材料】五倍子20～30克。

【制用法】将上药用文火水煎30分钟，再加入适量温开水，趁热熏蒸龟头，待水温降至40℃左右，可将龟头浸入其中5～10分钟。每晚1次，半个月为1个疗程。治疗期间忌房事。

【功效主治】主治早泄。

【验方举例】用本方治疗早泄患者21例，经用药1～2个疗程后，治愈者18例，显效者3例。

第三节

阳痿

阳痿是指男子由于虚损、情志失调或湿热下注等原因，致使阴茎痿软不举，或举而不坚。其病因病机多因禀赋不足、频犯手淫、过早婚育、房劳过度等，以致肾的精气虚损。或病后失养，以致命门火衰，引起阳事不举。或思虑过度，以致气血两虚，宗筋失养，而成阳痿。或大惊大恐，惊则气乱，恐则气下，恐伤肾，肾气亏虚，至阳痿不振。或肝郁不舒，肝主筋，阴器为宗筋之汇，肝失疏泄，则宗筋所聚无能。或过食醇酒厚味，湿热下注，使经脉气血壅滞，导致阳痿。可见，病位在宗筋，其与肾，与心、肝、脾关系密切。

1 小茴香干姜贴

【原材料】小茴香、炮干姜各 5 克。

【制用法】共研细末，加食盐少许，用蜂蜜或蛋清调为稀糊状。外敷于肚脐处，敷料覆盖，胶布固定。每日换药 1 次，连续贴敷 7 日为 1 个疗程，连续 2 ～ 3 个疗程。

【功效主治】补肾壮阳，强腰膝。主治阳痿

【验方举例】本方源于《家庭医生报》，经验证，对阳痿有较好的疗效。

2 韭子三物汤

【原材料】韭菜子 30 克，生地黄 30 克，

干姜 15 克。

【制用法】上药加水 500 毫升浸泡 30 分钟，放火上煎 30 分钟，滤渣取汁，二煎加水量，煎 20 分钟，滤液混合。早晚各温服 1 次，每日 1 剂。

【功效主治】滋阴补肾。适用于阳痿。

【验方举例】临床上用本方治疗患者10 例，均取得良好的效果。

3 增精汤

【原材料】蛇床子 12 克，淫羊藿 15克，九香虫 6 克，露蜂房 10 克，桑螵蛸 15 克，五味子 20 克。

【制用法】将上述诸药加适量水煎。口服。每日 1 剂，每日 2 次。每月服

10～15 剂。如服药后无力及头昏者停药。

【功效主治】益气补虚，养心安神。主治阳痿

【验方举例】本方治疗（45～70 岁）45 例，显著改善性生活（45～55 岁）1 月有 2～4 次，（56～65 岁）1 月有 1～2 次，66 岁以上 1 月有 1 次以上 34 例，好转 11 例。

4　韭菜子泥鳅汤

【原材料】山楂 25～30 克，韭菜子 20 克，泥鳅 2 条。

【制用法】将山楂、韭菜子煎沸 3 分钟后，快速放入活的泥鳅（注意不要放血），并盖好盖子，2 分钟后，将泥鳅挟起来，除去内脏，再放入，继续用文火煎 10～15 分钟，加入适量食盐。饮汤并食泥鳅，早晚各 1 次，7 天为 1 个疗程。

【功效主治】补益肝肾，健脑安神。主治阳痿。

【验方举例】本方源于《家庭保健报》，经验证，对阳痿有很好的疗效。

5　海参羊肉粥

【原材料】海参 20 克，羊肉、粳米各 100 克，盐、姜、葱适量。

【制用法】将海参水发，切片，羊肉切片，粳米淘净后放入砂锅内，加水适量。将锅置武火上烧开，移文火上煎熬至熟，再放入海参、羊肉，稍煮至熟，加入调味品即成。宜秋冬季早晚空腹饮粥食用。凡阴虚火旺体质不宜服用。

【功效主治】补肾益精。适用于肾虚所致的阳痿、性功能减退、小便频数等。

【验方举例】本方源于《家庭食疗》，临床验证，效果显著。

6　玉春丸

【原材料】九香虫、仙茅各 9 克，淫羊藿、巴戟天、熟地黄各 20 克，肉桂（焗）3 克，金樱子、川芎、川牛膝各 15 克，蜈蚣 2 条，甘草 6 克，鹿茸片 1.5 克。

【制用法】水煎服，每日 1 剂，连续服用 1 个月为 1 个疗程。

【功效主治】益肾通络，化瘀起痿。主治阳痿。

【验方举例】本方治疗 42 例，显效 19 例，有效 17 例，无效 6 例。

7　蚕蛾方

【原材料】蚕蛾或蚕蛹适量。

【制用法】将蚕蛾去翅及足（或蚕蛹），洗净后用食油炸熟。每晚食 10 个，用少许枸杞子酒送饭。连食 1 周为 1 个

疗程，休1周行第2个疗程。

【功效主治】峻补肾督，壮阳展势。主治阳痿。

【验方举例】本方治疗3例中老年阳痿，显效2例，好转1例。

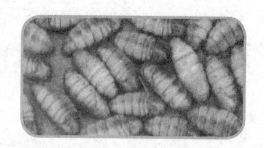

第四节

前列腺增生

前列腺增生也称为前列腺肥大，发病率随年龄增长而增多，属于老年男性的常见病。其病因有过度的性生活及未经彻底治好的尿道炎、尿道梗阻及其他结构改变。饮酒过度及摄入刺激性食物等。临床表现为夜尿次数增多。原来没有夜尿的患者出现1～2次夜尿时，反映了早期梗阻的来临，从夜尿1～2次发展至4～5次，说明膀胱颈部梗阻程度渐趋严重。排尿无力、淋漓不尽、尿线变细，严重者排尿时要用腹压。由于膀胱颈部受腺体压迫发生梗阻，且增生的腺体又包围着尿道，引起黏膜面血管扩张、破裂而发生出血。前列腺增生的较晚期患者，膀胱颈部梗阻比较严重，尿液无法从膀胱排出，还会发生急性尿潴留等。所以，对于此病，男性一定要引起足够的重视。

1 三黄桂甲汤

【原材料】生黄芪30克，生大黄15克，生地黄25克，肉桂3克，穿山甲10克。

【制用法】将上述诸药加适量水煎。口服。每日1剂，每日2次。

【功效主治】清热利湿。主治前列腺增生。

【验方举例】患者，男，62岁。诉患前列腺增生症3年，反复发作。3天前又出现小便艰难，小腹胀痛，需留置导尿管。服1剂后即有便意，3剂后不必再行导尿管，7剂小便基本通

畅。后按原方药量加减续服10剂而愈：随访半年未复发。

2 加减大黄䗪虫丸

【原材料】大黄、桃仁、黄芩、三棱、莪术、生甘草各10克，干地黄30克，白芍5克，虻虫粉2克，蜈蚣粉3克，水蛭粉3克，䗪虫粉6克，炮山甲粉5克。

【制用法】虻虫、水蛭、蜈蚣、炮山甲共研粉装入零号空心胶囊。余药加适量水煎。胶囊，每服6粒，每日2次。汤药，饭后2小时内服。15天为1个疗程。

【功效主治】活血化瘀。主治前列腺增生。

【验方举例】患者，男，70岁。尿频，尿急，尿痛，尿线分叉，小腹时胀痛，伴腰膝酸软、头昏、口渴、大便干结，舌暗红苔薄黄，脉沉弦。诊断为前列腺增生症。属瘀热内滞精室，阻塞膀胱，络脉痹塞，气化不利，水道失畅。治宜活血化瘀，清热利尿通淋。以此方加减。进服1个疗程，诸症缓解。3个疗程后，诸症消失。

3 白胡椒细辛敷

【原材料】白胡椒、细辛各15克。

【制用法】将上述材料研成细末。取

药末3克，敷于脐部，外用麝香风湿膏覆盖，每3日换药1次，10次为1个疗程，停药休息2天，继续下1个疗程。

【功效主治】通痹，温经。主治前列腺增生。

【验方举例】本方源于《家庭保健报》，经验证，对前列腺增生有很好的疗效。

4 大黄芒硝熏

【原材料】大黄、芒硝、益母草、天花粉、车前草、泽兰、艾叶各12克，白芷、桂枝、生姜各10克。

【制用法】加水适量煎熬取液，置于盆内。坐浴熏洗，每日2次，7日为1个疗程。

【功效主治】滋阴降火。主治前列腺增生。

【验方举例】用此方治疗患者15例，均获得良好效果。

5 大黄毛冬青熏

【原材料】大黄、毛冬青、忍冬藤各30克，红花10克，吴茱萸15克。

【制用法】加水2000毫升煎煮至1500毫升，再加温水500毫升。趁热坐浴，每日1次，每次30分钟，10日为1个疗程。

【功效主治】清热利湿。主治前列腺

增生。

【验方举例】本方源于《家庭保健报》，经验证，对前列腺增生有很好的疗效。

6　三七粉

【原材料】三七粉1克。

【制用法】直接服用。每日1次，温开水送服，15天为1个疗程，一般需服2个或3个疗程。

【功效主治】滋阴，去火。主治前列腺增生。

【验方举例】用此方治疗患者22例，好转的19例，有效的2例，1例无效。

第五节

前列腺炎

前列腺炎是青壮年男性常见疾患，有急慢性之分，以慢性前列腺炎比较多见。慢性前列腺炎是一种发病率非常高（4%～25%），接近50%的男子在其一生中的某个时刻将会遭遇到前列腺炎症状的影响。慢性细菌性前列腺炎由细菌引起，起病较慢，前列腺液镜检白细胞阳性，细菌培养阳性，易反复发作。慢性非细菌性前列腺炎可能由支原体、衣原体等感染引起，起病较慢，病程长，前列腺液镜检白细胞阳性，细菌培养阴性。急性细菌性前列腺由细菌感染引起，多为大肠杆菌，其特点是起病急，前列腺液镜检有大量白细胞，细菌培养阳性。

1　加减固阴煎

【原材料】熟地黄、金樱子、芡实各15克，覆盆子、淫羊藿、锁阳各12克，五味子、山萸肉、刺猬皮各10克，制首乌30克。

【制用法】将上述诸药加适量水煎。口服。每日1剂，每日2次。

【功效主治】育阳扶阳，主治肾阳虚衰型慢性前列腺炎。

【验方举例】经临床验证，本方对前列腺炎有较好疗效。

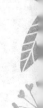

2 红花散淤汤

【原材料】红花10克，炮山甲10克，大贝母10克，僵蚕10克，当归尾15克，皂角刺15克，败酱草15克，生大黄6克，制乳香6克，苏木12克，车前草20克，蒲公英30克。

【制用法】将上述诸药加适量水煎。口服。每日1剂，每日2次。

【功效主治】清利湿热，祛瘀活血。主治慢性前列腺炎。

【验方举例】用此方治疗患者50例，痊愈32例，好转14例，无效4例，有效率为92%。

3 前列平

【原材料】蒲公英30克，地丁15克，仙鹤草15克，栀子10克，仙桃草10克，茜草10克，野菊花10克，天葵子10克，连翘10克，天葵子15克，生地黄15克，丹皮10克，甘草10克。

【制用法】将上述诸药加适量水煎。口服。每日1剂，每日3次。5剂为1个疗程，3个疗程为限。

【功效主治】清热解毒，利湿消肿。主治前列腺炎。

【验方举例】用本方治疗前列腺炎患者65例，用药1～3个疗程，治愈63例，显效2例。

4 清热利湿化瘀汤

【原材料】公英30克，金银花20克，连翘15克，滑石15克，茯苓15克，车前子15克，莲须12克，当归12克，赤芍12克，败酱草15克，丹参20克，穿山甲9克，王不留行15克，甘草6克。

【制用法】将上述诸药加适量水煎。口服。每日1剂，每日2次。

【功效主治】清热利湿，活血化瘀。主治急性前列腺炎。

【验方举例】用此方治疗慢性前列腺炎56例，治愈39例，显效11例，有效4例，无效2例。

5 前列腺汤

【原材料】丹参、泽兰、赤芍、桃仁、红花、青皮、王不留行、白芷、制乳没、川楝子、小茴香各9克，败酱草15克，蒲公英30克。

【制用法】将上述诸药加适量水煎。口服。每日1剂，每日3次。

【功效主治】化瘀导滞，清热利湿。主治气滞血瘀型慢性前列腺炎。

【验方举例】用此方治疗患者100例，治愈24例，显效20例，好转51例，无效5例，有效率为95%。

6 参苓六黄汤

【原材料】党参，黄芪，生地黄，茯苓，车前子各15克，黄连、蒲黄、黄柏、黄精各10克，怀牛膝12克。

【制用法】将上述诸药加适量水煎。

口服。每日1剂，每日2次。

【功效主治】益气，利湿。主治前列腺炎。

【验方举例】经临床验证，本方对前列腺炎有较好疗效。

第六节

急慢性肾炎

　　人有2个肾脏，肾脏像一个大蚕豆，肾脏由数以百万计的肾小球组成。肾小球实际上是一个个的血管丛。急性肾炎即急性肾小球肾炎，是一种由感染后引起的两侧肾脏弥漫性肾小球损害为主的急性疾病。临床主要表现为起病急，病程短，出现水肿、高血压、血尿、蛋白尿及短暂肾功能损害和全身症状等。慢性肾炎，即慢性肾小球肾炎，起病缓慢，病程长，初期只有少量蛋白尿或镜下血尿和管型尿，以后出现水肿、高血压、蛋白尿，最后出现贫血、严重高血压，并发展为慢性肾功能不全。其病变在肾、脾、肺三脏，若肺不能宣化，脾不能运化，肾不能温化，则水湿停留而成肿胀。

1 黄芪鱼腥草汤

【原材料】黄芪45克，鱼腥草、白花蛇舌草各30克，地龙、益母草、丹参、蝉蜕各15克，金银花20克，猪肾（猪腰子）1个。

【制用法】将上述诸药加适量水煎。

口服。每日1剂，每日2次。

【功效主治】补肾健脾，清热解毒，活血化瘀。主治慢性肾炎。

【验方举例】此方治疗患者41例，结果痊愈15例，显效21例，好转3例，无效2例，总有效率为95.1%。

2 红花毛竹煎剂

【原材料】红花草茎 50～60 克，毛竹根（露出地面青绿色者）3 节。

【制用法】将上述诸药加适量水煎。口服。每日 1 剂，每日 2 次，5 天为 1 个疗程。

【功效主治】活血化瘀。主治急性肾炎。

【验方举例】此方治疗患者 8 例，服药后第 2 天水肿开始消退，血压开始下降，小便次数及尿量增多。全部病例均于 3～5 天内水肿全消，血压复常，4～5 天小便化验全部阴转。

3 金银花连翘汤

【原材料】金银花、连翘、苍术、白术、板蓝根各 18 克，藿香、佩兰、茯苓、泽泻、丹皮、当归各 10 克，薏苡仁、黄芪、山药各 12 克，益母草 40 克。

【制用法】将上述诸药加适量水煎。口服。每日 1 剂，每日 2 次。

【功效主治】清热解毒，利水消肿。主治急性肾炎。

【验方举例】此方治疗 47 例，其中临床痊愈 38 例，好转 8 例，无效 1 例，有效率为 97．9%。

4 参芪丝子汤

【原材料】党参 15 克，黄芪 30～60 克，菟丝子 15 克，丹参 15～30 克，当归 12 克，桃仁 10 克，红花 10 克，益母草 30～60 克，六月雪 30～60 克，薏苡仁 15 克，地龙 10 克。

【制用法】将上述诸药加适量水煎。口服。每日 1 剂，每日 2 次。

【功效主治】益气活血。主治慢性肾炎。

【验方举例】经临床治疗 40 例观察，普通型有效率为 86.4%；高血压型有效率为 81.8%；肾病综合征有效率为 57.1%；伴有镜下血尿者有效率为 77.8%；肾功能不正常者有效率为 77.8%。

5 地黄小蓟汤

【原材料】生地黄 10～20 克，北沙参 10～20 克，玄参 10～20 克，墨旱莲 15～30 克，荔枝草 15～30 克，小蓟 15～20 克，黄柏 10 克，白茅根 30～60 克。

【制用法】将上述诸药加适量水煎。口服。每日 1 剂，每日 2 次。热毒重者，加白花蛇舌草 15～30 克；咽痛甚者，加蝉蜕 6 克、射干 10 克；腰痛甚者，加川续断 15 克；乏力明显者，加太子参 15 克；挟瘀者，加丹皮 10 克、赤芍 10 克。

【功效主治】养阴，清热利湿。主治慢性肾炎。

【验方举例】经临床验证，效果显著。

第七节

肾盂肾炎

　　肾盂肾炎是指肾脏及肾盂的炎症，大都由细菌感染引起，通常伴有尿频尿急、尿热等。根据临床病程及症状，肾盂肾炎可分为急性及慢性两种。急性肾盂肾炎患者如果能及时用抗生素进行治疗，其病情往往可迅速好转。慢性肾盂肾炎患者的治疗较为复杂，而且复发率较高，是导致慢性肾功能不全的重要原因。临床验证，中医在治疗慢性肾盂肾炎方面具有疗效确切、治愈后不易复发等特点，具有明显的优势。中医认为，慢性肾盂肾炎属于"淋证""腰痛"等范畴，主要是因为湿热邪毒侵袭人体，或者人体的脏腑阴阳气血亏损所致。其病位主要在肾、膀胱，与肝、脾的关系也非常密切。

1　龙胆泻肝汤

【原材料】生地黄 20 克，栀子、车前草、泽泻各 15 克，龙胆草、黄芩、柴胡、木通各 12 克，甘草 6 克。

【制用法】将上述诸药加适量水煎。口服。每日 1 剂，每日 3 次。小便涩痛、灼热不畅、色黄赤的症状若较重，加入土茯苓、蚕沙、萆薢等药物。若出现睾丸疼痛的症状，可在此方中加入山楂、荔枝核等药物。若出现少腹拘急的症状，加入香附、乌药、金铃子等药物。患者胸胁胀痛的症状若较重，加入乌药、青皮等药物。出现头痛眩晕的症状，可加入菊花。本方中药多苦寒，易伤脾胃，中病即止，不宜久服。

【功效主治】疏泻肝胆、利湿清热。主治肝胆郁热型慢性肾盂肾炎。

【验方举例】本方源于《求医问药》，经验证，对肝胆郁热型慢性肾盂肾炎有很好的疗效。

2　清心莲子饮

【原材料】炙黄芪、益母草、地骨皮、白茅根各 15 克党参、赤茯苓、麦冬、车前子、莲子、白花蛇舌草各 12 克，甘草 6 克。

【制用法】将上述诸药加适量水煎。口服。每日1剂，每日3次。倦怠乏力、口干不欲饮、手足心热的症状若较重，加入黄柏、泽泻、玄参、蚕沙等药物。腰酸痛的症状若较重，可在此方中加入杜仲、续断、龟板等药物。干不欲饮、手足心热、舌边尖红的症状若较重，加入青蒿、知母、生地黄等药物。

【功效主治】益气养阴，清湿热。主治气阴不足型慢性肾盂肾炎。

【验方举例】本方源于《求医问药》，经验证，对气阴不足型慢性肾盂肾炎有很好的疗效。

3 赤芍丹皮汤

【原材料】黄芪30克，茯苓、白术、赤芍、丹皮各15克，党参、丹参各20克。本方可随证加减。

【制用法】每日1剂，水煎服。对照组30例，用桂附地黄丸6克，每日3次口服。连续用药2个月。

【功效主治】主治肾炎。

【验方举例】用上药治疗慢性肾小球肾炎60例（治疗组与对照组各30例），两组分别完全缓解3例、1例，基本缓解15例、3例，好转11、13例，无效1例、13例，总有效率为96.67％、56.67％（$P < 0.01$）。

4 三汁饮

【原材料】西瓜200克，葡萄、藕各250克。

【制用法】将上述食材混合榨汁。口服。每日1剂，每日2次。

【功效主治】清热除烦，强心利尿。主治慢性肾盂肾炎急性发作时。

【验方举例】本方源于《家庭保健报》，经验证，对肾盂肾炎有很好的疗效。

5 金匮肾气丸

【原材料】茯苓20克，泽泻、怀山药、白花蛇舌草各15克，蒲公英12克白术、补骨脂各10克熟附片、山萸肉各9克，桂枝6克。

【制用法】将上述诸药加适量水煎。口服。每日1剂，每日3次。小便频急涩痛、淋漓不畅的症状若较重，或病情处于发作期，加入贯仲、瞿麦、萹蓄、马齿苋等药物。水肿的症状若较重，可在此方中加入防己、茯苓皮、车前子、猪苓等药物。腰酸、腰痛的症状若较重，可在此方中加入川续断、杜仲、菟丝子等药物。

【功效主治】温补肾阳。主治肾阳亏损型慢性肾盂肾炎。

【验方举例】本方源于《求医问药》，经验证，对肾阳亏损型慢性肾盂肾炎有很好的疗效。

第八节

泌尿系统结石

肾、输尿管、膀胱和尿道的结石统称尿路结石，尿路结石症又称尿石症、石淋、砂淋。尿路感染、梗阻、新陈代谢率紊乱、长期卧床、营养改变等均可诱发尿石症。青壮年多见于肾和输尿管结石，表现为肾区或上腹部刀割样绞痛，并向下腹、外阴及大腿内侧放射，血尿，重者可致肾积水和肾功能不良。10岁以下的儿童多见于膀胱和尿道结石，膀胱结石表现为尿频、尿急等；排尿结石表示为排尿时疼痛、尿线细、尿频，有时有血尿、脓尿等。属于中医的"淋症"范畴。

1　金珀消石散

【原材料】海金沙、净芒硝各100克，苏琥珀40克，南硼砂20克。

【制用法】将上述诸药共研成极细末，密箩筛过后，装瓶备用。口服。每日1剂，每日3次，每次用温水送服5～10克。

【功致主治】利尿通淋，消石排石。主治砂石淋。

【验方举例】屡用屡验。一般服用2日痛止，应继续服用，以资巩固，至结石消失为止。

2　黄芪防己汤

【原材料】黄芪20克，金钱草50克，海金沙15克，车前子30克，鸡内金15克，防己10克，黄柏10克，牛膝10克，甘草5克。

【制用法】将上述诸药加适量水煎。口服。每日1剂，每日2次。

【功致主治】化石健脾，通淋利尿。主治泌尿系结石。

【验方举例】治疗32例，治愈15例。显效16例，无效1例，总有效率97%。

3　石韦旱莲补肾通石汤

【原材料】石韦、木通、冬葵子、海金沙、车前子各15克，金钱草、墨旱莲各45克，首乌、枸杞子、知母、黄芪各20克，威灵仙30克。

【制用法】将上述诸药加适量水煎。口服。每日1剂，每日2次。

【**功效主治**】滋补肾阴，通淋排石。主治泌尿系结石。

【**验方举例**】患者，男，30岁，患泌尿系结石，服上方不久后恢复如常，随诊一年未复发。

给予上方治疗。连服5剂，排下尿石数颗，小的呈黄豆大小；大的一颗长2.3厘米、中端直径为0.7厘米，呈枣核状，一面呈细颗粒糙面。尿石排出后，病告痊愈，至今未见复发。

4 硝石散

【**原材料**】火硝6克，滑石18克。

【**制用法**】在铁勺上放置纸一张，把火硝倒在纸上，不让其接触铁器，放在文火上炒黄。炒黄的火硝与滑石置入药煲中，加水1大碗，煎服10分钟，倒出药汁服用，每天1剂，每天服2次，连续服用至尿石排出为止。

【**功效主治**】治结石，有神效。

【**验方举例**】患者，男，50岁。患尿石症数年，1978年病症加重来诊，

5 白芍甘草方

【**原材料**】白芍100克，威灵仙、白茅根各60克，生甘草20克。

【**制用法**】将上药水煎，每日1剂，分2次或3次口服。5剂为1个疗程。

【**功效主治**】泌尿系结石。

【**验方举例**】用本方治疗泌尿道结石患者81例，全部治愈。其中，用药1个疗程治愈者15例，2个疗程治愈者26例，3个疗程治愈者40例。

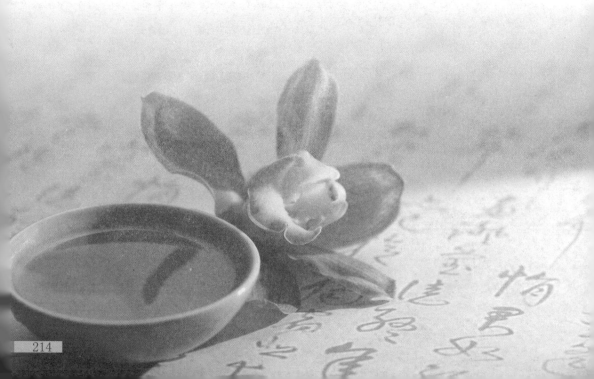

第九节

阴囊湿疹

　　阴囊湿疹中医称"肾囊风"，是男性常见的阴囊皮肤病。此病多见于夏季。阴囊皮肤皱褶特别多，皮肤较薄，有大量汗腺及皮脂腺。该处由交感神经支配，它促进汗腺分泌，但是无副交感神经抑制汗腺分泌的调节，加上阴囊长时间与内裤接触，影响散热，促进了阴囊潮湿。患者临床表现为患部奇痒，阴囊皮肤表面呈暗红色、糜烂流水、有时结痂。慢性期，患部的皮肤呈褐色、粗糙、有鳞屑，似绣球状，民间称为"绣球风"。主要分为两种类型，一种是糜烂型，阴囊呈淡红色或暗红色，表面糜烂，有大量浆液性渗出液，结痂较软。另一种是干燥型，阴囊皮肤增厚，色素沉着明显，表面有灰色的小片鳞屑。其病因多与过敏有关。

1 鱼腥草洗剂

【原材料】新鲜鱼腥草100克（干品15克）。

【制用法】将上药放入烧开的1000毫升沸水中，煎煮3～5分钟，待其稍凉。用纱布蘸药液洗阴囊，每日早晚各1次，连用7天。

【功效主治】祛风止痒。主治阴囊湿疹。

【验方举例】用本方治疗阴囊湿疹患者80例，一般轻者涂药1次，重者涂药2次，均获痊愈。

2 生百部高良姜洗剂

【原材料】生百部、高良姜各30克。

【制用法】加水2000毫升，煎至1500毫升。每日清洗患部数次。

【功效主治】去湿止痒。主治阴囊湿疹。

【验方举例】本方源于《保健与生活》，经验证，对阴囊湿疹有较好的疗效。

3 核桃青皮液

【原材料】未成熟的核桃数个。

【制用法】用清水洗净，然后用干净

的小刀将核桃壳外的青皮削下一块，此时切口处会流出许多津液。用棉球蘸着往患处涂，边涂边摩擦，每天3次。

【功效主治】燥风止痒。主治阴囊湿疹。

【验方举例】本方源于《保健与生活》，经验证，2天后患部周围的皮肤会结痂，可轻轻将它揭掉，继续按上法涂搽患处，约1周可痊愈。

4 海螵蛸炮山甲散

【原材料】海螵蛸6克，炮山甲6克，冰片0.3克。

【制用法】共研末，装瓶密封备用。将药粉涂撒于患处。

【功效主治】祛风止痒。主治阴囊湿疹。

【验方举例】本方治疗患者136例，痊愈（瘙痒消除，随访半年未复发）83例，无效（瘙痒及继发性皮疹无变化）7例。

5 芒硝洗剂

【原材料】芒硝30克，食盐1撮。

【制用法】上药1次倾入盆内，以沸水适量溶化，待温。浸洗阴囊部，每天3～5次。

【功效主治】祛风止痒。主治阴囊湿疹。

【验方举例】用本方治疗患者28例，有效25例，显效2例，其中1例无效。

第十节

死精症

　　死精症是指精子形态无异常，而排出的精液中死亡的精子过多（超过40%），甚至全部死亡，是男性不育症的主要原因之一。现代研究表明，生精功能障碍、附属性腺器官炎症、精索静脉曲张、隐睾、睾丸局部温度过高等因素均可使精子死亡数目增加。死精症的病因与精液中某些精子存活必需的营养物质缺乏有关。果糖主要由精囊产生，是精子存活和活动所必需的物质，当精囊腺存在炎症时，精囊液中所含果糖就会减少。还与精液酸碱度改变有关，正常精液 pH 为 7.2 ~ 7.8，死精子症时 pH 往往低于 7.0。这说明精液的酸性增高可能是造成精子死亡的因素。另外，前列腺炎和精囊炎充血、水肿以及局部瘀血、血流变慢均可使局部供血不足，精子通过有炎症的精囊、前列腺和输精管道时，可因缺氧而死亡。中医认为该症虚实夹杂，多因肾气不足、湿热及相火过旺等，影响到精液内环境，引起精子死亡。

1 生精汤

【原材料】生地黄、赤芍、川萆薢、肉苁蓉、菟丝子各 15 克，黄柏、丹皮各 10 克，车前子（布包）、淫羊藿各 20 克，枸杞子 12 克。

【制用法】将上述诸药加适量水煎。口服。每日 1 剂，每日 2 次。早、晚空腹服，1 个月为 1 个疗程。阴虚明显者加重生地黄用量，阳虚较著者倍用淫羊藿，湿胜者重用萆薢，热甚者重用黄柏。

【功效主治】益肾填精，助气安神。主治死精症。

【验方举例】用此方治疗患者 60 例，其中治愈（女方已生育子女者）36 例，显效（女方未怀孕者）8 例，好转 4 例，无效 12 例，有效率为 80%。

2 淫羊藿黄芪汤

【原材料】淫羊藿、黄芪各 15 克，菟丝子、当归各 12 克，熟地黄 30 克，桃仁 9 克，红花、川芎各 6 克。

【制用法】将上述诸药加适量水煎。口服。每日 1 剂，每日 2 次。1 个月为 1 个疗程。治疗 1 ~ 3 个疗程。肾虚甚加制首乌、锁阳；气虚甚加党参、怀山药；瘀血甚加三棱、莪术。

【功效主治】滋肾阴，补肾阳。主治死精症。

【验方举例】用此方治疗 49 例，痊愈 27 例，显效 11 例，有效 7 例，无效 4 例，有效率为 91.7%。

3 淫羊藿汤

【原材料】淫羊藿、车前子（包煎）各 30 克，肉苁蓉、女贞子、枸杞子、白芍、山茱萸、墨旱莲、黄芪各 15 克，菟丝子、当归、续断各 20 克。

【制用法】将上述诸药加适量水煎。口服。每日 1 剂，每日 2 次。早晚分服。精关不固，遗精、滑精，早泄者，去肉苁蓉，加锁阳、芡实、金樱子；阳萎不举者，加补骨脂、巴戟天、核桃肉、鹿茸；精子数少，活力差者加紫河车、鹿角胶、龟版胶；偏气虚者加重黄芪用量，并加党参、白术；合并前列腺炎、精囊炎者，加金银花、知母、黄柏、蒲公英。

【功效主治】温肾壮阳。主治死精症。

【验方举例】本方治疗300例，痊愈120例，有效140例，无效40例，总有效率86.7%。

4 解毒养精汤

【原材料】川草薢12克，茯苓、车前子、丹参、泽兰、淡竹叶各9克，黄柏、白术、甘草各6克。

【制用法】将上述诸药加适量水煎。口服。每日1剂，每日2次。30天为1个疗程。热盛者加龙胆草、土茯苓、栀子、马齿苋；湿盛者加泽泻、通草、薏苡仁、滑石；肾虚者加知母、生地黄、菟丝子、潼蒺藜；瘀血者加桃仁、红花、牛膝、三棱。

【功效主治】清利湿热，益肾健脾。主治死精症。

【验方举例】本方治疗143例，痊愈34例，有效77例，无效22例，总有效率84.6%。

第十一节
精液不化

精液不化是指射精后半小时内精液不完全液化。正常精液在射出时为液化状态，以后成胶冻状或凝块，经5～20分钟内又液化，这是精液的凝固与液化过程。这个过程必须有前列腺和精囊的分泌物参与。精囊产生的分泌物中含有凝固因子，它可以使精液凝固。而前列腺产生的蛋白分解酶、溶纤维蛋白酶等精液液化因子则能破坏凝固因子，使精液液化。一旦前列腺或者精囊发生了炎症病变，造成这些因子、酶类的分泌产生障碍，精液中凝固因子的产生过度，或者分解凝固因子的酶类减少，使精液不化而黏稠，影响精子的正常活动，严重的还可导致不育。

1 知母黄柏汤

【原材料】知母、黄柏、生地黄、熟地黄、赤芍、自芍、天冬、麦冬、枸杞子、川断、茯苓、泽泻各9克，丹参、山茱萸、淫羊藿、连翘、金银花各12克，甘草6克。

【制用法】将上述诸药加适量水煎，口服。每日1剂，每日2次。22剂为1个疗程，疗程间隔5日。服药期间忌酸辣等刺激性食物，节制房事。

【功效主治】清热利湿，活血通瘀。主治精液不化。

【验方举例】用此方治疗精液不液化症50例，用15剂后，其中痊愈20例，有效26例，无效4例，有效率为92％。

2 牛膝当归汤

【原材料】牛膝、当归各9克，补骨脂、茯苓各6克，何首乌、菟丝子、枸杞子、熟地黄各12克，肉桂3克。

【制用法】将上述诸药加适量水煎。口服。每日1剂，每日2次。一般服药20～30剂均取得疗效。禁房事。腰膝酸软加杜仲、桑寄生；心烦口干加知母、黄柏。

【功效主治】滋阴补肾，清热利湿。主治精液不化。

【验方举例】用此方治疗患者10余例，均获良好效果。

3 丹参川芎汤

【原材料】丹参40克，川芎6克，赤芍、五加皮、川牛膝、川黄柏各10克，虎杖15克。

【制用法】将上述诸药加适量水煎。口服。每日1剂，每日3次。30日为1个疗程。湿盛加川萆薢；热盛重用川黄柏；久病重用丹参；气血两虚加当归、党参、生黄芪。

【功效主治】清热利湿。主治精液不化。

【验方举例】患者，男，29岁。结婚3年未育。经查精液不液化。用此方20剂后化验精液正常。2月后其妻受孕。

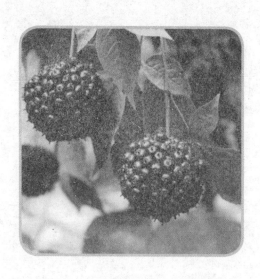

4 生地黄山药煎

【原材料】生地黄20克，丹参20克，山药15克，山茱萸15克，石菖蒲15克，丹皮10克，茯苓10克，泽泻10克，墨旱莲10克，萆薢12克。

【制用法】水煎，内服。30天为1个疗程。

【功效主治】滋阴降火。主治精液不液化症。

【验方举例】用此方治疗精液不液化症60例。治愈（女方怀孕）18例，好转36例，无效6例，总有效率为90%。

5 水蛭粉

【原材料】水蛭粉3克。

【制用法】温开水送服，每日2次。2周为1个疗程。

【功效主治】主治精液不液化症。

【验方举例】用此方治疗55例精液不液化或液化迟缓引起的男性不育症，效果显著。

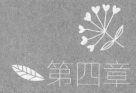

第四章

女性疾病心莫烦，
验方治病又养颜

◎痛经◎月经不调◎闭经◎崩漏◎盆腔炎◎阴道炎
◎宫颈糜烂◎带下病◎外阴瘙痒◎习惯性流产◎妊娠呕吐
◎妊娠水肿◎乳腺炎◎缺乳◎乳腺增生◎产后便秘
◎产后尿潴留◎子宫脱垂◎更年期综合征
◎卵巢囊肿◎子宫肌瘤◎蝴蝶斑◎雀斑

 Healthinspectionparty

第一节

痛经

痛经是指经期前后或行经期间，出现下腹部痉挛性疼痛，并伴有全身不适。分原发性痛经和继发性痛经。生殖器官有明显病变者，如子宫内膜异位症、盆腔炎、肿瘤等，为继发性痛经。青年女性继发性痛经常见原因为子宫内膜异位症。经妇科检查未能发现盆腔器官有明显异常，称为原发性痛经，也称功能性痛经。原发性痛发生于有排卵月经，多发生于初潮 1～2 年后的女性。痛经大多发生于月经来潮或在阴道出血前数小时内，常为痉挛性绞痛，历时 0.5～2 小时。此后，可能转为阵发性疼痛，约持续 12～24 小时。经血外流畅通后逐渐消失，疼痛部位多在下腹部，重者可放射至腰骶部或股内前侧。有的人还伴有恶心、呕吐、腹泻、头晕、疲乏等症状。原发性痛通常会在分娩后或婚后随年龄增长而逐渐消失。

1 柴胡香附汤

【原材料】柴胡 10 克，香附 10 克，陈皮 10 克，郁金 10 克，当归 12 克，赤芍 12 克，元胡 15 克，小茴香 6 克，乌药 12 克，益母草 15 克，丹参 15 克，甘草 6 克。

【制用法】将上述诸药加适量水煎。口服。每日 1 剂，每日 2 次。6 剂为 1 个疗程。

【功效主治】清热消肿，行瘀止痛。主治痛经。

【验方举例】用本方治疗痛经患者

140 例，其中治愈 135 例，显效 4 例，无效 1 例。

2 当归川芎汤

【原材料】当归 20 克，川芎 10 克，白芍 15 克，熟地黄 20 克，香附 10 克，坤草 10 克，黄芪 20 克，党参 15 克，白术 15 克，茯苓 20 克，甘草 5 克。

【制用法】将上述诸药加适量水煎。口服。每日 1 剂，每日 2 次。

【功效主治】通络止痛。主治气血两虚型痛经。

【验方举例】用此方治疗痛经 30 例，

近期治愈 19 例，好转 9 例，无效 2 例，总有效率为 93%，对有效者随访 6～12 个月，复发者 3 例。

3 蒲公英马齿苋汤

【原材料】当归 20 克，川芎 10 克，白芍 15 克，生地黄 20 克，红藤 30 克，蒲公英 30 克，马齿苋 30 克，黄柏 10 克，香附 15 克，坤草 15 克。

【制用法】将上述诸药加适量水煎。口服。每日 1 剂，每日 2 次。痛甚者加金银花 30 克，元胡 10 克，莪术 10 克。

【功效主治】温经化瘀，理气止痛。主治湿热蕴结型痛经。

【验方举例】用此方治疗痛经患者 180 例，经服药 1～3 个疗程后，其中治愈 169 例，好转 8 例，无效 3 例，总有效率为 98.33%。

4 桂枝肉桂汤

【原材料】当归 20 克，川芎 10 克，白芍 15 克，香附 15 克，坤草 15 克，元胡 10 克，桂枝 10 克，小茴香 10 克，肉桂 10 克。

【制用法】将上述诸药加适量水煎。口服。每日 1 剂，每日 2 次。

【功效主治】温经通络。主治寒湿凝结型痛经。

【验方举例】用此方治疗患者 119 例，有效 90 例，好转 21 例，无效 8 例。

【加减】痛甚者加附子 10 克。

5 桃仁红花汤

【原材料】当归 20 克，川芎 10 克，赤芍 10 克，桃仁 10 克，红花 10 克，元胡 10 克，香附 15 克，坤草 15 克。

【制用法】将上述诸药加适量水煎。口服。每日 1 剂，每日 2 次。痛甚者加三棱 10 克，莪术 10 克。

【功效主治】祛瘀止痛。主治气滞血瘀型痛经。

【验方举例】本方源于《中国中医药报》，经验证，对气滞血瘀型痛经有较好的疗效。

6 行气止痛汤

【原材料】当归 12 克、桃仁 9 克、郁金 9 克、莪术 6 克、乳香 9 克、没药 9 克、川芎 6 克、附香 12 克、乌药 12 克、延胡索 12 克、柴胡 6 克、枳壳 12 克、失笑散 30 克（包煎）。

【制用法】将上述诸药加适量水煎。口服。月经来潮前开始服药，至经行后第二天停药，每个月经周期用药 5 剂为 1 个疗程。

【**功效主治**】活血化瘀，行气止痛。主治痛经。

【**验方举例**】本方源于《江苏中医》，经验证，对痛经有较好的疗效。

7 蒲黄五灵汤

【**原材料**】生蒲黄、延胡索各15克，五灵脂12克，香附、川牛膝各10克，炮姜6克，细辛3克。

【**制用法**】每日1剂，水煎服。对照组用吲哚美辛25毫克，每日3次口服。两组分别用于月经前7、3天开始，用至经期第1天；均3个月为1个疗程。

【**功效主治**】适用于痛经。

【**验方举例**】用上药治疗原发性痛经62例（治疗组与对照组各31例），两组分别显效26例、15例，有效5例、11例，无效5例（为对照组），总有效率为100%、83.87%。治疗组明显优于对照组。

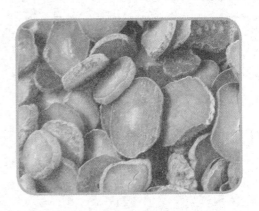

第二节

月经不调

　　月经不调是指月经周期不准，超前，落后，无定期，经量过多、过少，色泽紫黑或淡红，经血浓稠或稀薄等。临床表现为月经周期提前或错后7天以上，或者无定期。月经量少或点滴即净。月经量多或行经时间超过7天以上。西医认为月经不调属于内分泌轻度失调。中医认为月经不调主要是因为七情内伤、外感六淫，或先天肾气不足，房劳、精神紧张，使肝脾肾功能失常，气血失调所致。另外，月经不调也是女性各种疾病的反映，一定要到医院做相关检查，排除器质性病变，例如子宫肌瘤、子宫内膜息肉等可能性，再用中药治疗。

1　桑寄生汤

【原材料】石决明18克，炒秫米9克，元胡9克，桑寄生15克，白蒺藜6克，土炒乌药9克，炒丹皮4.5克，苓皮12克，赤小豆12克，川草解9克，黄柏9克，益元散12克，盐橘核9克，种牛膝9克，藕30克。

【制用法】将上述诸药加适量水煎。口服。每日1剂，每日2次。

【功效主治】理气调经，清热化湿。主治月经不调。

【验方举例】此方治疗患者75例，治疗效果较好。

2　加味四物汤

【原材料】当归10克，白芍7克，川芎3克，生地黄7克，香附10克，阿胶珠1.5克，艾叶炭3克，炙甘草3克。

【制用法】将上述诸药加适量水煎。口服。每日1剂，每日2次。

【功效主治】益气行血。主治月经不调。

【验方举例】用此方治疗患者650例，不少久病之妇，服药后病获痊愈。

3　生地黄萸萸水

【原材料】生地黄20克，山茱萸、山药、云茯苓、女贞子、墨旱莲、地榆各15克，玄参、当归、黄芩各12克，焦栀子10克。

【制用法】每日1剂，水煎服，从月经来潮前3日服药至月经停后3～5日，3个月为1个疗程。

【功效主治】滋补肾阴，调养经血。

【验方举例】马秀菊等曾用此方治疗肾虚型月经失调者。

4　调经汤

【原材料】黄芪10克，党参5克，白术10克，炙草5克，龙眼肉10克，扁豆10克，山药10克，功劳叶10克，仙鹤草10克，焦三仙各10克，陈皮炭6克，八月札10克，绿萼梅10克。

【制用法】将上述诸药加适量水煎。口服。每日1剂，每日2次。

【功效主治】补脾益气，养血调经。主治月经不调。

【验方举例】董建华教授经验方。

5　调经养血汤

【原材料】大熟地黄12克，当归身15克，阿胶珠12克，丹参30克，炒白芍18克，柴胡6克，陈皮9克，香附9克，炒杜仲12克，川续继12克，桑寄生30克，甘草3克。

【制用法】将上述诸药加适量水煎。口服。每日1剂，每日2次。

【功效主治】养血调经。主治月经不调。

【验方举例】孙一民主任医师经验方。

6 调经酒

【原材料】当归、吴茱萸、川芎各24克，炒白芍、白茯苓、陈皮、延胡索、丹皮各18克，香附（醋炒）、熟地黄各36克，小茴香（盐炒）、砂仁各12克，白酒2500毫升。

【制用法】将上药捣碎，装入绢布袋里，与白酒同置入容器中，密封后放进锅内隔水煮2小时，静置24小时便可服用。早、晚各1次，每次饮服20毫升。有血热表现者（如行经提前、色深红、质黏稠、面红口干、尿黄便结等）忌用。

【功效主治】活血调经、开郁行气。适用于月经不调，出现腹内疼痛或小腹内有结块，伴有胀、满、痛等症。

【验方举例】用本方治疗月经不调患者21例，痊愈13例，好转3例，有效2例，3例效果不明显，总有效率为85.71%。

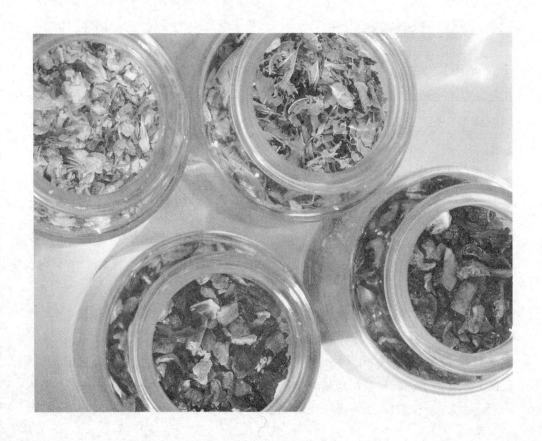

第三节

闭经

闭经是指少女到18岁还不来月经，或者月经已经来潮，但是并未有正常的月经周期，超过3个月以上不来月经。闭经可分为原发性闭经和继发性闭经。子宫发育尚未成熟，不能对性激素发生反应，没有引起子宫内膜的增厚、脱落的周期性变化而没有来月经，称之为原发性闭经。人流刮宫过度，引起子宫内膜损伤，无法呈现周期性变化，或者其他疾病，例如子宫内膜炎、子宫恶性肿瘤后放疗，引起子宫内膜破坏，也可造成闭经，这些情况称之为继发性闭经。另外，还有一些内分泌系统的疾病，例如肾上腺皮质功能亢进、甲状腺功能减退或亢进多囊卵巢综合征、肾上腺皮质肿瘤、胰腺病变等也可能引起闭经。应到相关医院查明病因，对证治疗。

1 向日葵梗猪爪汁

【原材料】向日葵梗9克，猪爪250克。

【制用法】先将猪爪（猪蹄壳）洗净，用河沙在锅中炒泡，再淘洗干净后放入砂锅内，用文火煨炖至烂熟。煨烂后，加入向日葵梗，煮几沸熬成浓汁，去渣。饮汁。每日2次或3次，每次20～30毫升。

【功效主治】温经通络。主治气滞血瘀之闭经。

【验方举例】试治数例，用药7天左右，均月经得通。

2 山药鸡内金散

【原材料】山药90克，鸡内金30克。

【制用法】将两味干燥，共研细末。每服12克，日1次。用糯米酒或黄酒送服。

【功效主治】补气养血。主治气血虚弱之闭经。

【验方举例】用此方治疗闭经20例，显效12例，有效7例，无效1例。

3 鳖甲白鸽炖

【原材料】鳖甲30克，白鸽1只，

米酒少许。

【**制用法**】将白鸽去毛和内脏，并将鳖甲打碎，放入白鸽腹内，加清水适量，米酒少许，放瓦盅内隔水炖熟。调味服食。

【**功效主治**】补肝益肾。主治肝肾不足之闭经。

【**验方举例**】用此方治疗30例闭经患者，治愈26例，好转2例，无效2例。

4 牛膝参归酒

【**原材料**】牛膝50克，香附25克，党参25克，红花15克，当归25克，肉桂15克。

【**制用法**】上药切碎，用白酒500毫升浸泡七日即成。早晚各服1次，早上5～10毫升，晚上10～20毫升，服至月经来潮时为止。孕妇、心脏病、支气管哮喘，白带过多等疾病不宜使用。

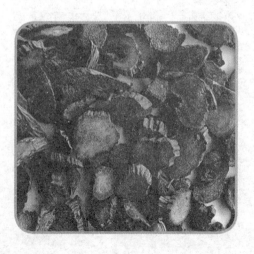

【**功效主治**】行气活血，养血调经。主治闭经。

【**验方举例**】本方源于《四川中草药通讯》，经验证，对阳虚气弱造成的血凝经闭有很好的疗效。

5 蚕砂酒

【**原材料**】蚕砂60克，米酒1000毫升。

【**制用法**】将蚕砂浸入米酒内，30分钟后加热煮沸3～5分钟，候冷，滤取酒液，装瓶备用。每次服15～25毫升，每日1次。

【**功效主治**】行气活血，祛风化瘀。适用于闭经，伴见烦躁易怒、胸胁胀满、小腹刺痛或胀痛、腹部拒按等。

【**验方举例**】用本方治疗痛经患者12例，都取得明显的效果。

6 党参白术汤

【**原材料**】党参15克，白术12克，茯神12克，当归9克，熟地黄12克，黄芪9克，枸杞子9克，菟丝子9克，炙甘草9克。

【**制用法**】将上述诸药加适量水煎。口服。每日1剂，每日2次。

【**功效主治**】气血双补，兼滋肝肾。主治闭经。

【**验方举例**】本方源于《中医妇科治疗学》，经验证，对闭经有很好的疗效。

7 益母草泽兰汤

【原材料】鹿角（先煎）3克、泽兰15克、益母草30克、全当归12克、赤、白芍各12克、炒白术10克、山药、熟地黄、山萸肉、桃仁泥各10克、红花6克、炙甘草5克、生姜4片、大红枣5枚。

【制用法】将上述诸药加适量水煎。口服。每日1剂，每日2次。治原发性闭经25天为1个疗程，治继发性闭经10天为1个疗程。如体弱血虚经闭，上方加阿胶珠10克、党参12克、黄芪20克，以增强补益功能；如体壮血瘀经闭，上方加水蛭3克（研末装胶囊，开水送服）、大黄3克、土别虫9克，助活血化瘀之功。

【功效主治】祛瘀通痹。主治闭经。

【验方举例】本方源于《家庭医生报》，经验证，对闭经有很好的疗效。

第四节

崩漏

崩漏是指月经严重失调的一个证候，一般以来势急、出血量多的称为"崩"；来势缓、出血量少而淋沥不净的称为"漏"。此病多发生于青春期和更年期。崩漏致病原因是多方面的，劳伤血气、中气不足、瘀血阻塞、忧思郁怒皆能成为致病之因，《诸病源候论》："漏下者，由劳伤血气，冲任之脉虚损故也。""崩中者，脏腑损伤，冲脉任脉血气俱虚故也。"可见，脏腑损伤，冲任虚损为崩漏的关键。临床上，以脏腑损伤，特别是肾虚为主，如青春期肾气未充，或生育期妇女，操劳过度或房劳伤肾；或天癸将竭之妇，肾气虚衰等均为常见原因。

1 槐花酒

【原材料】槐花120克，黄酒适量。

【制用法】将槐花焙焦，研为细末，每服15克，以黄酒30毫升送服，每日1次。

【功效主治】清热凉血、止血调经。适用于崩漏下血不止。因愤怒过度，或阻虚内热所致的出血量多，色深红色或紫红色。

【验方举例】民间实用验方，临床效果显著。

2 川芎红花酒

【原材料】川芎50克，红花15克，白酒500毫升。

【制用法】将川芎制为粗末，与红花一同浸入白酒内，密封，每日摇荡1次，7日后即成。每次服30～50毫升，每日3次。

【功效主治】活血化瘀止崩。适用于血瘀型崩漏，症见月经周期紊乱、量多或少、淋沥不断、色紫黯、有血块、小腹疼痛拒按、血块排出后痛减、舌质紫黯或有瘀斑、脉弦或涩。

【验方举例】临床使用本方治疗崩漏患者21例，其中19例出现明显好转。

3 归经汤

【原材料】党参15克，白术10克，茯苓10克，炙甘草5克，北黄芪20克，当归10克，大枣5枚，桂圆肉12克，炙远志3克，枣仁10克，灵脂炭10克，蒲黄炭10克，荆芥炭5克。

【制用法】将上述诸药加适量水煎。口服。每日1剂，每日3次。

【功效主治】益气宁神，化瘀止血。主治崩漏。

【验方举例】用本方治疗子宫出血患者122例，其中治愈110例，显效6例，好转4例，无效2例。总有效率为98.34%。

4 三黄忍冬藤汤

【原材料】黄莲4.5克，黄芩9克，黄柏9克，忍冬藤15克，贯众12克。

【制用法】将上述诸药加适量水煎。口服。每日1剂，每日3次。

【功效主治】清热止血。主治崩漏。

【验方举例】用上药治疗崩漏症患者5例，初期不敢使用，经用他法，治疗无效，或服大量补剂，血反而大下不止者，才使用本方，均获痊愈。

5 芙蓉莲蓬茶

【原材料】芙蓉花、莲蓬壳各15～30克。

【制用法】上2味共煎汤取汁。代茶饮用，每日1剂。

【功效主治】凉血清热，化瘀止血。适用于血热崩漏患者。

【验方举例】用本方治疗患者3例，均取得良效。

6 乌梅地榆散

【原材料】乌梅炭、地榆炭、大蓟、茜草各60克，田三七、侧柏叶各30克。

【制用法】将上药共研为极细末，过100目筛后装瓶备用。用时，每次服药末15克，白开水送服，每2小时1次，连服数次至出血大减为止。

【功致主治】用治崩漏、子宫出血。

【验方举例】用本方治疗子宫出血患者122例，其中治愈110例，显效6例，好转4例，无效2例。总有效率为98.34%。

7 当归红花饮

【原材料】阿胶、当归各30克，红花24克，冬瓜仁15克。

【制用法】将上药水煎，每日1剂，分2次服。

【功致主治】治崩漏。

【验方举例】用上药治疗崩漏症患者5例，初期不敢使用，经用他法，治疗无效，或服大量补剂，血反而大下不止者，才使用本方，均获痊愈。

第五节 盆腔炎

盆腔炎是指盆腔内生殖器官及盆腔周围结缔组织等部位发生的炎症，常见的有子宫内膜炎、输卵管炎、卵巢炎、盆腔结缔组织炎等。其临床表现为下腹疼痛、腰痛、乏力、食欲不振、胃痛、便干、尿黄、白带量多等。急性期可能伴有高热、白血球计数增高等。引起盆腔炎的细菌主要有链球菌、大肠埃希菌及葡萄球菌。这些病菌在正常情况下是不容易侵入盆腔的，当盆腔的生理功能改变，或者身体的防御机能减弱时，才会乘虚而入，引起盆腔炎。例如分娩、流产、妇科手术时，无菌操作不严格，组织损伤较重，细菌就可能侵入内生殖器官，发生盆腔炎。月经期间不注意经期卫生，在经期内进行性活动，也可能引起盆腔感染。如果腹腔或腹腔内的脏器发生炎症，例如阑尾炎、膀胱炎等，也可能引起盆腔内生殖器的继发感染，造成盆腔炎。盆腔炎属于中医"寒湿""湿热下注"等范围，中医要根据患者的具体情况辨证施治。

1 蒲公英丹参汤

【原材料】蒲公英、丹参、败酱草、红藤、鱼腥草（后下）、薏苡仁各30克，黄柏、穿山甲各15克，赤芍12克，玄胡、桃仁、香附各10克。

【制用法】将上述诸药加适量水煎。口服。每日1剂，每日2次。月经期停服。20天为1个疗程，直至症状、体征消失。孕妇、体弱及有出血现象者禁服。治疗期间戒房事，忌生冷、酒类、油腻、辛辣之品。发热加银花、连翘；口苦加龙胆草；呕吐加藿香；尿赤加山栀子；便秘加大黄；湿热重者加白花蛇舌草、黄连；寒湿重者加附子、白术；食欲不振加山楂；腹胀明显加厚朴、木香；胸胁胀满加白芍、枳壳；下腹坠胀加川楝子、荔枝核；下腹冷痛加台乌、肉桂；腰骶痛甚加寄生、续断；带下量多加芡实、苍术；血瘀严重加五灵脂、蒲黄；肝郁气滞加柴胡、郁金、青皮、枳实；疼痛剧烈加乳香、没药；有炎块者加三棱、莪术；肿块坚硬加海藻、昆布；气血两虚加北芪、党参；病程长加地龙、水蛭、地鳖虫；反复发作加丹皮、生地黄、红花。

【功效主治】清热利湿，活血止痛。主治盆腔炎。

【验方举例】经临床验证，轻者1个疗程腹痛及伴随症状消失，重者坚持用药2～3个疗程热退、胀除、痛止，妇检盆腔包块及粘连消失。

2 疏气定痛汤

【原材料】制香附9克，川楝子9克，延胡索9克，五灵脂9克，当归9克，乌药9克，枳壳4.5克，木香4.5克，没药3克。

【制用法】将上述诸药加适量水煎。口服。每日1剂，每日2次。

【功效主治】通络止痛。主治气滞血瘀型盆腔炎。

【验方举例】本方源于《刘奉五妇科经验》，经验证，对气滞血瘀型盆腔炎有较好的疗效。

3 补阳还五汤

【原材料】黄芪60克，当归尾30克，赤芍12克，川芎12克，丹参12克，地龙10克，红花8克，桃仁8克。

【制用法】将上述诸药加适量水煎。口服。每日1剂，病情好转后，改为隔日1剂。一般用20～30剂。气虚甚者加党参25克，血虚者加熟地黄、制首乌各20克，阴虚者加沙参、麦冬各15克，阳虚者加熟附片10克，炮姜5克，热毒蕴积者加银花、连翘各15克。

【功效主治】温经止痛。主治慢性盆腔炎。

【验方举例】患者，女，42岁，腹痛、带下量多4年余。曾经多方医治，疗效欠佳。近月来，下腹胀痛日增，带下量多，黄赤相兼。证见发热，少腹坠痛、两侧可触及条索状包块，口苦咽干，舌质红，苔黄厚，脉滑数。经妇科检查，诊断为慢性盆腔炎急性发作。中医辨证为：热毒下注盆腔，气血瘀阻脉络，治宜清热利湿，益气活血。方用补阳还五汤加银花、连翘各15克，连服15剂，诸症明显减轻。效不更方，改为隔日1剂，坚持治疗1个月，诸症悉除，妇检正常。

4 银花冬瓜仁蜜汤

【原材料】冬瓜子仁（冬瓜子去皮取仁）20克，金银花20克，黄连2克，蜂蜜50克。

【制用法】先煎金银花，去渣取汁，用药汁煎冬瓜子仁，15分钟后入黄连、蜂蜜，再煎15分钟即可。每日1剂，连服1周

【功效主治】清热解毒。适合湿热瘀毒型盆腔炎。

【验方举例】民间实用验方，临床效果显著。

5 荔枝核蜜饮

【原材料】荔枝核30克，蜂蜜20克。

【制用法】荔枝核敲碎后放入砂锅，加水浸泡片刻，煎煮30分钟，去渣取汁，趁温热调入蜂蜜，拌和均匀即可。早晚2次分服。

【功效主治】理气、利湿、止痛。适合各类慢性盆腔炎。

【验方举例】临床上用本方治疗患者13例，其中好转10例，有效2例，1例无效。

6 车前草马齿苋饮

【原材料】马齿苋60克，车前草15克。

【制用法】将马齿苋、车前草洗净，一并加水煎汤。代茶饮，每天1剂，连服5～7天。

【功效主治】适用于急性盆腔炎的辅助治疗。

【验方举例】临床上用本方治疗患者21例，3～5剂后好转的16例，5剂过后好转的有5例。

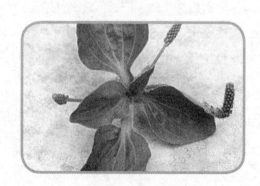

第六节

阴道炎

阴道炎是由于病原微生物，淋病双球菌、真菌、滴虫等感染而引起的阴道炎症。阴道炎根据年龄和感染源的不同，可分为老年性阴道炎、婴幼儿阴道炎、滴虫性阴道炎、真菌性阴道炎、淋病性阴道炎、阿米巴性阴道炎、阴道嗜血杆菌性阴道炎、气肿性阴道炎和非特异性阴道炎。不论哪种类型的阴道炎，均有白带增多、尿频、尿急、尿痛的症状，外阴有不同程度的瘙痒、灼热、疼痛，急性期还会伴有发热。但是，不同类型的阴道炎白带的性状不同，滴虫性阴道炎白带色灰黄，污浊，带泡沫，有臭味。真菌性阴道炎白带呈水样、凝乳样、软膏样、屑粒状，豆腐渣样。淋病性阴道炎白带呈脓性。老年性阴道炎白带呈黄水样，严重时分泌物可转变为脓性并有臭味。因此，患者应及时到医院妇科就诊，在医生的指导下治疗。

1 苦参蛇床子熏洗

【原材料】苦参90克，蛇床子20克，狼毒10克，雄黄10克，龙胆草15克。

【制用法】上药打碎纱布包，加水半盆煎煮半小时，去渣取汁。外用。趁热先熏后洗，约20分钟。每晚临睡前熏洗一次。初起者2～7次，即可获效。病程长者7～15次见效。治疗期间，停房事，忌辛辣刺激性食物。

【功效主治】清热解毒。主治阴道炎。

【验方举例】治疗患者20例，其中霉菌性阴道炎7例，滴虫性阴道炎3例，外阴瘙痒、外阴炎10例，短则3天，多则10天，全部治愈。

2 蛇床子地肤子熏洗

【原材料】蛇床子30克，地肤子15克，白鲜皮15克，龙胆草15克，苦参15克，花椒12克，防风12克。

【制用法】加水2000毫升，煎煮20分钟。带渣熏洗，每日3次，每剂药可用1～2天，大多数1周可治愈。若有脓性白带加黄柏15克。

【功效主治】清热，解毒，祛瘀。主

治阴道炎。

【验方举例】用此方治疗滴虫性阴道炎及真菌性阴道炎所致阴部奇痒、带下量多等病症患者，均获良好功效。

3 生百部野菊花熏洗

【原材料】生百部、野菊花各15克，川柏、土槿皮各12克，韭菜20根。

【制用法】将上述诸药加适量水煎。去渣取汁，熏洗坐浴，每日1次。

【功效主治】清热解毒。主治滴虫性阴道炎。

【验方举例】此方治疗滴虫性阴道炎20例，治愈14例。

4 五倍子石榴皮熏洗

【原材料】五倍子、石榴皮、蛇床子、白鲜皮、黄柏各24克，枯矾6克。

【制用法】将上述诸药加适量水煎。去渣取汁，熏洗坐浴，每日2次，连用6天为1个疗程。

【功效主治】驱虫止痒。主治滴虫性阴道炎。

【验方举例】此方治疗滴虫性阴道炎58例，治愈55例，好转3例。

5 蛇床子黄柏熏洗

【原材料】蛇床子30克，黄柏12克，苦参12克，雄黄10克，鹤虱10克。

【制用法】将上述诸药加适量水煎。去渣取汁，熏洗坐浴，每日2次，连用6天为1个疗程。

【功效主治】清热燥湿，杀虫止痒。主治老年性阴道炎、滴虫性阴道炎、霉菌性阴道炎、淋菌性阴道炎。

【验方举例】此方治疗148例，总有效率95%。

6 蛤蚧粉冰片散

【原材料】蛤蚧粉20克，冰片、雄黄各5克。

【制用法】共研细末。用菜油调匀涂阴道壁，每日1次。

【功效主治】清热止痛，解毒杀虫。主治真菌性阴道炎。

【验方举例】此方治疗68例，治愈65例，无效3例。

7 椿根饮

【原材料】椿根白皮30克（鲜品60克），白糖或蜂蜜30克。

【制用法】将椿根皮加水300毫升，煎成150毫升，去渣，加白糖或蜂蜜饮服。每次服30毫升，每日2～3次。

【功效主治】清热燥湿，杀菌止带。适用于真菌性阴道炎。

【验方举例】民间实用验方，临床效果显著。

第七节

宫颈糜烂

宫颈糜烂多由急、慢性宫颈炎转变而来，有过性生活史的 60% ~ 80% 妇女可患本病。其病因大多由性生活、分娩、刮宫等妇科手术时，机械的刺激损伤了宫颈，使宫颈局部组织的免疫力下降。细菌、病原体容易从损伤的部位侵入，而发生炎症。宫颈有不同程度糜烂、肥大、增生，有的可见息肉、裂伤、外翻、囊肿病变。主要表现是白带增多。因为病原菌、炎症范围和程度不同，白带的色、质、量、味亦不相同。有乳白、黄色、紫黑色；水性、脓性、血性分泌物；常伴有息肉形成和不规则的阴道流血。当炎症沿子宫骶韧带扩散到盆腔时，患者会有腰痛、盆腔下坠、痛经等症状。现代医学表明，宫颈糜烂与淋球菌、金葡菌、链球菌、肠球菌；人乳头瘤、单纯性、巨细胞病毒；绿脓杆菌、大肠埃希菌、多种杆菌等；沙眼衣原体、解脲支原体等感染有关。因此，抗菌抗病毒是治疗的关键。

1　白术川芎汤

【原材料】白术 12 克、川芎 12 克，菊椒 9 克，牡蛎 6 克。

【制用法】将上述诸药加适量水煎。口服。每日 1 剂，每日 3 次。

【功致主治】健脾燥湿，祛风止痛。主治宫颈糜烂。

【验方举例】患者，女，30 岁，用服此方，连服 12 剂，阴道分泌物减少。继服 12 剂，病愈康复。

2　云南白药膏

【原材料】云南白药 10 克，甘油适量。

【制用法】将云南白药用甘油调成膏状。将调好的药膏涂抹在带线的棉球上。将此药棉球塞入患者的阴道深处，应紧贴在宫颈糜烂处。在 24 个小时后将药棉球取出，隔日换药 1 次，用药 7 次为 1 个疗程。避免过性生活。

【功致主治】温经止痛。主治宫颈糜烂。

【验方举例】用此方治疗患者 10 例，其中治愈 8 例，有效 1 例，总有效率为 90%。

3 博落回松花粉膏

【原材料】博落回 9 克，松花粉 4 克，青黛 4 克，梅片 4 克。

【制用法】共研细末，将粉末用芝麻油调成糊。用纱布包成棉球状，然后将药膏均匀涂在棉球状纱布上，放入宫颈内溃疡部位，每日换药 2 次。

【功效主治】清热利湿。主治宫颈糜烂。

【验方举例】治疗慢性宫颈炎（宫颈糜烂）300 例，经 3 ～ 12 次治疗，痊愈 298 例，好转 2 例，总有效率 100%。

4 枯矾冰片散

【原材料】枯矾、儿茶、五倍子、白芨、硇砂、冰片各适量。

【制用法】上药碾粉，每 5 日上药 1 次，5 次为 1 个疗程，经期停用。

【功效主治】解毒消肿，祛腐生肌。主治宫颈糜烂，白带多，有接触性出血。

【验方举例】用此方治疗宫颈糜烂 69 例，总有效率 84.50%。

5 紫草油

【原材料】紫草 200 克，香油 750 克。

【制用法】用香油将紫草炸枯过滤即成。外涂宫颈及阴道上端，隔日 1 次，10 次 1 个疗程。治疗期间禁止性生活，经期停用。

【功效主治】主治宫颈糜烂。

【验方举例】治疗宫颈糜烂 100 例，经 1 ～ 2 个疗程后，治愈 84 例，显效 8 例，好转 4 例，总有效率 96%。

6 牡丹皮公英水

【原材料】牡丹皮 1000 克，蒲公英 500 克。

【制用法】将上药加水没过药面煮沸 45 分钟，倾出煎液，再另加水没过药面复煎，煮沸 60 分钟，然后将两次煎液浓缩成 1500 毫升，分装小瓶备用。用时，先用窥阴器扩张阴道，干棉球拭净宫颈黏液后，将棉球在上述药液中浸湿，贴覆于宫颈糜烂面，每日 1 次，10 次为 1 个疗程。

【功效主治】用治宫颈糜烂。

【验方举例】用本方治疗子宫颈糜烂 360 例，经用药 1 ～ 2 个疗程后，均获治愈。

第八节

带下病

带下病是指妇女阴道流出一种黏性液体，绵绵不断，量多腥臭，色泽异常，并伴有全身症状。也就是说带下的期、量、色、质、气味发生异常，出现带下过多、带下缺少，颜色也发生变化，出现白带、青带、黄带、赤带、黑带、赤白带、五色带等，这往往是机体受病的反映。其病因较多，例如外感湿热毒邪、七情内伤、先天不足、多产房劳、劳倦过度、脏腑虚损、肾脾肝功能失常、气血失调等，都可能引起带下病。一般来说，色深（黄赤、青绿）、质黏稠、有臭秽味，多属实、热之症；色淡（淡白、淡黄）、质稀、有腥气，多属虚、寒之症。临床上，应结合全身症状，联系病史等全面分析，辨证论治。湿热的宜利湿；脾肾两虚的，应调补脾肾等。

1 银甲汤

【原材料】银花15克，连翘15克，升麻15克，红藤24克，蒲公英24克，生鳖甲24克，紫花地丁30克，生蒲黄12克，椿根皮12克，大青叶12克，西茵陈12克，琥珀末12克，桔梗12克。

【制用法】将上述诸药加适量水煎。口服。每日1剂，每日2次。

【功效主治】清热利湿。主治湿热带下。

【验方举例】用此方治疗患者70例，治愈40例，好转25例，无效5例。

2 茯苓车前子粥

【原材料】茯苓粉、车前子各30克，粳米60克，白糖适量。

【制用法】先煎车前子（纱布包煎），煎半小时取汁去渣，再加粳米、茯苓粉共煮粥，粥成时加白糖适量。每日空腹服2次。孕妇不宜用。

【功效主治】利水渗湿、清热健脾。适用于带下。

【验方举例】家庭实用验方，屡用屡验。

3 龟胶酒

【原材料】龟板胶10克，黄酒50毫升。

【制用法】用酒将龟板煮化即成。每日1次，每日清晨空腹服1剂，连服5～7天为1个疗程。脾胃虚寒、腹胀便溏者忌服。

【功效主治】滋阴补血，止血止带。适用于妇女赤白带下淋漓不止。

【验方举例】经本方智联带下患者18例，16例患者在服用3～5剂出现明显的好转。

4 完带汤加味

【原材料】白术15克，白芍药10克，芥穗炭5克，山药15克，苍术7克，乌贼骨15克，陈皮10克，柴胡1.5克，甘草7克，车前子10克（包煎）。

【制用法】将上述诸药加适量水煎。口服。每日1剂，每日2次。

【功效主治】益气健脾，舒肝止带。主治脾虚带下。

【验方举例】经临床验证，本方对脾虚带下有较好疗效。

5 宣明导水汤加味

【原材料】黄芩10克，滑石块10克，大黄10克，牵牛7克，乌贼骨10克。

【制用法】将上述诸药加适量水煎。口服。每日1剂，每日2次。

【功效主治】苦寒清热，利湿止带。主治湿热带下。

【验方举例】经本方治疗患者21例，好转13例，有效5例，明显的有3例。

6 止带汤

【原材料】黄柏10克，苍术10克，茯苓15克，山药12克，泽泻12克，乌梅6克，胡黄连6克，使君子12克，樗根皮10克，制刺猬皮6克，川椒5克。

【制用法】将上述诸药加适量水煎。口服。每日1剂，每日2次。

【功效主治】清热，利湿，杀虫。主治带下病。

【验方举例】经临床验证，本方对带下病有较好疗效。

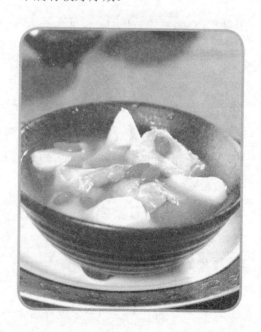

第九节

外阴瘙痒

外阴瘙痒是外阴病变所引起的较为常见的症状，多见于中老年妇女。瘙痒严重，会使许多患者坐卧不安，影响日常生活和工作。其常见的原因有念珠菌、滴虫感染引起的阴道炎，增多的白带、异常的尿液刺激、局部摩擦刺激、药物过敏及其他全身疾病等引起外阴瘙痒。

例如子宫颈炎、阴道念珠菌感染、滴虫感染、精神因素等均可引起外阴瘙痒；全身疾病，例如肝脏疾病、胆道疾病、肾脏病、糖尿病等，除全身瘙痒外，常伴有外阴瘙痒；食物中缺乏铁质、核黄素、维生素 A、维生素 E、脂肪等，可导致外阴皮肤瘙痒等。可波及大阴唇、阴道口、肛周及大腿内侧，呈阵发性，一般夜间加剧，发病初期只有瘙痒无皮损，但是会由于搔抓、摩擦常致使外阴部皮肤粗糙或并发感染等。

1 龙胆草薄荷

【原材料】龙胆草 50 克，雄黄、生苡仁、苦参各 25 克，蛇床子、白鲜皮、薄荷各 30 克，川黄柏、全当归、益母草、蝉蜕、茯苓各 20 克。

【制用法】将上药用纱布包煎，加水至 3000 毫升煮沸后先作热熏，待温度适当时坐浴，每日 1 剂，早、晚各洗 1 次。1 周为 1 个疗程。

【功效主治】主治女阴瘙痒症。

【验方举例】用此方治疗女阴瘙痒症患者 75 例，经用药 1～2 个疗程后，

其中治愈 70 例，显效 3 例，有效 2 例，总有效率为 100%。

2 败酱草白鲜皮

【原材料】蛇床子、败酱草、白鲜皮、苦参各 30 克，百部、防风、透骨草、花椒各 20 克，冰片 4 克。

【制用法】将前 8 味中药水煎，约得药液 2000 毫升，加入冰片搅拌，趁热熏外阴 15 分钟，待药液稍凉后洗涤患处。每日 1 剂，早、晚各 1 次。若外阴溃烂者，加白矾 40 克；若外阴部疼

痛者，加白芷 15 克。

【功致主治】主治女阴瘙痒症。

【验方举例】用此方治疗女阴瘙痒症患者 136 例。经用药 5 ～ 10 剂后，其中治愈 128 例，显效 4 例，有效 2 例，无效 2 例。

3 白鲜皮金银花熏洗

【原材料】土茯苓 12 克，马齿苋 20 克，石榴皮 20 克，地龙 30 克。

【制用法】将上药加适量水煎。熏洗外阴。

【功致主治】清热燥湿。主治外阴瘙痒。

【验方举例】经临床验证，本方对外阴瘙痒有较好疗效。

4 野菊花蛇床子水

【原材料】野菊花 30 克，蛇床子 30 克，猫爪刺 20 克，苦参 20 克。

【制用法】将上药加适量水煎。外洗，浸泡外阴部。

【功致主治】燥湿止痒。主治外阴瘙痒。

【验方举例】经临床验证，本方对外阴瘙痒有较好疗效。

5 白鲜皮黄柏熏洗

【原材料】白鲜皮、黄柏、蛇床子、地肤子、苦参各 30 克，苍术、狼毒、

大枫子各中 15 克，川椒、白矾各 10 克，雄黄 4 克，乌梅 10 枚。

【制用法】将上述诸药加适量水煎去渣。先熏后洗，洗时可用消毒纱布蘸汁擦洗外阴，也可用药液冲洗阴道。

【功致主治】祛风止痒。主治外阴瘙痒。

【验方举例】经本方治疗患者 22 例，其中 11 例在使用 3 剂后出现明显好转，占 50％。8 例患者有效，3 例效果不明显。

6 百部川椒熏洗

【原材料】百部、川椒各 15 克，苦参、蛇床子、白头翁、土茯苓各 30 克。

【制用法】将上述诸药加水 3000 毫升，煎沸后 5 ～ 10 分钟，去渣。先熏后洗。

【功致主治】清热燥湿。主治外阴瘙痒。

【验方举例】用此方治疗外阴瘙痒患者 34 例，一般 3 ～ 6 次即可获得痊愈。

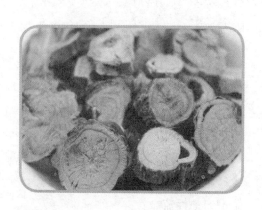

第十节

习惯性流产

习惯性流产属于中医"滑胎"的范畴，是指坠胎或小产连续3次以上。现代医学认为，本病的发生原因，早期有垂体功能不足、染色体异常、黄体功能不全、精神因素、精子缺陷等；晚期常见原因是子宫畸形、子宫肌瘤、宫颈内口松弛、母儿血型不合等。中医认为常见的原因有禀赋虚弱，肾虚受胎不实，冲任不固，或气血亏损，或母体先天不充，或后天受损，或父体男精不壮，或男女双方皆不足，或近亲婚配，或孕后起居不慎、房事不节，或情志不调等致滑堕，都是胎元本弱所致。治疗上应补气养血、固肾健脾。其临床表现为屡孕屡堕、体质纤弱、腰膝酸软、面部黯斑、心悸气短等。临床经过可表现为胎漏、胎动不安，也可能开始便已难留而堕胎或小产。

1 补肾固胎汤

【原材料】菟丝子15克，覆盆子15克，杜仲15克，川断15克，寄生15克，熟地黄15克，白芍15克，党参15克，阿胶12克（烊化），陈皮12克，甘草6克。

【制用法】将上述诸药加适量水煎。每日1剂，于停经之日起服，日2次，服至以往流产月份，再隔日1剂，服15剂停药。

【功效主治】脾肾双补，止痛安胎。主治习惯性流产。

【验方举例】患者，女，34岁。结婚11年，孕8次，均在孕3～4个月时自然流产。夫妇曾赴北京、上海多家医院查染色体及遗传基因，均正常。每逢妊娠即卧床休息，并经中西医保胎治疗，均未见效。属"滑胎"重证，有滑而不禁之势。急以补肾培元、固本安胎。投补肾固胎汤，每月1剂。并嘱其卧床休息，忌房事，保持大便通畅，服药30剂，诸症明显减轻。再服30剂，自觉全身有力，纳可，二便正常，未出现腰酸、小腹下坠现象。嘱再服15剂，隔日1剂，服完后停药观察。后孕足月剖腹产一女婴，健康状况良好。

2 保产无忧汤

【原材料】黄芪9克，菟丝子9克，当归6克，白芍6克，川芎3克，枳壳3克，厚朴3克，生姜3克，艾叶2克，贝母2克，羌活2克，荆芥2克。

【制用法】将上述诸药加适量水煎。口服。每日1剂，每日2次。服至前次滑胎之月份为全疗程。

【功效主治】滋补肝肾，安胎止崩。主治习惯性流产。

【验方举例】本方治疗习惯性流产30例，治愈率达100%。

3 寿胎加味丸

【原材料】菟丝子30克，桑寄生30克，川续断30克，阿胶10克，炒杜仲30克，补骨脂15克，生地黄15克，女贞子15克，墨旱莲15克，黄芪15克，白术10克。

【制用法】诸药混合均匀后共为细末，炼蜜为丸，每丸重10克。自明确妊娠诊断之日起开始服药，每日3次，每次1丸，饭前半小时服。连服7个月，直至生产前。

【功效主治】孤胎。主治习惯性流产。

【验方举例】患者，女，28岁，1993年9月12日初诊。患者于1987年婚后6个月第一次妊娠。妊娠2个月时因劳作过力兼扭伤而流产，以后又连续妊娠2次，均于妊娠2个多月不明原因而流产，其间多方经中西医治疗无效。现已停经45天，经2次尿液妊娠试验检查均示为阳性。舌淡，苔白，脉左滑有力。按法服用7个月，足日产一健康男孩。

4 寄生杜仲散

【原材料】桑寄生、菟丝子、杜仲、续断各12克，炒白术9克，紫苏梗6克，白芍10克，黄芩15克，新鲜胎盘（洗净焙干）1个。

【制用法】上药共为细末，每日早、晚各3克，温开水冲服，于既往流产孕周前10日开始服用，至超过流产孕周2周停药。

【功效主治】补肾健脾，养血止血，固冲安胎。

【验方举例】刘成藏曾用此方治疗习惯性流产。

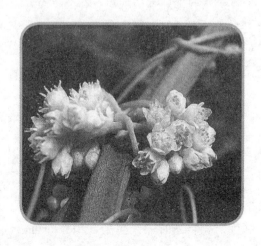

5　助阳安胎水

【原材料】药用鹿角片、巴戟天、淫羊藿、山萸肉、杜仲各 10 克，党参、熟地黄各 12 克，炙黄芪、山药各 15 克。

【制用法】水煎服。于流产后未见成孕或孕后未见阴道出血者，均每月服药 15 剂左右，服至上次流产的孕月后递减；如有阴道出血，先用止血药、血止后再服此方。

【功效主治】主治习惯性流产。

【验方举例】治疗习惯性流产 54 例（均流产 3～5 次），治愈 48 例，无效 6 例，治愈率为 88.9%。

第十一节

妊娠呕吐

妊娠呕吐是指孕妇在早孕期间经常出现择食，食欲不振、轻度恶心呕吐、头晕，倦怠，称为早孕反应，一般于停经 40 天左右开始，孕 12 周以内反应消退，对生活、工作影响不大，不需特殊处理。而少数孕妇出现频繁呕吐，不能进食，导致体重下降，脱水，酸、碱平衡失调，以及水，电解质代谢紊乱，严重者危及生命。发病率为 0.1%～2%，且多见于初孕妇，早孕时多见，极少数症状严重，可持续到中、晚期妊娠，预后多不良，恶性呕吐是指极为严重的妊娠剧吐，患者可因酸中毒、电解质紊乱，肝肾功能衰竭而死亡。

1　生芦根粥

【原材料】鲜芦根 100～150 克，竹茹 15～20 克，粳米 100 克，生姜 2 片。

【制用法】将鲜芦根洗净，切成小段，与竹茹同煎取汁，去渣，入粳米同煮粥，粥将熟时加入生姜，稍煮即可。

口服。每日 2 次，3～5 日为 1 个疗程。

【功效主治】清热除烦，生津止吐。主治妊娠胃热呕吐，对胃寒呕吐的病人不宜选用。

【验方举例】本方源于《食医心鉴》，经验证，对妊娠胃热呕吐有较好的疗效。

2 太子参远志汤

【原材料】太子参、菟丝子各9克，远志、乌梅肉各3克，山萸肉、酸枣仁各6克，麦冬、姜竹茹各10克，炒杜仲12克，砂仁1.5克。

【制用法】每日1剂，水煎服。

【功效主治】益气养血，和胃降逆。主治妊娠呕吐。

【验方举例】患者，女，24岁。妊娠2个月余，呕吐较甚，饮食难进，吐出酸水或苦水，体弱，面色无华，口干，苔薄微黄，脉沉细滑。患者曾用过西药一周，毫无效果。用此方服药2剂后，呕吐即减轻，精神好转，唯有口干，舌质红，脉细滑数。于原方中去菟丝子、砂仁，加入炒黄芩10克，杭芍10克，又进3剂，诸证皆除。

3 加味半夏汤

【原材料】制半夏15克，灶心土30克，煨姜10克。

【制用法】先将灶心土煎汤澄清去渣取水煎药。每日1剂，每日3次。食前服。

【功效主治】温中健胃，降逆止呕。主治妊娠呕吐。

【验方举例】陈树森教授经验方，经临床验证，本方对妊娠呕吐有较好疗效。

4 竹茹麦冬汤

【原材料】竹茹5克，麦冬6克，砂仁2克，怀山药9克，藿香5克，茯苓9克，白芍9克，扁豆9克，公丁香1克，冬瓜仁9克，丝瓜络3克，甘草3克。

【制用法】另取灶心土60克，开水泡化，用澄清的水煎药。口服。每日1剂，每日2次。

【功效主治】疏肝和胃。主治妊娠呕吐。

【验方举例】王渭川教授经验方，经临床验证，本方对妊娠呕吐有较好疗效。

5 白术鲫鱼粥

【原材料】白术10克，鲫鱼30～60克，粳米30克。

【制用法】鲫鱼去鳞甲及内脏，白术洗净先煎汁100毫升，然后将鱼与粳米煮粥，粥成入药汁和匀，根据口味入盐或糖。口服。每日1次，连服3～5日。

【功效主治】健脾和胃，降逆止呕。主治妊娠呕吐。

【验方举例】本方源于《食疗百味》，经验证，对妊娠呕吐有较好的疗效。

6 麦地粥

【原材料】鲜麦冬汁、鲜生地黄汁各50克，生姜10克，粳米50、100克。

【制用法】先将粳米及生姜煮粥，再下麦冬汁与生地黄汁，调匀煮成稀粥。

口服。每日2次，空腹食。

【功效主治】安胎，降逆，止呕。主治妊娠呕吐，脾胃虚寒呕吐、便塘者忌用。

【验方举例】本方源于《圣济总录》，经验证，对妊娠呕吐有较好的疗效。

第十二节
妊娠水肿

妊娠水肿又称为"子肿""子胀"，是指妊娠中、后期，孕妇的肢体面目水肿，并伴有小便短少，蛋白尿或其他症状。如果只有脚部水肿，平卧后消退，不伴有其他症状，分娩以后能自然消退。按水肿部位及其程度可分为四级：足部及小腿有明显的凹陷性水肿，经休息不退者为一级；水肿累及大腿、皮肤肿如橘皮样为二级；水肿涉及腹部及外阴，皮肤肿得发亮为三级；全身水肿，有时伴有腹水者为四级。这主要由于胎儿增大，羊水增多，子宫压迫下肢血管，使下肢血液回流不畅及脉压增高。中医认为，妊娠水肿是妊娠中、后期，阴血聚以凝胎，脾肾失养，运化失司，水湿内停。

1 花生红枣大蒜汤

【原材料】大蒜30克，花生60克，红枣10枚。

【制用法】花生洗净后去衣；红枣洗净去核。将大蒜洗净后切成薄片，放入油锅里煸炒几下，倒入花生、红枣，加水1000毫升一起煮，待花生烂熟后，即可食之。每日1剂，分2～3次服用，7日为1个疗程。

【功效主治】益气和胃，健脾消肿。适用于轻、中度妊娠水肿。

【验方举例】经本方治疗水肿患者102例，其中好转99例，有效3例。

2 三味消肿汤

【原材料】熟附子12克，冬瓜皮60克，玉米须30克。

【制用法】将上3味加水1000毫升，煎煮取汁300毫升，每日1剂，分2次服，连服5日。

【功效主治】温肾化气、行水消肿。适用于肾虚之妊娠水肿。

【验方举例】民间实用验方，临床效果显著。

3 天仙藤汤

【原材料】天仙藤30克，白芍12克，菊花10克，当归10克，珍珠母30克（先下），钩藤10克，茯苓15克，僵蚕10克，泽泻、薏苡仁20克。

【制用法】将上述诸药加适量水煎。口服。每日1剂，每日2次。

【功效主治】养血平肝，利水消肿。主治妊娠水肿。

【验方举例】董建华教授经验方，经临床验证，本方对妊娠水肿有较好疗效。

4 理气化湿汤

【原材料】西党参7克，生黄芪10克，漂白术7克，云茯苓10克，当归身10克，大腹皮7克，广陈皮5克，桑白皮（酒炒）5克，紫苏5克，川续断（酒炒）10克，广木香3克，南杏仁7克，制厚朴5克。

【制用法】将上述诸药加适量水煎。口服。每日1剂，每日2次。

【功效主治】益气消肿，调气安胎。主治妊娠水肿。

【验方举例】李聪甫教授经验方，经临床验证，本方对妊娠水肿有较好疗效。

5 加减五皮饮

【原材料】茯苓皮9克，大腹皮6克，五加皮6克，防己6克，茵陈6克，桑枝15克，苍术4.5克，石菖蒲1.5克。

【制用法】将上述诸药加适量水煎。口服。每日1剂，每日2次。

【功效主治】行水利湿。主治妊娠水肿。

【验方举例】本方源于《中医妇科治疗学》，经验证，对妊娠水肿有较好的疗效。

6 安胎利水汤

【原材料】人参4.5克，生白术4.5克，大腹皮9克，砂仁末（冲）1.8克，茯苓皮9克，紫苏梗6克，天仙藤9克，冬葵子9克。

【制用法】将上述诸药加适量水煎。

口服。每日1剂，每日2次。

【功效主治】行气利水，健脾安胎。主治妊娠水肿。

【验方举例】本方源于《镐京年指医方》，经验证，对妊娠水肿有较好的疗效。

第十三节

乳腺炎

乳腺炎是指乳房部位发生的一种急性化脓性疾病。多发生于产后3～4周的妇女，尤其是初产妇女多见。其发病原因，多由细菌，如葡萄球菌及链球菌从裂开的乳头侵入，或乳汁淤积阻塞不通，细菌迅速繁殖而引起。中医称为"乳痈""奶痈"，中医认为本病的发生多因乳头破裂，不能吸尽乳汁，或乳头内陷，影响哺乳，乳汁积滞；或产后情志不舒，肝气郁结，乳络不通，郁而化热，热盛肉腐；或产后乳络阻塞，外流不畅，淤而成痈。

初期患者有发热恶寒，患侧乳房红、肿、热、痛。炎症浸润时可见乳房增大，红肿胀痛，局部触摸有热、硬感，压痛。患侧腋窝淋巴结肿大、疼痛。脓肿期则乳房肿处呈持续状啄痛，如脓肿表浅，可摸到波动感。但深部的脓肿或较肥大的乳房，常不易摸到波动感，必要时可局麻穿刺，以明确有无脓肿形成。

1 槐米热敷

【原材料】槐米15克。

【制用法】炒至黄褐色，研为细末。用黄酒与开水各半冲服，微汗，每日1次。服药期间可用毛巾湿热敷患处20～30分钟。

【功效主治】祛瘀止痛。主治乳腺炎。

【验方举例】付淑副主任医师经验方，经临床验证，本方对乳腺炎有较好疗效。

2 消乳饮

【原材料】金银花、蒲公英各20克，连翘、花粉各12克，青皮、桔梗、白芷各 10 克，穿山甲 6 克，皂角刺 9 克，全栝楼 15 克。

【制用法】炒至黄褐色，研为细末。用黄酒与开水各半冲服，微汗，每日 1 次。服药期间可用毛巾湿热敷患处 20 ～ 30 分钟。若寒热明显者加柴胡 12 克，黄芩 10 克；痛不可触者加当归 10 克、赤、白芍各 12 克；病久体虚者加党参、黄芪各 15 克。

【功效主治】祛瘀生肌。主治急性乳腺炎早期。

【验方举例】本方源于《健康生活》，经验证，对急性乳腺炎早期有较好的疗效。

3 砂仁塞鼻法

【原材料】砂仁 10 ～ 20 克。

【制用法】将砂仁研细末贮瓶备用。用时取糯米饭少许和砂仁末拌匀，搓成索条状如花生米大小，外裹以消毒纱布（必须是棉织品）塞鼻。左乳腺炎塞右鼻，右乳腺炎塞左鼻，亦可左右交替塞用。每隔 12 小时更换 1 次，直至炎症消失为止。

【功效主治】治乳腺炎有良效。

【验方举例】共治 50 例，均为产后哺乳期妇女。其中初产妇 33 例、经产妇 17 例。病程 1 ～ 3 天 20 例、4 ～ 7 天 15 例、8 ～ 16 天 15 例，平均 5 天。

单侧发病者 40 例，双侧发病者 10 例。50 例中，除 10 例配用清热解毒中药内服外，其余均用本法治疗。50 例全部治愈。早期形成少量脓液者，亦可自行消失。

4 硝黄外用散

【原材料】芒硝 50 克，生大黄粉 50 克，大蒜、米醋适量。

【制用法】将芒硝和大蒜共捣成泥状，外敷于肿块处，外敷 45 分钟至 1 小时，此为一敷；一敷去药后，再用大黄粉和米醋调成泥状敷局部，此为二敷。敷后 12 小时去药，每日 1 次，3 日 1 个疗程。

【功效主治】清热软坚，活血化瘀。主治乳腺炎。

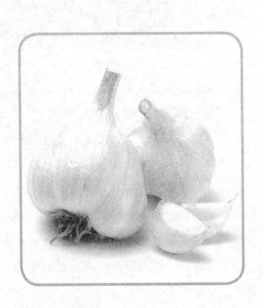

【验方举例】治疗54例乳内1个肿块的患者：1个疗程内46例完全治愈，肿块、疼痛均消失，乳汁通畅；6例2疗程内完全治愈；2例配合内服清热通络、活血化瘀之品而愈。治疗2个及2个以上肿块的26例：16例1个疗程内完全治愈；6例2个疗程内完全治愈；4例配合内服中药而愈。

5 公英绿豆膏

【原材料】蒲公英根500克，绿豆250克。

【制用法】春天采挖蒲公英根晒干研成细末，绿豆用文火炒成微灰色，研成细末，混匀，装瓶封存备用。用法：将上2味细末适量用鸡蛋清调成膏状，敷于患处表面，厚约1厘米，外敷无菌纱布4～6层，胶布固定，每日换药3次。

【功效主治】清热解毒。主治早期急性乳腺炎。

【验方举例】用此方治疗早期急性乳腺炎33例，其中治愈32例，无效1例，有效率为97%。

第十四节

缺乳

缺乳是指哺乳期产妇乳汁少或全无。中医认为，乳汁为气血津液所化生，冲任血旺，脾胃气壮，饮食调匀，则乳足而浓，生化之源旺。说明冲任脉盛，气血充盈，脾胃和调，津液充足，则乳汁才充足。与乳房关系最密切的是肝、胃两经和冲任两脉。肝主疏泄，情志条达，有利于乳脉的舒畅，乳汁的泌出。而肝气郁结，疏泄失职，或胃气壅滞，是乳汁不行的主要因素。其临床表现为面色少华、神疲乏力、产后乳少、乳汁清稀、乳房柔软、无胀奶、惊乳现象，舌淡苔少，脉细弱。多是因为素体气血虚弱，生产耗气伤血，或手术损伤，使津液亏乏，乳源不足。在治疗上应补养气血，佐以通乳。

1　通乳丹

【原材料】党参 20 克，黄芪 30 克，麦冬 12 克，当归 12 克，桔梗 12 克，通草 10 克，炮山甲 8 克，王不留行 20 克，生猪蹄两只。

【制用法】先煮猪蹄，至蹄熟，后取汤煎上药。口服。每日 1 剂，每日 2 次。

【功效主治】通络止痛。主治产后缺乳。

【验方举例】患者，女，25 岁，产后 10 天，乳少汁稀，乳房柔软。平素身体较弱，活动汗出，食少乏力，舌质淡红，脉细弱。证属缺乳，属乳汁不足，气血虚弱，乳源不足所致。用上方加炒白芍 12 克。服两剂后，身体有力，汗出减少，乳量逐渐增多。

2　下乳涌泉散

【原材料】当归 10 克，白芍 12 克，川芎 10 克，生地黄 12 克，天花粉 12 克，柴胡 10 克，青皮 10 克，漏芦 10 克，桔梗 10 克，通草 10 克，白芷 10 克，炮山甲 10 克，王不留行 30 克，甘草 6 克。

【制用法】将上述诸药加适量水煎。口服。每日 1 剂，每日 2 次。

【功效主治】疏肝解郁，通络下乳。主治产后缺乳。

【验方举例】患者，女，33 岁，产后 3 天，乳汁不下，双乳胀疼，孩子吮乳不出，情绪不爽，大便干结。辨证肝郁气结，乳络不通所致。用上方加栝楼仁 12 克，麻子仁 12 克，水煎服，两剂后乳道通畅，乳如泉涌。

3　漏芦汤

【原材料】漏芦 15 克，栝楼 15 克，陈皮 12 克，半夏 9 克，茯苓 12 克，桔梗 12 克，白术 15 克，郁金 10 克，通草 10 克，炮山甲 10 克，王不留行 30 克，甘草 6 克。

【制用法】将上述诸药加适量水煎。口服。每日 1 剂，每日 2 次。

【功效主治】化痰健脾，通络下乳。主治产后缺乳。

【验方举例】患者，女，25 岁，产后半月，缺乳，服猪蹄汤不效。其身体肥胖，舌苔腻，脉滑有力。饮食丰盛，每欲呕恶，语声重浊，辨为痰湿体质，津不化乳。用上方 3 剂后乳量增多，在进两剂乳足。

4　秘传涌泉猪蹄方

【原材料】王不留行 15 克，母丁香 6 克，漏芦 15 克，天花粉 15 克，僵蚕 10 克，山甲珠 6 克，猪蹄 2 只。

【制用法】前 6 味共放砂锅内，加水

适量，水煎取汁，再加水再煮取汁，共3次；3次药汁合并与猪蹄共入锅内，用小火慢炖，至猪蹄烂熟后，调味食用，食猪蹄喝汤，每日1剂，乳行为止。

【功致主治】理气活血，通络下乳。适用于产后肝郁气滞之缺乳。

【验方举例】临床上用本方治疗患者23例，均取得较好的疗效。

5 木通灯心草煮花生

【原材料】花生仁60克，木通12克，灯心草8克，桑皮6克。

【制用法】将木通、灯心草、桑皮洗净，放入砂锅，加清水适量，武火烧沸，文火煎煮取药汁。将花生仁洗净，用药汁浸泡1小时，文火煮熟即可食花生饮汤。每日2次分食。不宜与毛蟹、黄瓜、铁剂同食。

【功致主治】补血、通乳。适用于体质虚弱、产后失血过多而致缺乳者食用。

【验方举例】临床上用本方治疗患者21例，其中服用3剂即痊愈的18例，5剂痊愈的有3例。

第十五节

乳腺增生

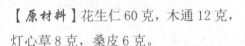

　　乳腺增生是乳腺生理性增生和复旧不全造成的乳腺组织结构紊乱，是一种慢性乳腺良性增生性疾病，既不是炎症也不是肿瘤，其病因与内分泌功能紊乱、卵巢功能失调有关。其发病率高占育龄妇女的40%左右，占乳腺疾病的75%。它属于中医"乳癖"范畴，与肝、肾、冲、任等经脉密切相关。中医认为，肝郁、肾虚为本病最基本的病因，肝郁、肾虚为本，气滞、血瘀为标。在治疗上应调心神、顺气机，佐以化痰、散瘀、解毒之品。

1 地骨皮枸杞子汤

【原材料】女贞子、鳖甲、夏枯草、地骨皮各20克，枸杞子、香附、龟版、山萸肉各15克，穿山甲、三棱、荔枝核各10克。

【制用法】将上述诸药加适量水煎。口服。每日1剂，每日2次。

【功致主治】温经止痛。主治乳腺增生。

【验方举例】经临床验证，本方对肝郁肾虚型乳腺增生有较好疗效。总有效率91.78%。

2 消癖汤

【原材料】海藻25克，当归、丹参、生谷芽、郁金、生麦芽各15克，柴胡、熟地黄各12克，半夏、川芎、蒲黄、五灵脂、泽兰各10克，丁香5克。

【制用法】分煎服，每日1剂，15日1个疗程，用药期间慎房事，戒愤怒，忌辛燥。

【功致主治】疏肝理气，化痰活血，软坚散结。主治乳腺增生病。

【验方举例】本方治疗25例，治愈16例，显效7例，有效率为92%。

3 消坚散

【原材料】柴胡、白术、海藻、昆布、炮穿山甲、浙贝母各10克，当归、茯苓各15克，白芍20克，龙胆草6克。

【制用法】水煎，每日1剂，分早、晚2次服用。亦可炼蜜为丸，每次20克，每日3次。

【功致主治】疏肝理气，通畅乳络。主治乳腺增生病。

【验方举例】本方治疗26例，临床治愈24例，显效7例，有效4例，无效1例，总有效率97%。

4 夏枯草枳壳汤

【原材料】三棱、莪术、夏枯草、生牡蛎各15克，荔枝核、枳壳、王不留行籽、穿山甲、昆布、香附各10克。

【制用法】将上述诸药加适量水煎。口服。每日1剂，每日2次。

【功致主治】通络止痛。主治乳腺增生。

【验方举例】经临床验证，本方对气滞血瘀型乳腺增生有较好疗效。

5 生地黄山茱萸汤

【原材料】生地黄、白芍、玄参各20克，山茱萸、枸杞子、丹皮各15克，青皮、陈皮、生甘草各10克。

【制用法】将上述诸药加适量水煎。口服。每日1剂，每日2次。

【功致主治】滋补肝肾、调理气机。主治乳腺增生。

【验方举例】经临床验证，本方对肝肾阴虚型乳腺增生有较好疗效。总有效率97.5%。

6 乳癖清热饮

【原材料】当归20克，川芎、香附、

延胡索、红花、栀子各 10 克，黄连、夏枯草各 6 克。

【制用法】将药物先以冷水浸泡 30 ～ 60 分钟，2 煎取汁 300 毫升，然后浓缩至 250 毫升，口服，每日 1 剂，1 个月 1 个疗程，共 3 个疗程。第 1 个疗程为 1 日 1 剂，第 2 个疗程为 2 日 1 剂，第 3 个疗程为 3 日 1 剂。

【功效主治】活血理气，清热泻火。主治乳腺增生病。

【验方举例】本方治疗 100 例，治愈 65 例（65%），好转 28 例（28%），无效 7 例（7%），总有效率 93%。

第十六节 产后便秘

产后便秘是指产后饮食如常，大便数日不解或解大便时干燥疼痛。它是产后常见症状，中医称之为"产后大便不通""产后大便秘涩"。认为产妇素体阴血不足，加之分娩失血，津液亏损，肠道失于濡润，以致肠燥便难；或素体气虚，产时产后失血耗气，大肠无力推动糟粕，壅滞不下。

1 通便汤

【原材料】当归 20 克，火麻仁、郁李仁各 15 克，肉苁蓉 30 克，蜂蜜（冲）30 克。

【制用法】将上述诸药加适量水煎。口服。每日 1 剂，每日 2 次。连服 6 剂。

【功效主治】润肠通便。主治产后血虚型便秘。

【验方举例】本方源于《中国中医药报》，经验证，对产后血虚型便秘有较好的疗效。

2 当归生首乌汤

【原材料】当归 15 克，生首乌、肉苁蓉、锁阳各 12 克，全栝楼 30 克，郁李仁 10 克。

【制用法】将上述诸药加适量水煎。口服。每日 1 剂，每日 2 次。连服 5 ～ 10 剂。

【功效主治】润燥通便。主治阳弱津伤型产后便秘。

【验方举例】本方源于《中国中医药

报》，经验证，对产后阳弱津伤型有较好的疗效。

【验方举例】临床上用本方治疗患者11例，均取得良好的效果。

3 前胡决明子汤

【原材料】前胡15克，决明子（打）30克，当归12克，制桃仁9克，炙甘草6克。

【制用法】将上述诸药加适量水煎。口服。每日1剂，每日2次。

【功效主治】补气养血。主治产后血虚便秘。

4 苏子全栝楼汤

【原材料】苏子10克，全栝楼30克。

【制用法】将上述诸药加适量水煎。口服。每日1剂，每日2次。

【功效主治】润肠通便，主治产后便秘。

【验方举例】经验证，本方对产后便秘有较好的疗效。

第十七节

产后尿潴留

产后尿潴留是指产妇尿液在膀胱内积聚不能排出。多见于初产妇及第二产程延长的产妇。一般来说，产妇产后4～6小时内能自行排尿，若产后6小时以上仍不能自行排尿，且膀胱胀满，则是产后尿潴留症。它是产科常见并发症之一，不仅影响子宫收缩，导致阴道流血量增加，也可能造成泌尿系统感染，还会给产妇带来很大的痛苦，如急性尿潴留，膀胱极度扩张，若拖延过长，则膀胱肌肉将失去收缩的能力，形成无张力膀胱，那样就很难恢复功能。临床常见的病因为产妇分娩时，胎儿头部长时间压迫膀胱，使膀胱尿道黏膜充血水肿，张力变低，尿道内口水肿造成排尿困难。或者产妇由于会阴侧切或会阴撕裂造成伤口疼痛，使支配膀胱的神经功能紊乱，反射性地引起膀胱括约肌痉挛而不能排尿。或者腹壁由于妊娠长期扩张松弛，膀胱容量扩大，腹压下降，无力排尿。或者产前或产程中用解痉镇静药，降低了膀胱张力而引起尿潴留。

1 黄芪升麻汤

【原材料】黄芪 10～15 克，升麻、通草、桂枝各 5 克，党参、车前草、益母草、当归各 12 克，乌药、泽泻、白术各 10 克，生谷芽、焦谷芽 15 克。

【制用法】将上述诸药加适量水煎。口服。每日 1 剂，每日 2 次。

【功致主治】补中升清。主治产后尿潴留。

【验方举例】经临床验证，本方对产后尿潴留有较好疗效。

2 当归川芎汤

【原材料】当归、桑白皮各 10～15 克，川芎、炮姜各 6～10 克，桃仁、紫菀、马兜铃各 10～12 克，炙甘草 4～6 克，白通草 3～5 克。

【制用法】每日 1 剂，水煎服。

【功致主治】主治产后尿潴留。

【验方举例】用此方治疗产后尿潴留 25 例，全部治愈，其中服药 2 天愈 9 例，3～5 天愈 14 例，7 天愈 2 例。

3 葱白灸

【原材料】鲜葱白 100 克，食盐 5 克。

【制用法】共捣为泥，用纱布包好。敷于神阙穴。将艾条点燃在神阙穴温灸，每次 15～30 分钟。

【功致主治】行气化水。主治产后尿潴留。

【验方举例】经临床验证，本法对产后尿潴留有较好疗效。

4 黄芪党参汤

【原材料】黄芪 20 克，党参 15 克，白术 12 克，炙升麻 6 克，茯苓 10 克，猪苓 10 克，泽泻 10 克，车前子 10 克（包煎），柴胡 10 克，枸杞子 12 克，桂枝 10 克，甘草 3 克。

【制用法】水煎服，每日 1 剂。

【功致主治】益气升阳，化气行水。主治产后尿潴留。

【加减】大便干燥加炒杏仁 10 克，腰酸痛加菟丝子 15 克。

【验方举例】患者，女，26 岁。产后小便不通已五天。患者为第一胎，在某医院足月分娩。因胎儿较大，行侧切手术，当时出血较多，午后患者欲解小便，临盆却点滴不出。小腹胀痛，曾用导尿，服消炎利尿剂配合针灸、热敷等法均未收效。诊见：患者面色淡白，体倦乏力，时有自汗，心悸，时感腰酸，恶露量多，舌淡白，脉虚细。此系产后肾气受损，中气下陷，膀胱气化不利所致。投以此方，连服 6 剂，小便已通畅。后用十全大补丸，以补气血固其本。用此方治疗产后尿潴留 10 余例，都获得满意效果。但有器质性病变者多无效。

第十八节

子宫脱垂

子宫脱垂是子宫沿阴道向下移位，严重时，整个子宫均可脱出于阴道之外。属中医的"阴挺""阴脱"范畴。其发病原因可能是分娩损伤，分娩造成宫颈、宫颈主韧带与子宫骶韧带的损伤及分娩后支持组织未能恢复正常。或产后护理不当，产褥期产妇多喜卧，易并发慢性尿潴留，子宫轴与阴道轴方向一致，当遇腹压时，子宫沿阴道方向下降而发生脱垂。或生殖器官发育不良。其临床表现有块物自阴道掉出，行走或体力劳动时更加明显，卧床后自行消失。严重者终日掉在外面，夜间须用手还纳方能复位者。阴道前、后壁膨出，出现排尿困难、尿潴留、尿频等症状。阴道分泌物增多，子宫长时间脱出于阴道口外，使局部循环发生障碍，导致表面糜烂或破溃感染，出现局部肿胀、白带增多或脓性分泌物。常伴有腰背酸痛、冷汗不止，恶心呕吐等。中医认为，此病是由于平时体质虚弱，产育过多，导致脾气不足，中气下陷，肾气亏损，冲任不固，无力维系胞宫，而发生子宫脱垂。

1 金樱柿蒂桂圆饮

【原材料】金樱子根30克，柿蒂20个，桂圆20枚，白糖适量。

【制用法】金樱子根、柿蒂洗净切碎，纳入纱布袋中，与桂圆肉同置锅内，加水500毫升。将锅置火上，中火煎煮，20分钟去药袋，加白糖即成。喝桂圆汤，每日2次，7～10天为1个疗程。

【功效主治】健脾养心、清热降逆、涩下、健中。适用于子宫脱垂而无其他病症者。

【验方举例】本方源于《百病食疗》，临床上效果显著。

2 补肾健脾益气汤

【原材料】党参30克，黄芪30克，山药30克，白术12克，茯苓12克，枣皮12克，阿胶12克，熟地黄15克，枸杞子15克，杜仲15克，龟胶15克，当归 10 克，柴胡 5 克，升麻 6 克，炙甘草 6 克。

【制用法】将上述诸药加适量水煎。口服。每日 1 剂，每日 2 次。

【功效主治】升阳固脱。主治子宫脱垂。

【验方举例】患者，女，24 岁。半年前因产后过早操劳家务、房劳而患子宫脱垂，曾服中药补中益气丸治疗无效，证见面色萎黄、头晕目眩、小腹坠胀、腰膝酸软、少气懒言、全身乏力、纳差、舌质淡、边有齿痕，脉沉细无力。妇检子宫脱垂，证属脾肾亏虚、中气下陷、带脉失约、冲任不固、无力系胞。治宜健脾补肾、益气升阳，佐以养血滋阴。予上方 6 剂后，诸症缓解，再续 6 剂，子宫复位。半年后随访，未见复发。

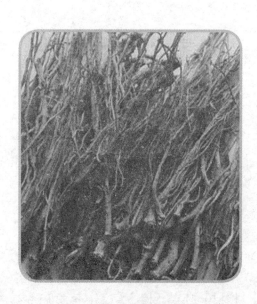

3 升肝舒郁汤

【原材料】生黄芪 30 克，人参 10 克，白术 10 克，当归 10 克，生乳香 10 克，生没药 10 克，知母 10 克，柴胡 6 巴，川芎 4.5 克。

【制用法】将上述诸药加适量水煎。口服。每日 1 剂，每日 2 次。

【功效主治】升阳固脱。主治子宫脱垂。

【验方举例】患者，女，28 岁。因过度劳累和情志忧伤而引起子宫脱垂。证见心情抑郁，面色无华，心胸烦闷，腰酸腿软，脉虚弱。予以升肝舒郁汤 5 剂，服后上述诸症大减，饮食增加，子宫脱垂回缩许多，继服上方 10 剂而愈。

4 收宫散

【原材料】白胡椒、附片、元桂、白芍、党参各 20 克。

【制用法】共研细末，加红糖 60 克，合匀分成 30 包。每日早晚空腹服 1 包，开水送下。服前先饮少量黄酒或一小杯白酒，服药期间忌食生冷。病情较重者另用五倍子 100 克，椿根白皮 100 克，煎汤趁热熏洗数次。

【功效主治】升提固脱。主治子宫脱垂。

【验方举例】本方治疗子宫脱垂73例，总有效率为95.8%。

5 枳壳糖浆

【原材料】炒枳壳60克，升麻15克，黄芪30克，红糖100克。

【制用法】将以上3味药加水800克，煎取500克加入红糖即可。每次服20克，每日3次。

【功效主治】补气、升举脾胃清阳之气。适用于治疗产后子宫脱垂。

【验方举例】经本方治疗患者23例，痊愈22例，1例无效。

第十九节

更年期综合征

　　更年期综合征是女性卵巢功能逐渐衰退、雌激素水平不断降低以至绝经而产生的临床症状。包括绝经前期（绝经前2～3年）、绝经期、绝经后期（绝经后的3～6年）三个时期。这个时期是女性从性成熟期进入老年期的一个过渡时期，每一个女性都会经历。表现为卵巢功能逐渐下降，以致完全衰退，丧失生儿育女的能力。发病年龄在45～55岁，持续时间可长可短，病情可轻可重。轻者仅有部分症状，重者还会出现精神上的异常，甚至影响正常的工作、生活。其临床主要表现为月经紊乱、经量渐减、完全闭经、生殖器萎缩、性欲障碍、性功能下降。还会伴有神经质、情绪不稳定、激动易怒、抑郁多疑、记忆力减退、潮热盗汗、眩晕头痛、手指麻木、失眠多梦、食欲减退等症状。

1 更年安泰汤

【原材料】黄连6克，酒生地黄15克，酒当归12克，炙甘草6克，桂心3克，炒枣仁6克，知母6克，茯苓12克，川芎10克，天冬15克，远志6克。

【制用法】将上述诸药加适量水煎。口服。每日1剂，每日3次。

【功效主治】益气活血。主治更年期综合征。

【验方举例】患者，女，51岁，一年前出现头晕、耳鸣、少寐，继而五心烦热、精神不振，诊见脉弦数，舌红少苔，为更年期综合征。给予更年安泰汤，服药35剂，症状消失。

2 七宝美髯丹

【原材料】首乌15克，茯苓12克，怀牛膝12克，当归15克，枸杞子12克，菟丝子15克，补骨脂12克。

【制用法】将上述诸药加适量水煎。口服。每日1剂，每日3次。

【功效主治】补气养血。主治更年期综合征。

【验方举例】患者，女，53岁，月经停闭已半年余，在经绝2个月后，即时有自汗。近3个月来，日出汗数次，或数分钟1次，且出汗量多，自汗前全身烘热，约2分钟后即周身大汗淋漓，衣衫尽湿，汗出数分钟后即止，经胸透、抗"O"、血沉检查均未发现异常。刻诊：头昏乏力，时自汗淋漓，纳谷欠香，舌淡红，脉濡数。证属肾阴虚，腠理疏，卫表不固，热蒸汗出。汗为心液，治当滋肾养心，用上方药加党参、五味子连服半个月，自汗明显减轻，偶有急躁时，始有大汗出。原方续服26剂，自汗消失，头昏乏力亦减。

3 地黄山茱萸方

【原材料】熟地黄30克，山茱萸、黄柏、怀山药各15克，知母20克，炒丹皮、茯苓、泽泻各10克。

【制用法】每日1剂，水煎分3次内服。半个月为1个疗程。用至症状消失止。心烦易怒加郁金、柴胡、黄连；心悸失眠、心神不宁加枣仁、合欢皮、煅龙骨、煅牡蛎；头晕、腰膝酸软、手心热加炙鳖甲、枸杞子、怀牛膝、地骨皮。

【功效主治】主治更年期综合征。

【验方举例】用上药治疗更年期综合征80例，临床治愈56例，好转21例，无效3例，总有效率为96.20%。

4 紫草巴戟天汤

【原材料】紫草30克，巴戟天18克，白芍18克，淫羊藿15克，麦冬15克，五味子15克，当归10克，知母10克，竹叶10克。

【制用法】将上述诸药加适量水煎。口服。每日1剂，每日2次。10日为1个疗程。

【功效主治】滋肾降火。主治更年期综合征。

【验方举例】经临床验证，本方对肝肾阴虚型更年期综合征有较好疗效。

5 合欢皮萱草花粥

【原材料】合欢皮18克，萱草花15克，夜交藤15克，大米60克，小麦30克，红枣15枚。

【制用法】先将合欢皮、萱草花、夜交藤水煎，去渣取汁，再以药汁加水适量，放入大米、小麦、红枣煮粥，熟后加适量红糖调味。每日睡前服食。

【功效主治】补肝益肾。主治更年期综合征。

【验方举例】经本方治疗患者102例，其中好转90例，有效10例，另外2例效果不明显。

第二十节 卵巢囊肿

卵巢囊肿是妇科常见的良性肿瘤之一，属中医"症瘕"范畴。《三因极一病证方论》："多因经脉失于将理，产褥不善调护，内伤七情，外感六淫，阴阳劳逸，饮食生冷，遂致营卫不输，新陈不忏，随经败浊，淋露凝滞，为症为瘕"。可见，其形成主要是五脏功能失调，而情绪易怒、过劳、人工流产等构成卵巢囊肿形成的诱因。其临床上的主要表现为月经量多、淋沥不尽、下腹部坠胀疼痛、不孕等。西医在治疗卵巢囊肿时，只能采取手术切除的方法，而手术对人体而方毕竟是创伤，治标不治本，容易复发。中药治疗此病无上述缺点，患者只需连续服药，疗程也不会太长，标本兼治。治愈后的患者不再复发，仍能正常生育。中医认为其主要病机为气滞血瘀、痰湿内阻。治疗上应活血祛瘀，并根据临床证候，配以行气、化痰、软坚散结、消肿、祛湿、补气之品。

1 桂枝茯苓丸加减

【原材料】川桂枝4克，云茯苓10克，粉丹皮12克，赤芍10克，白芍10克，桃仁10克，杜红花5克，炒当归10克，紫丹参10克，煨莪术10克，炮山甲12克，炙甘草5克，炒谷、麦芽各10克，朱灯芯2扎。

【制用法】将上述诸药加适量水煎。口服。每日1剂，每日2次。

【功效主治】清热，祛瘀。主治血瘀蓄积胞宫而致的卵巢囊肿。

【验方举例】经临床验证，本方对血瘀蓄积胞宫而致的卵巢囊肿有较好疗效。

2 阳和汤

【原材料】熟地黄15克，鹿角胶12克，麻黄6克，肉桂3克，炙甘草6克，姜炭6克，白芥子6克，牛膝15克，水蛭粉3克（装胶囊）。

【制用法】将上述诸药加适量水煎。上方隔日煎服1剂，水蛭粉连续服用。

【功效主治】清热解毒。主治素体阴虚，风寒乘虚侵袭胞宫，脉络瘀阻而致的卵巢囊肿。

【验方举例】患者，女，30岁，5个月前自觉少腹左侧有一2.5厘米×2.5厘米大小的包块，无痛感，来院就诊，经B超检查，确诊为卵巢囊肿。患者面色㿠白，月经正常，舌质紫、苔白而润，脉沉细。遂用上方治疗4个月后，B超复查：腹腔内囊肿消失，以后多次复查，均未复发。

3 消囊合剂

【原材料】海藻15克，白芥子12克，

三棱10克，莪术10克，薏苡仁20克，夏枯草12克，桃仁10克，南星6克，赤芍6克，甘草6克。

【制用法】将上述诸药加适量水煎。口服。每日1剂，每日2次。

【功效主治】理气活血，祛瘀消肿，祛痰化湿，软坚散结。主治卵巢囊肿。

【验方举例】患者，女，25岁，2004年10月10日初诊，结婚1年未孕。婚前月经届时来潮，婚后6个月，经前乳房胀痛、烦躁易怒，经行少腹痛甚。行经量多，淋漓不止。B超检查提示：左侧卵巢囊肿（6.1厘米×4.0厘米），舌边有瘀点、苔黄、脉弦细略涩，属肝郁气滞、瘀阻胞宫所致。治疗上应行气活血、化瘀散结。用上方加郁金15克，香附15克，橘核15克，柴胡10克。1个月后复诊，患者共服药30剂，自觉症状消失，再经B超检查囊肿已经完全消失。随诊4个月后因停经2个月来院复查，妊娠试验，阳性。

4 连翘枳壳煎

【原材料】薏苡仁、生牡蛎、山药各30克，败酱草、白芍、鳖甲、益母草、红花、茯苓、黄芪各15克，连翘、枳壳各12克，黄柏、泽泻、延胡索各10克，皂角刺、车前子、桂枝各8克，大黄 3 克，甘草 6 克。

【**制用法**】水煎服，每日 1 剂。每天用药渣热敷少腹部 30 分钟；月经期停用，连用 20 剂。

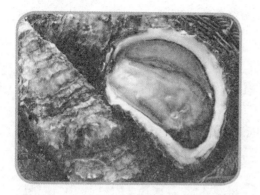

【**验方举例**】患者，28 岁．结婚 4 年不孕，B 超示：左侧卵巢见 2.6 厘米×2.0 厘米包块，右侧卵巢 5.5 厘米×3.3 厘米包块。诊断为双侧卵巢囊肿。西药治疗半年，疗效不佳。诊见：精神不振，伴月经不调，带下量多，舌淡，苔薄，脉沉滑。腹部检查：腹软，少腹压痛，按之有包块，柔软。诊断：为卵巢囊肿。证属痰湿结于下腹，气血运行不畅。治宜清热利湿，活血化瘀兼软坚。

第二十一节

子宫肌瘤

子宫肌瘤是指肌瘤生长于子宫肌层，肌组织与血供均很丰富的子宫体部。其主要产生原因是子宫长期处在一种紧张的状态，不能正常收缩及异常排卵而引起的内分泌不平衡，以及女性荷尔蒙过度刺激，使得不稳定或未成熟的肌细胞不正常增生而产生肌瘤。如过度肥胖、饮食习惯不良、压力过大、家族遗传、缺少运动等都是子宫肌瘤产生的原因。子宫肌瘤必须依赖女性荷尔蒙而生长，所以在初经前或停经后子宫肌瘤的发生率较少，而未生产或不孕的妇女，其子宫肌瘤的发生率较高。常见的临床症状有经血过多、不正常的出血、贫血、腰酸背痛、尿频、便秘、胀气、不孕、易流产等。

1 香附川楝子汤

【原材料】香附、川楝子、丹参、桃仁、红花、鳖甲、桂枝、茯苓、牛膝各10克，夏枯草12克，牡蛎20克。

【制用法】将上述诸药加适量水煎。每日1剂，用1个月后，制成丸剂，断用2个月。月经期停用。气虚者，加黄芪、党参；血虚者，加阿胶、熟地黄；月经量多者，加蒲黄炭、血余炭；腹痛者，加延胡索、五灵脂；白带多者，加白术、败酱草；腰酸者，加杜仲、川续断；便秘者，加火麻仁；不孕者，加枳实、覆盆子、路路通。

【功致主治】去瘀生新。主治子宫肌瘤。

【验方举例】用上药治疗子宫肌瘤，痊愈24例；显效38例；好转26例；无效16例；总有效率为85%。

2 消瘤丸

【原材料】生黄芪、醋小麦、当归、丹皮、赤芍、海藻、桂枝、昆布、桃仁、大黄、山甲珠、川贝母、甘草各适量。

【制用法】上药共研细末以蜜为丸。早晚各服30克。气虚甚者加人参、怀山药，血虚甚者加阿胶；月经过多者加益母草；纳差者加鸡内金；腹痛甚者加五灵脂；肝郁者加柴胡、郁金；出血多者加田三七粉、地榆炭。

【功致主治】去腐生肌。主治子宫肌瘤。

【验方举例】患者，女，35岁，不规则阴道出血2个月，淋漓不断，月经量多，色黯红，有血块，伴小腹胀痛，气短神疲，纳差，二便调，舌淡、苔白，脉沉涩。妇科检查：子宫前壁可触及4厘米×5厘米大小肿物、质硬。B超提示：子宫肌瘤，治宜益气扶正、化瘀活血、通络散结。处以消瘤丸加阿胶、田三七粉（冲服），日2次，每次30克，服药2天，血止。嘱继服消瘤丸去阿胶、田三七粉，加鸡内金，研末冲服，治疗22天后诸症消失。妇科、B超检查无异常，随访半年，月经正常。

3 软坚散结汤

【原材料】海藻12克，昆布12克，海浮石12克，生牡蛎30克，山慈姑12克，夏枯草15克

【制用法】将海浮石、生牡蛎打碎，先煎，再放入其他药材共煎。口服。每日1剂，每日2次。20天为1个疗程。需治疗3～6个疗程。若腰腹痛者加蒲黄、炒五灵脂、元胡；气血虚弱严重，属中度贫血者加党参、黄芪、阿胶（烊化）；经血过多者加三七粉（冲服）、花蕊石、升麻。

【功效主治】清热解毒。主治子宫肌瘤。

【验方举例】患者，女，46岁。患子宫肌瘤3年，月经先期10多天，行经10多天，血量多，经期腰腹痛甚，平时白带量多，每次来月经需用止血药方能止住，经血多时则不能上班。妇科检查：子宫如7周妊娠大小，外形不规则、质硬，未曾治疗过，末次月经5月6日。经服软坚散结汤方药20剂，月经于6月4日按时而下，行经5天，血量明显减少，未用止血药月经自止，其症状消失。继续服药3个疗程巩固疗效。妇科检查：子宫稍大，质硬，外形规则。

4　益母草桃仁汤

【原材料】益母草30～40克，岗稔根40克，桃仁、海藻、川续断各15克，乌梅、荆芥炭各10克，生牡蛎、珍珠母各20克，何首乌30克

【制用法】将上述诸药加适量水煎。口服。每日1剂，每日2次。3个月为1个疗程

【功效主治】补气养血，主治气滞血瘀型子宫肌瘤。

【验方举例】用上药治疗子宫肌瘤150例，痊愈18例，有效111例，无效21例。

5　桃仁橘核汤

【原材料】桃仁、橘核、乌药、海藻各5克，三棱、莪术、郁金各10克、生牡蛎、珍珠母、党参各20克，桑寄生、何首乌各30克。

【制用法】将上述诸药加适量水煎。口服。每日1剂，每日2次。3个月为1个疗程。

【功效主治】活血通络。主治子宫肌瘤。

【验方举例】用上药治疗子宫肌瘤150例，痊愈16例，有效112例，无效22例。

6　苍术白术汤

【原材料】苍术9克，白术、橘核、乌药、桃仁、桂枝、法半夏各15克，陈皮6克，生牡蛎、珍珠母、云茯苓各20克，黄芪30克。

【制用法】将上述诸药加适量水煎。口服。每日1剂，每日2次。3个月为1个疗程。

【功效主治】清热燥湿。主治痰湿结聚子宫肌瘤。

【验方举例】用上药治疗子宫肌瘤150例，痊愈20例，有效109例，无效21例。

第二十二节

蝴蝶斑

蝴蝶斑也称黄褐斑、肝斑、䵵黑斑，是一种常见的发生于面部的色素沉着性皮肤病。此病多见于中青年妇女，一般认为此病与药物、化妆品、日光、营养和皮损的微生态失调有关。另外，各种刺激，例如冷冻、激光、磨削、烫伤等表皮损害后也可留下色素沉着。主要表现为淡褐色或淡黑色斑疹，形状不规则，或呈蝶翼状，对称分布于颧、额、鼻等面部皮肤，局部皮损常无自觉症状，部分患者伴胸胁胀痛，睡眠较差。像月经不调、闭经、慢性盆腔炎、老年慢性支气管炎、慢性肾上腺皮质功能不全、肝硬化、结核病、肿瘤等患者也伴有此症。妊娠期也可能出现黄褐斑，但是会于产后数月内消退，下次妊娠又可再发。季节特点是春夏加重，冬秋减轻。中医认为本病多因肝肾不足，不能滋养肌肤；或肝气郁结，日久化热，伤及阴血，而使颜面气血失和。在治疗上宜疏肝解郁，养血健脾，滋补肝肾。

1 祛斑膏

【原材料】天花粉、鸡蛋清各适量。

【制用法】将天花粉研细，用鸡蛋清调匀成膏。用药前先用热水将脸洗净，并用热毛巾将面部皮肤捂热，将药膏于面斑上涂擦 1 层。每日午休和夜睡前各 1 次，起床后将药洗去，连用 1～3 个月。

【功致主治】祛斑，增白。用治面部黄褐斑。

【验方举例】用此方治疗面斑 200 例，治愈 85 例，显效 55 例，有效 37 例，无效 23 例，总有效率为 88.5%。

2 菊花玉竹饮

【原材料】菊花、白僵蚕、蚕蛹各15 克，玉竹 30 克，薄荷 12 克。

【制用法】轻者当茶泡饮，重者将上述诸药加适量水煎。口服。每日 1 剂，每日 2 次。

【功致主治】疏肝解郁。主治蝴蝶斑。

【验方举例】本方源于《中国中医药

报》，经验证，对蝴蝶斑有很好的疗效。

3　荆芷玉容膏

【原材料】荆芥、菊花各25克，白芷、生晒参、白芨、木瓜、苦参、土茯苓各50克。

【制用法】将上述药物研成粗粉如米粒大，加入10倍量水煎煮3次，每次1小时。将滤液混匀，低温浓缩至稠膏状，常温下相对密度1.4，加入1000克雪花膏，充分混匀、分装、灭菌备用。取适量早、晚搽脸。8周为1个疗程，治疗期间停用一切化妆品和其他治疗方法。

【功致主治】疏肝解瘀，养血润肤，利湿消斑。主治黄褐斑。

【验方举例】本方治疗黄褐斑126例，痊愈（皮色恢复正常）65例，好转（色斑消退30%以上）43例，未愈（色斑无明显变化或消退不足30%）18例，总有效率85.7%。

4　生地黄熟地黄当归汤

【原材料】生地黄、熟地黄、当归各12克，柴胡、香附、茯苓、川芎、白僵蚕、白术、白芷各9克，白鲜皮15克，白附子、甘草各6克。

【制用法】将上述诸药加适量水煎。口服。每日1剂，每日2次。

【功致主治】滋补肝肾。主治蝴蝶斑。

【验方举例】本方源于《中国中医药报》，经验证，对蝴蝶斑有很好的疗效。

5　水蛭化斑汤

【原材料】水蛭5克，桃仁、益母草、炮山甲各10克，丹参、当归、首乌各15克，凌霄花、白芷各6克。

【制用法】将生水蛭焙干后研细粉（忌油炙，炙后效减）装入胶囊，每日5克，分早、中、晚口服。余药水煎取汁服用，每日1剂。药渣加水煮沸敷面，每次30分钟，每日数次。30日为1个疗程，2个疗程后评定疗效。

【功致主治】调冲任，畅气血，祛黑斑。主治黄褐斑。

【验方举例】本方治疗黄褐斑20例，痊愈（皮疹完全消退）14例，好转（皮疹范围缩小或颜色变淡）5例，无效（皮疹无变化）1例。请在有经验的医师指导下使用本方治疗。

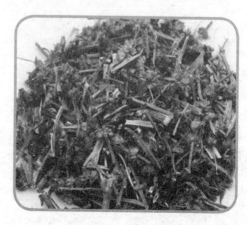

第二十三节

雀斑

雀斑是基底细胞层的黑素增多。皮损为淡黄色，黄褐色或褐色斑点，呈圆形、卵圆形或不规则形，如针尖至米粒大小。斑点不融合，无自觉症状，见于皮肤暴露部位，对称发生，尤以面部多发，见于鼻、两颊、手背和躯干上部，但手掌、足底及黏膜没有这种损害。雀斑多见于女性，儿童期出现，往往6岁以后开始出现，至青春期最明显。其季节特点是夏季日晒皮损加重，冬季减轻。

1 西红柿汁

【原材料】西红柿1个。

【制用法】将西红柿榨成汁，在汁液中加入一匙甘油。用制作好的西红柿汁洗脸10分钟，干性皮肤可涂点护肤霜。

【功致主治】养血消斑。主治雀斑。

【验方举例】经临床验证，长期使用，可使雀斑变得暗淡，以至完全消失。

2 雀斑汤

【原材料】丹参30克，红花10克，川芎10克，生地黄20克，鸡血藤30克，浮萍30克，连翘15克，荆芥穗10克，生甘草10克。

【制用法】将上述诸药加适量水煎。口服。每日1剂，每日3次。

【功致主治】凉血祛痰，清肺祛风。主治雀斑。

【验方举例】出自李元文方，经临床验证，本方对肺火郁于络引起的雀斑有较好疗效。

3 玉肌散

【原材料】绿豆250克，白芷、滑石各30克，白附子6克。

【制用法】将上药共捣碎，研为细末，混匀，装瓶备用。每取药末15克，加水调匀，洗浴面部。每日1～2次。

【功致主治】清热祛风，润肤退斑。用于雀斑、皮肤粗糙、酒糟鼻等。

【验方举例】用本方治疗患者20例，有效18例，无效2例，有效率90%。

第五章

小儿生病别担心，
中医验方能治根

◎小儿支气管炎◎小儿肺炎◎小儿腮腺炎◎小儿癫病
◎小儿厌食◎小儿疳积◎小儿腹泻
◎小儿消化不良◎小儿遗尿

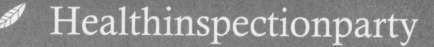

Healthinspectionparty

第一节

小儿支气管炎

小儿支气管炎多发生于2岁以内的儿童，特别是半岁以下的婴幼儿，包括急、慢性支气管炎以及喘息型支气管炎。急性支气管炎多为流感、百日咳、麻疹、伤寒、猩红热等急性传染病的并发症，而慢性支气管炎多由急性支气管炎治疗不当转变而成。它属于中医"咳嗽""咳喘"等范畴。以咳嗽、痰多或干咳，或伴气喘，或见发热等为主要特征，常可分为风寒型、风热型、痰湿型、阴虚肺燥型和肺虚久咳型等。

1 鱼腥草白茅根汤

【原材料】鱼腥草、生石膏、白茅根各15克，麻黄、桔仁、川黄连、天南星各3克，栝楼、法半夏、川贝母、前胡各6克。

【制用法】将上述诸药加适量水煎。口服。每日1剂，每日3次。若大便秘结者，加生大黄2克（后下）；若高热者，加羚羊角粉1克，分2次冲服。

【功效主治】止咳化痰，清宣肺热。主治小儿急性支气管炎。

【验方举例】本方治疗小儿急性支气管炎181例.经用药2～5剂后，均获治愈。

2 黄芪白芥子散

【原材料】黄芪、白芥子各30克，白术、僵蚕、防风各10在克，冰片、细辛、硼砂各1克。

【制用法】将诸药研成细末，加白面粉1把调匀，装入布袋内（布袋长18厘米，宽15厘米）。穿时将布袋缚在背部，上面盖住大椎穴，下面盖至腰椎处，昼夜穿用，直到病愈。凡10岁以内小儿急慢性支气管炎均可穿用。

【功效主治】清热降逆。主治小儿急慢性支气管炎。

【验方举例】患儿，女，7个半月。咳喘并伴腹泻15天余。用青霉素、咳特灵无效。胸X线检查诊断为支气管感染，改用此方作背心穿用。6天后咳喘均减，腹泻止，偶见咳嗽。继穿背心3天告愈，胸透正常。

3 麻黄前胡汤

【原材料】麻黄2～4克，杏仁、前胡各6～8克，桔梗3～6克，苏子、葶苈子各4～6克。

【制用法】将上述诸药加适量水煎。口服。每日1剂，每日3次。

【功效主治】疏散外邪，宣肺降气。主治小儿急性支气管炎。

【验方举例】患儿，男，10个月。咳嗽频繁发作1天，伴打喷嚏、流清涕，口渴，苔薄白。服本方加减1剂后咳嗽减轻，连服2剂病痊愈。

4 制白附子陈皮汤

【原材料】制白附子、制南星、制半夏、地龙、白僵蚕各10克，陈皮12克。

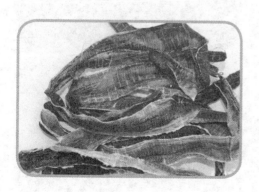

【制用法】将上述诸药加适量水煎。口服。每日1剂，每日3次。

【功效主治】解表祛风，降逆化痰。主治小儿支气管炎。

【验方举例】患儿，男，11个月。症见咳嗽，气喘，动则尤甚，喉中痰鸣，发热，舌淡、苔薄白；两肺闻及哮鸣音。诊断为喘息性支气管炎。以此方服2剂后，咳喘减轻；继服3剂咳止喘平，肺部啰音消失。

5 射杏茶叶平喘汤

【原材料】射干、杏仁、茶叶各6克，炙麻黄、白果、甘草各3克，生姜1片，葱白1根。

【制用法】将上述诸药加适量水煎。口服。每日1剂，每日2次。

【功效主治】清热宣肺，平喘。主治小儿支气管炎。

【验方举例】患儿，男，3岁，喘憋气促、呼气性哮鸣、喉间痰鸣、鼻翼煽动、呼吸困难、口唇略青、发热烦躁、舌淡红、苔白、脉浮紧而数，指纹色青。体温38.1℃。两肺听诊以哮鸣音为主，可闻及小水泡音。X线示两肺呈轻度肺气肿及支气管周围炎征象。以此方加厚朴3克，服1剂后发热退，喘憋有所缓解。续进4剂，诸症消失，告愈出院。

第二节

小儿肺炎

　　小儿肺炎是一种常见病，按病理解剖可分为大叶性、小叶性（支气管性）及间质性；按病程可分为急性及迁延性；按病因可分为细菌性、病毒性、真菌性、支原体性、过敏性、吸入性及堕积性。婴幼儿肺炎多数为细菌性，且多表现为小叶性肺炎，其次为病毒性，且常以间质性肺炎形式出现。年长儿多为肺炎球菌性肺炎，常以大叶性肺炎形式出现。

　　临床表现，婴幼儿肺炎起病急，发热或无热（营养不良者），面色苍白，烦躁不安，咳嗽气急，偶有呕吐、腹泻、发绀，肺部可闻散在的湿啰音，X线检查，肺部可有散在的小片阴影。年长儿多表现为起病急，高热，寒战，谵妄，咳嗽，呼吸困难，发绀，白细胞及中性粒细胞增高，X线可见肺部有大片致密阴影。

1 栀子蒲公英敷

【原材料】栀子、蒲公英、鱼腥草各50克，薄荷80克，泽兰、大黄各30克。

【制用法】上药共研细末，以醋调和成膏状，备用。用时取膏适量平摊于纱布上，贴敷于膻中、肺俞穴上，并经常滴醋，保持药层一定湿度。每日换药1次。

【功效主治】清热解毒，疏风活络。主治小儿肺炎。

【验方举例】此法治疗50例，有效46例，无效4例。

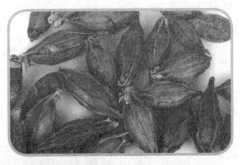

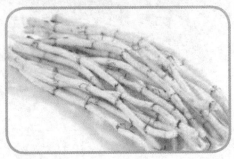

2 青黛银杏汤

【原材料】青黛3克，银杏4～6克，木瓜、草豆蔻、百合、乌梅各6～9克。

【制用法】将上述诸药加适量水煎。口服。每日1剂，每日2次。3～5日为1个疗程，一般1～2个疗程可治愈。

【功效主治】宣肺降逆，健脾和胃，清热养阴。主治支气管肺炎。

【验方举例】本方治疗虚热型支气管肺炎51例，显效39例（76.5%），有效8例（15.7%），无效4例（7.8%）。总有效率为92.2%。

3 麻黄杏仁汤

【原材料】麻黄1克，生石膏9克（先煎），杏仁4.5克，甘草1.5克，牛蒡子6克，炙化橘红6克，川贝母3克。

【制用法】将上述诸药加适量水煎。口服。每日1剂，每日2次。3～5日为1个疗程，一般1～2个疗程可治愈。

【功效主治】清热解表，化痰定喘。主治小儿细菌性肺炎。

【验方举例】孙一民主任医师方，经临床验证，本方对小儿细菌性肺炎有较好疗效。

4 大戟芫花散

【原材料】甘遂、大戟、芫花各5～10克。

【制用法】以醋煮沸后晾干，研成细粉，根据年龄及身体状态服用0.5～2克，每日服1次，用大枣10枚煎汤约50毫升冲服。

【功效主治】消肿，散结，逐饮。主治小儿肺炎。

【验方举例】用此方治疗支气管肺炎26例，大病灶肺炎3例，大叶性肺炎4例，暴喘型肺炎7例，配合一般对症处理及支持疗法。结果治愈39例。

5 双花石膏汤

【原材料】双花、鱼腥草、海蛤粉、北沙参、杏仁、前胡各9克，生石膏30克，木蝴蝶2克，川贝母、橘红各3克。

【制用法】每日1剂，水煎服，1剂煎2次，分4次服。

【功效主治】清热宣肺，化痰止咳。主治小儿病毒性肺炎。

【验方举例】用此方治疗小儿病毒性肺炎百余例，均获得非常良好的效果。

第三节

小儿腮腺炎

小儿腮腺炎是指流行性腮腺炎，也称为痄腮，又名"蛤蟆瘟"，是由腮腺炎病毒引起的一种急性呼吸道传染病。此病常见于 2～15 岁的儿童，多发生于冬末春初，一般潜伏期为 2～3 周。一开始的临床表现为食欲不振、畏寒、发热、头痛、咽喉痛，一两天后患儿的一侧耳垂下方肿大、疼痛，张口、咀嚼或进食可使疼痛加重，三四天以后，对侧的腮腺也会肿大、疼痛。流行性腮腺炎是一种自限性疾病，一旦感染后可获得持久免疫。但是腮腺炎病毒可随血液扩散至全身各系统，可并发睾丸炎、卵巢炎，严重的还可并发心肌炎、脑炎等。

1　野菊花蒲公英茶

【原材料】山豆根 10 克，野菊花、蒲公英各 30 克。

【制用法】将上药放入砂锅内，加水 1000 毫升，煎沸 15 分钟，取汁代茶。每日 1 剂，每日 3 次，连服 7～14 日。

【功效主治】清热解毒。主治小儿腮腺炎。

【验方举例】应用上方治疗 120 例，用药 4～16 日后，其中治愈 112 列，占 93.33%；好转 8 例，占 6.67%，总有效率为 100%。

2　苦瓜羹

【原材料】生苦瓜 2 根。

【制用法】先将苦瓜洗净捣烂如泥，加入适量食盐拌匀，半小时后去渣取汁，再将苦瓜汁煮沸，然后放入适量淀粉，将其调成半透明的羹状。每日分次服食。

【功效主治】清热解毒。主治小儿腮腺炎。

【验方举例】用此药治疗流行性腮腺炎患者 200 例，经服药 2～4 剂均获得痊愈。

3 蒲公英菜

【原材料】鲜蒲公英100克。

【制用法】先将蒲公英洗净后切碎，再用沸水浇烫，加入适量的调味品调味。每日3次服食。

【功效主治】清热燥湿。主治小儿腮腺炎。

【验方举例】经本方治愈患者10例，有效率100％。

4 蚯蚓白糖

【原材料】活蚯蚓2～3条，白糖适量。

【制用法】清水洗净地龙，整条放入杯中（不要弄断），撒上白糖，片刻即有渗出液，将此液用棉签涂布在腮腺炎的红肿范围略大些。每天涂2～3次。2～3天即可痊愈。

【功效主治】主治腮腺炎。

【验方举例】患儿，女，7岁。患腮腺炎，先后双侧红肿疼痛，外擦蚯蚓白糖浸液，每天2～3次。2天痊愈。

5 荆芥薄荷粥

【原材料】荆芥10克，薄荷10克，粳米50克。

【制用法】先将荆芥、薄荷加水煮沸数分钟，去渣留汁，然后放入粳米和适量的清水，煮成粥。每日1～2次服食。

【功效主治】燥湿止痒。主治小儿腮腺炎。

【验方举例】本方源于《求医问药》，经临床验证，对小儿腮腺炎有较好疗效。

第四节

小儿癫痫

小儿癫痫包括全身性发作、部分性癫痫、精神运动型癫痫、自主神经性发作等类型。是由于大脑神经细胞突然、暂时、反复发生异常放电所引起功能紊乱的综合征。一般有意识障碍和肌肉抽搐。常突然倒地、不省人事、口吐涎沫、四肢抽搐或作猪、羊叫等。该病在中医学中属"痫症""癫痫"范畴，俗称"羊角风"。

1 钩藤散

【原材料】青黛3克，钩藤9克，莲子心9克，威灵仙9克，天竺黄6克，寒水石12克。

【制用法】将上述诸药研细面。口服。每日1剂，每日2次。每次服0.9～1.5克。

【功效主治】清热，定痫。主治小儿癫痫。

【验方举例】患儿，男，15岁。癫痫患者，反复发作，发作时目呆、痰壅、四肢抽搐，以夜间为多。以上方加减共服20余剂痊愈。

2 钩藤二虫饮

【原材料】钩藤8克，天竺黄、白芍各5克，大青叶、甘草各6克，连翘心、僵虫各4克，全蝎2克，石膏3克。

【制用法】将上述诸药加适量水煎。口服。每日1剂，每日2次。剂量适宜于1～3岁小孩，应按年龄大小加减。

【功效主治】镇痉化痰，祛热养血。主治小儿癫痫。

【验方举例】用上方治疗小儿癫痫患者24例，其中痊愈21例，好转3例，均获效。

3 麻钩茯苓汤

【原材料】生黄芪60克，赤芍、防风各3克，蜈蚣1条（研冲）。

【制用法】将前3味药水煎，蜈蚣研末冲服。口服。每日1剂，每日2次。

【功效主治】熄风安痫，开窍化痰。主治小儿癫痫。

【验方举例】上药治疗儿童癫痫11例，其中病程量短者15天，最长者半年，有脑炎病史者2例，头部外伤才3例，高热病史者3例，原因不明者3例。其中治愈6例，显效1例，好转2例，无效2例。

4 蝉蜕天麻散

【原材料】蝉蜕30克，白附子、僵蚕、天麻、钩藤各20克，全蝎15克，朱砂10克。

【制用法】将上药共研为极细末，装入瓶内密封备用。1岁以内服0.5克，1～2岁服1克，2～4岁服1.5克。随年龄可酌情加量。每日2次，白开水送服。1料为1个疗程。

【功效主治】熄风定痫。主治小儿癫痫。

【验方举例】此方治疗小儿癫痫患者78例，服药1料痊愈者48例，服药2料痊愈者30例。

5 青礞石天麻汤

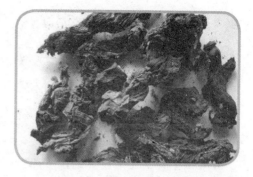

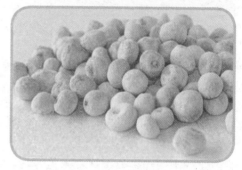

【**原材料**】青礞石 19 克，石决明 12 克，天麻 6 克，天竺黄 10 克，胆南星 6 克，钩藤 3 克，全蝎 2.4 克，僵蚕 6 克，代赭石 10 克，南红花 5 克，桃仁 3 克，法半夏 5 克。

【**制用法**】将上述诸药加适量水煎。口服。每日 1 剂，每日 2 次。

【**功效主治**】熄风定痫。主治小儿癫痫。

【**验方举例**】赵心波教授经验方，经临床验证，本方对小儿癫痫有较好疗效。

第五节

小儿厌食

小儿厌食是指小儿较长时间胃口差，甚至拒绝吃饭的一种病症。一般来说，好发于 3 ~ 5 岁的小儿，常并发于其他疾病，是儿童时期的多发病。病儿以厌食为主要症状，食量明显少于同龄儿童，且病程较长，一般超过 2 个月以上，可伴有恶心呕吐、食后腹胀、体弱消瘦、大便偏干或偏稀等症状。本病属于中医的"不嗜食""恶食""纳呆"等。主要发病原因是小儿先天不足，或大病后导致脾胃虚弱；过食生冷，喂养不当，损伤脾胃；或精神紧张，情绪波动，致肝气郁结，横向犯胃等。脾胃为后天之本，气血生化之源，脾胃功能失调，不仅表现为厌食，还会面色萎黄，体弱消瘦，甚至影响小儿的生长发育。

1 锅巴莲子煎

【原材料】饭锅巴、面锅巴各150克，怀山药15克，莲子、薏苡仁、白术各10克，山楂、麦芽、神曲各9克，砂仁6克，甘草3克。

【制用法】将上述诸药加适量水煎。口服。每日1剂，每日2次。5日为1个疗程。

【功效主治】健脾醒胃，消食导滞。主治小儿厌食。

【验方举例】患儿，男，6岁。患儿过食瓜果肥腻之品，出现厌食、身体消瘦，经中西医多方治疗，未见好转。用上方，进5剂，患儿饮食倍增，精神好转。效不更方，再进5剂，饮食如常，面色红润。

2 苍术茯苓汤

【原材料】苍术、炒鸡内金、莪术各6克，山楂、神曲、党参各10克，麦芽15克，茯苓12克，陈皮8克。

【制用法】将上述诸药加适量水煎。口服。每日1剂，每日2次。6日为1个疗程。

【功效主治】运脾开胃。主治小儿厌食症。

【验方举例】用上方治疗小儿厌食50例，有效率为90.8%。

3 藿香半夏汤

【原材料】藿香、半夏、厚朴、山楂、神曲、鸡内金、砂仁各6克，茯苓10克，甘草3克。

【制用法】将上述诸药加适量水煎。口服。每日1剂，每日2次。6日为1个疗程。

【功效主治】消食和胃，化浊运脾。主治食滞厌食。

【验方举例】此方治疗46例小儿厌食症，其中45例治愈，1例好转。

4 黄芪白术汤

【原材料】黄芪、白术、茯苓、黄精各3克，陈皮、青黛各2克，炙鸡内金、炙甘草各1克。

【制用法】将上述诸药加适量水煎。口服。每日1剂，每日2次。6日为1个疗程。

【功效主治】健脾益气，和胃消食。主治小儿脾虚厌食。

【验方举例】用此方治疗小儿厌食101例，痊愈率为82.8%，有效率为96.6%。

5 神曲陈皮理气消化膏

【原材料】炒神曲、炒麦芽、焦山楂各10克，炒莱菔子、陈皮、炒鸡内金各6克，延胡索5克。

【制用法】上药共研细末，备用。取10～15克药粉，加入淀粉少许，用白开水调成软膏状，敷贴肚脐上，外用纱布固定。晚敷晨取，每曰1次，5次为1个疗程。

【功致主治】消食化积，理气导滞。主治小儿厌食症。

【验方举例】经临床验证，本方对小儿厌食有较好疗效，一般连敷1～2个疗程即可见效或痊愈。

6 黄芪炒白术药袋

【原材料】黄芪、炒白术、焦山楂、炒六曲、炒内金、皮硝各10克，陈皮、广木香、砂仁各6克。

【制用法】研为细末。装入布袋中，置于肚脐处，适当固定，每月换药1次，1个月为1个疗程，连续1～2个疗程。

【功致主治】健胃消食。主治小儿厌食症。

【验方举例】经临床验证，本方对小儿厌食有较好疗效。

第六节

小儿疳积

小儿疳积是指小儿消化功能紊乱和营养障碍引起的一种疾病，多发生在3岁以下的婴幼儿。中医认为，疳积为积滞和疳证的总称，积滞是由于内伤乳食，停滞中脘，积而不消，气滞不行所形成的一种肠胃病。临床上主要表现为面色萎黄、食而不化、腹部胀满等。疳证多因喂养不当或其他疾病影响而使脾胃虚损，导致全身虚弱赢瘦。临床上的主要表现为形体消瘦、面色无华、大便或溏或秘、精神委靡、脾气急躁等。

1 鸡矢藤车前草汤

【原材料】鸡矢藤30克，鱼鳅串30克，侧耳根30克，隔山撬30克，车前草30克。

【制用法】将上述诸药加适量水煎。口服。每日1剂，每日2次。

【功致主治】健脾和胃，消食利水。

主治小儿疳积。

【验方举例】龚志贤经验方，经临床验证，本方对小儿疳证积经久未愈者有较好疗效。

2 化疳散

【原材料】谷虫（炒）90克，望月砂（炒）60克，使君子（去壳煨）60克，白茯苓30克，白术（土炒）30克，黄连（姜汁炒）15克。

【制用法】共研极细末，草解10克煎浓汁调。每次1～3克，1日3次。

【功致主治】健运传化，泄热除蒸。主治小儿疳积经久未愈者。

【验方举例】章穆经验方，经临床验证，本方对小儿疳证积经久未愈者有较好疗效。

3 小儿疳积汤

【原材料】猪肝100克，鲜珍珠草30（干15克）克，疳积草30（干15克）克，青皮、冰糖各3克。

【制用法】先将猪肝洗净，切片；珍珠草、疳积草、青皮洗净后共装入布袋，口扎紧。然后将猪肝、药袋共同入锅，加水适量，旺火煮沸后再改文火煨至肝熟软，捞出药袋，加入冰糖，继稍煮片刻至冰糖溶化即成。食肉饮汤，每日1次，连服7日为1个疗程。

【功致主治】具清肝热、益脾养血、渗湿利水、消积滞之效。适于气血虚疳积者食用。

【验方举例】用本方治疗患者22例，其中20例在服用本方3剂后就出现明显好转，2例效果不明显。

4 党参茯苓散

【原材料】党参、茯苓、山药、薏苡仁、莲子肉、焦山楂、炒麦芽、焦神曲各15克，炒扁豆、陈皮各12克，炒白术10克，桔梗6克，甘草3克。

【制用法】共为粗末。1～6个月者，每日5克；6个月～1岁，每日10克；1岁以上，每日15～20克。加水200～300毫升，水煎，滤渣后分2次服下。同时可口服多维葡萄糖粉，每日3次，适量冲服。

【功致主治】消食化积。主治小儿疳证积滞伤脾证。

【验方举例】经临床验证，本方对小儿疳证积滞伤脾证有较好疗效。

5 磨积散

【原材料】鸡内金30克，生谷芽30克，焦麦芽30克，生黄芪25克，胡连12克，五谷虫30克，蜣螂30克。

【制用法】共研细末。每晚服3～6克，用红糖水调服之。

【功效主治】扶脾健胃，消虚热。主治小儿疳积。

【验方举例】经临床验证，本方对小儿疳症有较好疗效。

第七节

小儿腹泻

小儿腹泻是指小儿大便次数多，粪便稀薄或呈水样，带有不消化乳食及黏液为主症的小儿消化系统的一种常见病，多发病。多发于夏秋季节，以2岁以下小儿最常见，可伴有恶心、呕吐、发热、腹痛、口渴等症状，如治疗不当，常引起水、电解质紊乱，影响小儿的生长发育。本病属于中医"泄泻"范畴，多由感受外邪、内伤乳食、脾胃虚弱或脾肾阳虚等引起。治疗上应调理脾胃功能为主。

1 白胡椒丁香散

【原材料】白胡椒2份，肉桂、丁香各1份，藿香1份半。

【制用法】研成细末，混匀装瓶密封备用。每次1～3克，用温开水调成糊状，薄布包好，于脐部放消毒纱布一块，然后将药放上，后用胶布固定。每天1次，第2天对时（即24小时）换药。湿热型泄泻忌用。

【功效主治】温中健脾，止泄。主治小儿腹泻。

【验方举例】患儿，男，1岁4个月。

患儿曾因腹泻住院2次。排蛋花样大便2天，每天7次之多，便下稀薄，挟有完谷，每食后作泻；伴呕吐，面色苍白，寐时露睛，舌淡、苔薄白。用上药1.5克外敷脐部2次，第3天解黄色条便1次，症消纳增，获愈。

2 苍术山楂止泻散

【原材料】炒苍术、焦山楂、车前子各5克，罂粟壳2.5克。

【制用法】上药共研细末，过筛备用。1岁以内每次服2次，1～3岁每次服3克；4～6岁每次服4克；6岁以上酌量增加。2～4小时服1次，加适量食糖，开水冲服。

【功致主治】健脾益气。主治小儿腹泻。

【验方举例】患儿，女，2岁。腹痛泻稀水，每天行10余次，服中西药无效。症见大便稀水，日10余次，色黄绿兼挟奶块，哭闹不休，面黄略青，舌红、苔薄，指纹紫滞。用上方30克，每次服3克，每2小时服1次。服药2次后腹泻减轻，1天后腹泻止，大便成形。改为每天服1次，5天后痊愈。

3 大黄杏仁饮

【原材料】生大黄、熟大黄、杏仁各5克，白术10克，羌活、制川乌各6克，甘草3克。

【制用法】将上述诸药加适量水煎。口服。每日1剂，每日2次。外感鼻塞者加紫苏叶；咳嗽不爽者加前胡；粪便腐臭，胃纳不思食者加炒麦芽、山楂炭；脘腹不舒者加川厚朴；脾虚面色不华者加党参；肛门灼热发红者加黄芩、葛根。

【功致主治】健脾燥湿，攻积导滞，涩肠止泻。主治小儿腹泻。

【验方举例】毛文锋曾用此方治疗小儿腹泻。经临床验证，本方对小儿腹泻有较好疗效。

4 二香肉桂散

【原材料】丁香、木香各5～10克，肉桂4～6克。

【制用法】将上药研细末置纱布袋内。用绷带缚小儿脐上一夜，一般1～3次即可见效。

【功致主治】温中理气。主治小儿腹泻。

【验方举例】上药治疗小儿腹泻患者66例，其中，痊愈56例，显效6例，好转4例。

5 地榆白芨汤

【原材料】地榆、白芨各30克。

【制用法】将上药加水500毫升，浓煎至200毫升。每天早、晚各服1次，每次50毫升，服用时可加少许食糖，一般可连服2～4次。

【功致主治】主治婴幼儿腹泻。

【验方举例】用此方治疗婴幼儿腹泻患儿15例，均在服药2～4次后获得治愈。

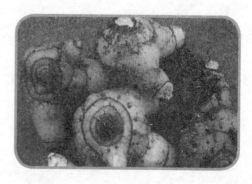

第八节

小儿消化不良

小儿消化不良是指食物进入体内不能完全消化、无法吸收的一种病症。轻者没有痛苦，仅仅表现为腹部不适；重者可出现大便次数增多，便如稀水，食欲减退，腹胀等。因食物未完全消化、吸收，身体长期得不到充足的营养，会变得体形消瘦。此病多是由于喂养不当，进食无节制，引起胃肠道消化和吸收功能障碍，久而久之，表现为胃口差、舌苔厚腻、口臭、大便呈臭味，含有不消化食物残渣，有时还伴有嗳气、呕吐、大便秘结、腹部隆起、睡眠不安、磨牙等。如不治疗，久而久之，会引起体重下降，发育不良。对此，应调理脾胃的消化吸收功能，以消导化滞。

1 白术车前子方

【原材料】白术、车前子、诃子各适量。

【制用法】1岁以内白术、车前子各6克，诃子3克；1岁以上白术、车前子各10克，诃子6克。将上药水煎2次，早、晚分服，也可以放在碗里加水，做饭时放在锅里蒸。可加适量的砂糖，少量多次当水喝。

【功效主治】治小儿消化不良。

【验方举例】用上药治疗小儿消化不良20余例，均在服药1～2剂后获得痊愈。

2 白头翁香附汤

【原材料】白头翁6～10克，香附4～8克，砂仁1～2克，茯苓、苍术炭各5～8克，山楂炭6～12克，焦神曲8～12克，炙甘草1～4克。

【制用法】将上述诸药加适量水煎。口服。每日1剂，每日2次。

【功效主治】清肠助运，消导化滞。主治小儿消化不良。

【验方举例】患儿，男，1岁5个月。患儿腹泻蛋花样便，1日20余次。予此方加减治之。服药2剂，泄泻即止，大便成形，肠鸣腹痛已除，纳食增加，精神转好，再以原方续投2剂而痊愈。

3 厚朴汤

【原材料】厚朴200克，鸡内金、陈皮各60克，建曲、槟榔、二芽（谷麦芽）、茯苓各100克。

【制用法】将上述诸药按质分炒，共研细末，装瓶备用。开水泡服，1岁以内，每次5克；1～3岁，每次10克；4～7岁，每次15克；7岁以上每次20克，每日2～3次。或本方取常量煎服，每日1剂，日服3次。兼有风寒咳嗽者，加苏叶、姜半夏；兼风热者，加金银花、连翘；兼暑湿者，加藿香、佩兰；兼发热者，加地骨皮；口干甚者，加石斛；口臭，加生石膏。

【功效主治】行气消积，导滞和胃。主治小儿消化不良。

【验方举例】本方加减治疗998例，痊愈者912例，好转57例，无效29例。

4 麦芽山楂汤

【原材料】厚朴、广木香、陈皮各3克，茯苓、槟榔、麦芽、山楂各10克。

【制用法】将上述诸药加适量水煎。口服。每日1剂，每日2次。

【功效主治】健脾止泻。主治小儿消化不良。

【验方举例】患儿，男，6个月。混合喂养，患消化不良20日，每日大便次数在5次以上，粪便呈黄绿色，并有黏液及未完全消化的食物。患病期间曾用过食母生、乳酸菌素、鞣酸蛋白等药，均未见效。用此方的次日，大便次数由5次以上减至2次，粪便呈黄色，挟少量不消化的食物，第3日无便，第4日大便恢复正常，停药。

5 山楂炭陈皮蒸

【原材料】山楂炭15克，陈皮3克，鸡金炭3.5克。

【制用法】共研细末，加水及糖适量调匀，隔水蒸熟。隔水蒸熟，每次服两小匙，1日三次，一般服7日左右可见效。

【功效主治】健脾消食。主治小儿消化不良。

【验方举例】用此方治疗小儿消化不良58例，经服药3～5剂，均获痊愈。

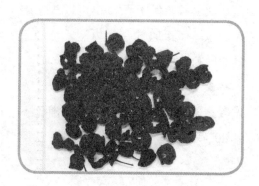

第九节

小儿遗尿

小儿遗尿症又称尿床，是小儿在熟睡中小便，醒后才知觉的一种疾病。一般来说，婴幼儿时期，经脉未盛，气血未充，智力未全，对排尿的自控能力较差；学龄前儿童也常因白天游戏过度、精神疲劳、睡前多饮等原因偶然发生遗尿，均不属病态。只有超过3岁，特别是5岁以上儿童，仍不能自主控制排尿，熟睡时经常遗尿，轻者数夜1次，重者可1夜数次，则为病态，应进行相关治疗。中医认为，遗尿发生的原因，主要是肾与膀胱虚冷，不能约束小便；或病后体虚，上焦肺虚，中焦脾弱，气虚不固而小便自遗。

1 鸡肠内金汤

【原材料】新鲜鸡肠30克洗净，菟丝子、鸡内金、牡蛎各6克，五味子、熟附片各3克，黄芪10克，党参9克。

【制用法】每日1剂，水煎，分3次饭前服。

【功致主治】主治小儿遗尿症。

【验方举例】用此方治疗小儿遗尿症20例，均全部治愈。其中服药5剂治愈3例，8剂治愈13例，12剂治愈4例。

2 枸杞子鸡内金

【原材料】枸杞子、鸡内金、益智仁、补骨脂各30克，覆盆子20克，车前子、

五味子各10克，菟丝子30克。

【制用法】上药共研极细末，备用。3～6岁者每次服3克；7～9岁者4.5克；10岁以上者每次6克。每日服3次，淡盐汤送服。7日为1个疗程，一般服1～3个疗程即可获愈。

【功致主治】收涩，止遗。主治小儿遗尿症。

【验方举例】先后治疗单纯性小儿遗尿症67例，痊愈45例，显效16例，无效6例，总有效率为91.1%。

3 炒怀山药散

【原材料】炒怀山药适量。

【制用法】上药研末备用。每日服3次，

每次 6 克，用温开水冲服。

【功致主治】固肾补气。主治小儿遗尿。

【验方举例】患儿，女，7 岁。出生到服此方前，每夜遗尿 2～3 次，面白乏力，精神不振，白天睡眠亦遗尿，经用此方药 500 克治疗 1 个月，遗尿症状消失。随访 7 年，未见复发。

4　菟丝子黄芪汤

【原材料】菟丝子 15 克，黄芪 15 克，怀山药 15 克，覆盆子 10 克，乌药 10 克，石菖蒲 6 克，远志 6 克，柴胡 6 克，甘草 3 克。

【制用法】将上述诸药加适量水煎。口服。每日 1 剂，每日 2 次。10 日为 1 个疗程，连服 1～3 个疗程。

【功致主治】温肾固摄，补脾益肺。主治小儿原发性遗尿。

【验方举例】本方治疗原发性遗尿症 44 例，治愈 27 例（61.4%），好转 14 例（31.8%），无效 3 例（6.8%），总有效率为 93.2%。

5　五味子肉桂敷

【原材料】五味子 25 克，肉桂 5 克，硫黄 15 克。

【制用法】上药共研细末，加适量米醋调匀。每晚睡前 1 小时，用 75% 酒精消毒清洗脐部，然后取调好的药物贴于患儿脐部中央，以纱布覆盖，再用胶布固定，次日晨去掉贴药。一般贴敷 3 次为 1 个疗程。

【功致主治】健脾补肾，温阳缩尿。主治小儿遗尿。

【验方举例】患儿，男，7 岁。遗尿已 4 年余，投上方，穴位贴敷脐部 3 次后遗尿次数明显减少，1 周后症状完全消失。随访未复发。

6　益智仁散

【原材料】益智仁 100 克，炒山药 30 克，桑螵蛸 40 克，补骨脂 15 克，乌药 30 克，白果 100 克。

【制用法】共为细末。每次可服至 10 克，每日 2 次，早晚温开水冲服，幼儿剂量酌减。

【功致主治】补益肾气，温暖下元。主治小儿遗尿。

【验方举例】患儿，男，14 岁。患儿自 1 岁起，每夜在睡中尿床，冬季或遇冷亦加重，每夜尿床 1～2 次。且小便频数，时感头晕，曾多方治疗无效，用此方 1 料，每欠服用 7.5 克。服完 1 料药后，已 2 个月未再尿床，有时稍有腰酸、头晕之感。嘱其仍按上方，再配 1 料服之。尿床再未复发，诸症均除，精神振奋，体力增强。

第十节

小儿夜啼

本病多见于半岁以内的婴幼儿。啼哭是婴儿一种本能性反应，因为在婴儿时期尚没有语言表达能力，"哭"就是表达要求或痛苦的一种方式。如饥饿、口渴、衣着过冷或过热、尿布潮湿、臀部腋下皮肤糜烂、湿疹作痒，或虫咬等原因，或养成爱抱的习惯，均可引起患儿哭闹。这种哭闹是正常的本能反应。中医认为小儿夜啼常因脾寒、心热、惊骇、食积而发病。

1 复方蝉蜕汤

【原材料】钩藤、薄荷、炒酸枣仁各4克，蝉蜕2克。

【制用法】将上药水煎3次后合并药液，分早、晚2次口服，每日1剂。若3剂不愈者，视为无效。

【功效主治】用治小儿夜啼。

【验方举例】用本方治疗小儿夜啼患者63例，其中，治愈者61例；好转者2例。均在服药1～3剂获效或治愈。

2 栀子吴茱萸敷

【原材料】栀子9克，吴茱萸6克，面粉15克。

【制用法】共研粉末，用红酒调成糊状。每日2次，外敷涌泉穴，连敷3日。口服。每日1剂，每日2次。

【功效主治】清热解毒。主治心热夜啼。

【验方举例】经临床验证，本方对心热夜啼有较好疗效。

3 陈艾叶吴茱萸膏

【原材料】陈艾叶、吴茱萸各6克，丁香、朱砂各3克。

【制用法】共研粉末，用米饭适量调成膏状。每日2次，外贴神阙穴，连贴3日。

【功效主治】清热。主治脾虚夜啼。

【验方举例】经临床验证，本方对脾虚夜啼有较好疗效。

4 沙参山药汤

【原材料】北沙参、麦冬、山药、蝉蜕各5克，寒水石、龙齿（先煎）、酸枣仁各6克，珍珠母10克（先煎），薄荷、生甘草各3克。

【制用法】每日1剂，水煎，分早、中、晚3次口服。3剂为1个疗程，直至痊愈。

【功致主治】主治小儿夜啼。

【验方举例】用此方治疗小儿夜啼患者47例，均在服药1～2个疗程后获得治愈。

5 牵牛子外用方

【原材料】牵牛子7粒。

【制用法】将上药研末，用温水调成糊状，备用。于临睡前敷于肚脐上，用胶布或绷带固定。

【功致主治】逐水泻火。主治小儿夜啼。

【验方举例】经治20例，一般多在当夜就能止啼哭。

第十一节

小儿痱子

痱子，也称"汗疹"，主要是因为夏季酷暑，皮肤受暑热之毒侵袭所致。临床表现为患部皮肤出现红斑、红点，尤其头颈、背部最为常见，其特点是奇痒难忍，严重者伴有发热，抓伤后流黄水。

1 滑石粉

【原材料】滑石、寒水石、生石膏、熟炉甘石各等份。

【制用法】研极细粉，水飞过，晒干瓶贮。每次沐浴或出汗后，以粉扑患处。

【功致主治】清热解毒。主治小儿痱子。

【验方举例】用此方治疗患儿122例，经用药3～6日后，均获治愈。

2　鲜马齿汁

【原材料】鲜马齿 150 克。

【制用法】切碎，加水 200 克，煎 15 分钟，渣弃取汁。汁凉后外涂，每日 5～6 次。一般 2～3 日痱子即可消除。

【功效主治】清热止痒。主治小儿痱子。

【验方举例】用此方治疗患儿 96 例，痊愈 62 例，有效 28 例，有效率 93.7％，无效 6 例。

3　鲜地龙生茶叶汁

【原材料】鲜地龙 30 克，生茶叶 10 克。

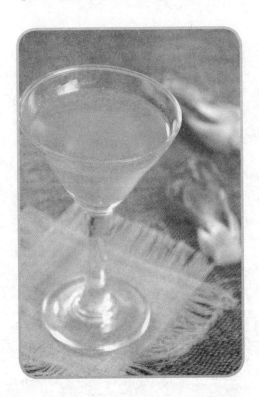

【制用法】浸人 75％酒精 200 毫升内，3 日后，药液过滤装瓶备用。用时将少许药液倒人手心搽患处，每日 3～4 次。

【功效主治】清热止痒，主治小儿痱子。

【验方举例】用此方治疗患儿 80 例，治愈 73 例，好转 5 例，无效 2 例，有效率为 97.5％。

4　石榴皮五倍子散

【原材料】石榴皮 30 克，五倍子 30 克。

【制用法】共研末。撒患处，每日 1～2 次。

【功效主治】清热止痒。主治小儿痱子。

【验方举例】经临床验证，本方对小儿痱子有较好疗效。

5　绿豆滑石散

【原材料】绿豆粉、滑石粉各等份。

【制用法】将两粉和匀。用时洗净患处，扑撒于痱子上。

【功效主治】清热解毒。用治炎夏长痱子成疮。

【验方举例】患儿，女，6 个月，患痱子，用上方，治愈。

第十二节

婴儿湿疹

　　婴儿湿疹，中医称"奶癣"，婴儿湿疹是一种常见的、由内外因素引起的一种过敏性皮肤炎症。本病好发于头额与眉间，常见于生后 1～3 月婴儿，6 个月以后逐渐减轻，1～2 岁以后大多数患儿逐渐自愈。病情反复发作，急、慢性期重迭交替。其多见于头面部，例如额部、双颊、头顶，以后逐渐蔓延至颈、肩、背、臀、四肢，甚至可以泛发全身。初起时为散发或群集的小红丘疹或红斑，逐渐增多，并可见小水疱，黄白色鳞屑及痂皮，伴有渗出、糜烂及继发感染。中医认为本病多因饮食失调，内蕴湿热，外受毒邪所致。临床上分干性（丘疹性）、湿性（糜烂性）两型。治疗多用内外兼治法，以清热解毒、凉血渗湿为主。

1 金银花连翘汤

【原材料】金银花 4.5 克，连翘、赤芍、茯苓各 3 克，黄芩、菊花、竹叶各 1.5 克，焦麦芽 6 克。

【制用法】将上述诸药加适量水煎。口服。每日 1 剂，每日 2 次。

【功致主治】清热燥湿。主治婴儿湿疹湿热内蕴证。

【验方举例】用此方治疗婴儿湿疹 60 余例，均获良好效果。

2 赤小豆散

【原材料】赤小豆适量。

【制用法】研为粉末。撒敷患处，或用蛋清调匀涂抹患处。

【功致主治】清热。主治婴儿湿疹。

【验方举例】用此方治疗婴儿湿疹 38 例，近期治愈 31 例，显效 7 例。

3 黄连膏

【原材料】黄连 30 克，矾 15 克。

【制用法】共研细末，加凡士林配成软膏。涂于患处，但不要涂口唇周围，1 日 2 次或 3 次。

【功致主治】燥湿止痒。主治婴儿湿疹。

【验方举例】用此方治疗小儿湿疹 123 例，痊愈 120 例，显效 3 例，有效率为 100%。

4　蛇床子轻粉散

【原材料】蛇床子10克，轻粉1克。

【制用法】共研极细末，用米泔水将患处洗净，以适量香油调药末。外搽，先搽一小片皮肤，如未发现皮肤损伤，可扩大搽拭面，每日1次，症状消失后继续搽3次或4次即可。

【功致主治】燥湿止痒。主治头部湿疹。

【验方举例】用此方治疗婴儿湿疹80例，治愈60例，显效16例，无效4例，有效率为95%。

5　苍术白术汤

【原材料】苍术、白术、茯苓、炒槐花、炙甘草各3克，厚朴、陈皮、炒枳壳、炒槟榔、车前子各1.5克。

【制用法】将上述诸药加适量水煎。口服。每日1剂，每日2次。

【功致主治】清热止痒。主治婴儿湿疹湿盛证。

【验方举例】用此方治疗婴儿湿疹11例，用药1～3剂，结果全部治愈。

第十三节
新生儿鹅口疮

新生儿鹅口疮是指患儿口腔、舌上布满白屑，状如鹅口。因其色白似雪片，又称"雪口"。主要是由于口腔不洁，局部感染而致。新生儿口腔黏膜嫩薄，极易为毒邪侵袭，它是初生儿一种常见的口腔疾患，尤以早产儿和体质虚弱新生儿最为多见。会蔓延至咽喉食管，堆积如雪花叠叠，妨碍呼吸和吮乳，所以，对于本病要及时治疗。

1　茄子根陈皮汤

【原材料】老茄子根10克，陈皮3克，冰糖6克。

【制用法】将上述诸药加适量水煎。口服。每日1剂，每日2次。

【功致主治】消炎，消肿。主治新生儿鹅口疮。

【验方举例】用此方治疗患儿80例，均获治愈。

2 五倍子黄连汤

【原材料】五倍子4.5克，黄连、薄荷、甘草各1.5克。

【制用法】将上述诸药加适量水煎。顿服，并可以药液涂抹口腔患处。

【功效主治】清热解毒。主治新生儿鹅口疮。

【验方举例】经用此方治疗小儿鹅口疮360例，治愈率100%。

3 板蓝根白芍汤

【原材料】板蓝根、白芍、玄参、石斛各6克，黄柏4.5克. 鳖甲9克，黄连3克。

【制用法】将上述诸药加适量水煎。口服。每日1剂，每日2次。

【功效主治】利湿化浊。主治新生儿鹅口疮。

【验方举例】经临床验证，本方对虚热上炎型新生儿鹅口疮有较好疗效。

4 生地黄茯苓汤

【原材料】川黄连1.5克，条芩、生军各3克，山栀、生石膏、生地黄、茯苓、银花、灯心各5克。

【制用法】将上述诸药加适量水煎。口服。每日1剂，每日2次。

【功效主治】清热解毒。主治新生儿鹅口疮。

【验方举例】患儿，为7月早产儿。出生12天时口腔出现白屑，哭闹伴低热。诊为鹅口疮。用制霉菌素水洗口腔，紫药水涂患处，未见好转。婴儿出现拒乳，哭声低弱。20小时后换用此方洗口腔，12小时后患儿开始吸乳，2日后痊愈。

5 黄连冰片散

【原材料】冰片3克，黄连、寒水石各6克，人中白12克。

【制用法】将上药共研为细末，装入瓶内备用。用时，先用2%～4%碳酸氢钠溶液清洁患面，然后再取药粉适量吹于患处，每日3次或4次。

【功效主治】用治鹅口疮。

【验方举例】用上药治疗鹅口疮患者15例，其中2～3日治愈者11例，4～5日治愈者4例。

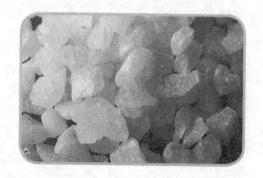

第十四节

新生儿脐炎

　　新生儿脐炎是由于断脐时或出生后处理不当，脐残端被细菌侵入引起的急性脐蜂窝组织炎。胎儿出生以前，脐带是母亲供给胎儿营养和胎儿排泄废物的必经之道，出生后，在脐根部结扎，剪断。一般生后 3 ～ 7 日脐带残端脱落。脐带血管与新生儿血液相连，在此期间如果保护不好，就会因感染而发生脐炎，甚至造成败血症危及生命。脐带轻度发炎时，仅在脱落的伤面有少量黏液或脓性分泌物，周围皮肤发红。此时，未得到及时有效的治疗，病情会迅速发展，出现脐部脓肿，并波及大部分腹壁，患儿会伴有发热、哭闹、呕吐、拒食等表现。中医认为，本病的形成主要是由于断脐时或断脐后，感受外邪所引起。轻者为脐湿，脐肿不甚，仅有少量水液渗出。重者为脐疮，脐轮红肿化脓，并向周围扩散。水湿、风冷之邪，壅聚搏结，久浸脐部，可致脐湿。若脐湿未愈，复感外邪，化热生脓，而成脐疮。

1　枯矾龙骨散

【原材料】枯矾、龙骨各 6 克，麝香少许。

【制用法】三药研末。撒于局部，每日 1 ～ 2 次。有赘肉者以鸦胆子仁 2 枚或 3 枚，捣烂，敷其顶端，以胶布固定，注意不可腐蚀过度。

【功效主治】清热解毒，收敛固涩。小儿脐湿。

【验方举例】用此方治疗患者 80 例，用药 2 个疗程治愈 15 例，3 个疗程治

愈 20 例，4 个疗程治愈 30 例，5 个疗程治愈 15 例。

2　三妙散

【原材料】槟榔、苍术、黄柏各等份。

【制用法】共研细末。撒于清洗后的创面上，每日 2 次。适用于脐部渗出较多者。

【功效主治】清热，生肌。主治新生儿脐炎。

【验方举例】用此方治疗患者 30 例，

显效 20 例，有效 10 例，有效率达
100%。

3　脐带粉

【原材料】黄连 20 克，枯矾 30 克，朱砂 10 克，冰片 2 克，炉甘石粉 10 克，氧化锌 10 克。

【制用法】共研细末。以 2% 甲紫溶液适量调脐带粉少许，涂于患处，外以纱布包扎，每日换药 2 次或 3 次。

【功效主治】清热解毒。主治新生儿脐炎。

【验方举例】用此方治疗患者 24 例，痊愈 21 例，好转 3 例。均获效。

4　清热解毒汤

【原材料】黄连 0.9 克，黄芩 2.4 克，连翘 4.5 克，生甘草 3 克，板蓝根 12 克，地丁 9 克，薄荷 1.5 克，荆芥 3 克。

【制用法】将上述诸药加适量水煎。口服。每日 1 剂，每日 3 次。

【功效主治】清热解毒。主治小儿脐炎。

【验方举例】经本方治疗患者 16 例，其中 15 例治愈，1 例无效。

5　黄连解毒汤

【原材料】黄连 1 克，山栀 5 克，连翘 6 克，当归 6 克，赤芍 6 克，生地黄 6 克，银花 6 克，甘草 5 克，防风 6 克。

【制用法】将上述诸药加适量水煎。口服。每日 1 剂，每日 3 次。

【功效主治】清热解毒。主治小儿脐炎。

【验方举例】经临床验证，本方对小儿脐炎有较好疗效。

6　黄龙乌贼散

【原材料】川黄连 2 份，煅龙骨 2 份，乌贼骨 1 份。

【制用法】共研细末。先将脐部以双氧水清洗，再将本药均匀撒在创面上，并以纱布包扎，每日换药 1 次。

【功效主治】清热解毒。主治新生儿脐炎。

【验方举例】经临床验证，本方对新生儿脐炎有较好疗效。

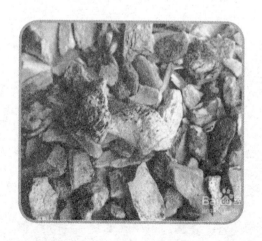

第十五节

新生儿黄疸

新生儿黄疸是指新生儿全身皮肤、黏膜及巩膜出现黄色的症候。可分为生理性和病理性两种：绝大多数新生儿在生后 2～5 日开始出现黄疸，足月儿在 10～14 日消退，早产儿可延迟至 3～4 周消退。如果黄疸出现过早（24 小时内）；黄疸过重，手足心发黄，黄疸退而复现或迅速加重，黄疸持续过久（足月儿长于 2 周，早产儿长于 4 周），可能为病理性黄疸。本病属于中医学的"胎黄"范畴，应及时治疗。

1 茵陈饮

【原材料】茵陈、丹参各 15 克，车前子 6 克，甘草 3 克。

【制用法】将上述诸药加适量水煎。口服。每日 1 剂，每日 3 次。便秘者加大黄 1.5 克；体虚者加人参或党参、大枣；呕吐者加鲜生姜；不食者加鸡内金等。

【功效主治】清热祛湿，活血化瘀，利胆退黄。主治新生儿迁延性黄疸。

【验方举例】治疗能治性乳儿黄疸 18 例，痊愈 14 例，好转 4 例，有效率 100%。

2 生麦芽金钱草汤

【原材料】生麦芽、金钱草各 9 克，茵陈 15 克，穿肠草 6 克，通草、生黄柏各 3 克。

【制用法】将上述诸药加适量水煎。口服。每日 1 剂，每日 3 次。夜寐不安加莲子芯、钩藤；呃逆加竹茹、丁香；腹胀加大腹皮；黄疸重者加青黛、血竭、广水牛角。

【功效主治】清化湿热，疏利肝胆。主治新生儿黄疸。

【验方举例】此方治疗新生儿黄疸 35 例，总有效率为 95%。

3 茵陈郁金汤

【原材料】茵陈180克，金钱草90克，川郁金60克，粉甘草15克，红糖适量。

【制用法】将上述诸药加适量水煎取液冲红糖。当茶饮，每日3～5次。

【功致主治】清热祛湿，疏肝利胆。主治新生儿黄疸。

【验方举例】此方治疗新生儿黄疸130例，总有效率为98％。

4 冬瓜皮玉米叶汤

【原材料】冬瓜皮、玉米叶各3克。

【制用法】将上述诸药加适量水煎。口服。每日1剂，每日3次。

【功致主治】清热祛湿。主治新生儿黄疸。

【验方举例】经临床验证，本方对新生儿黄疸有较好疗效。

5 茵陈大黄汤

【原材料】茵陈、栀子、大黄、茯苓、苍术各3～5克，甘草1～3克。

【制用法】此方剂量根据日龄适当加减。上药加水100毫升，文火煎至40～50毫升。若小儿较小，应煎至20～30毫升。每日1剂，分3次服用。若小儿不能吸吮，可用滴管。

【功致主治】主治新生儿黄疸。

【验方举例】患儿，女，20天。1周来呕吐、拒乳，反应差，小便黄，大便干，发病3日后出现双目黄染。继之全身不同程度黄染。实验室检查：丙氨酸氨基转移酶360 U，其余几项均在正常范围。此属肝胆湿热郁阻，脾胃纳运失常，导致邪气蕴久化热，湿热熏蒸，胆汁外溢形成黄疸。治以清热化湿为主。方用：茵陈、栀子、大黄、茯苓、苍术各3克，甘草1克。连服3剂。吸吮次数增多，黄疸渐退，大小便如常。后复查肝功能，各项指标正常。